卫生健康职业教育校企合作创新教材

妇女保健

（供生殖健康服务与管理、预防医学、健康管理专业用）

主　编　何　珊

副主编　林秋兰　袁贤琳　林艳香

编　者　（以姓氏笔画为序）

区淑燕（江门市妇幼保健院）

文艳飞（江门市中心医院）

刘静静（广东江门中医药职业学院）

李　云（江门市中心医院）

时　丹（阳江市卫生学校）

何　珊（广东江门中医药职业学院）

林秋兰（广东江门中医药职业学院）

林艳香（江门市中心医院）

赵艳敏（广东南方职业学院）

袁贤琳（广东轻工职业技术学院）

凌耀军（广东江门中医药职业学院）

中国健康传媒集团

中国医药科技出版社

内容提要

本教材为"卫生健康职业教育校企合作创新教材"之一，全书共11章，涵盖妇女保健的发展历史和趋势、妇女一生各阶段的保健、妇女常见疾病的保健以及环境、职业与妇女健康等内容，并针对重要知识点设置了实训操作。本教材为书网融合教材，即纸质教材有机融合数字教材、数字化教学服务（在线教学、在线作业、在线考试），从而使教材内容更加立体化、多样化，易教易学。

本教材主要供高等职业院校生殖健康服务与管理、预防医学、健康管理等专业师生教学使用，也可作为相关专业工作人员的参考用书。

图书在版编目（CIP）数据

妇女保健 / 何珊主编 .—北京：中国医药科技出版社，2023.7

卫生健康职业教育校企合作创新教材

ISBN 978-7-5214-4050-8

Ⅰ.①妇…　Ⅱ.①何…　Ⅲ.①妇女保健学－职业教育－教材　Ⅳ.①R173

中国国家版本馆CIP数据核字（2023）第129259号

美术编辑　陈君杞

版式设计　南博文化

出版　**中国健康传媒集团**｜中国医药科技出版社

地址　北京市海淀区文慧园北路甲22号

邮编　100082

电话　发行：010-62227427　邮购：010-62236938

网址　www.cmstp.com

规格　787×1092mm $^{1}/_{16}$

印张　17 $^{3}/_{4}$

字数　390千字

版次　2023年7月第1版

印次　2023年7月第1次印刷

印刷　北京市密东印刷有限公司

经销　全国各地新华书店

书号　ISBN 978-7-5214-4050-8

定价　69.00元

获取新书信息、投稿、为图书纠错，请扫码联系我们。

数字化教材编委会

主　编　何　珊

副主编　林秋兰　袁贤琳　林艳香

编　者　（以姓氏笔画为序）

区淑燕（江门市妇幼保健院）

文艳飞（江门市中心医院）

刘静静（广东江门中医药职业学院）

李　云（江门市中心医院）

时　丹（阳江市卫生学校）

何　珊（广东江门中医药职业学院）

林秋兰（广东江门中医药职业学院）

林艳香（江门市中心医院）

赵艳敏（广东南方职业学院）

袁贤琳（广东轻工职业技术学院）

凌耀军（广东江门中医药职业学院）

前言

妇女保健是高等职业院校生殖健康服务与管理专业课程中的一门重要课程，主要使学生掌握妇女生命周期中不同时期的生理、心理特点及其影响因素，并能进行保健指导，为毕业后从事妇女保健工作打下基础。

《妇女保健》教材依据妇女生命周期中不同时期的生殖系统变化、生殖生理、心理及行为特点在正常和异常情况下的保健需求，提出保健对策，以保障和增进妇女的生殖健康水平。本教材编写注重临床与保健相结合，注重职教精神，坚持校企合作，融入行业发展的新理论、新技能、新方法，体现了科学性、实用性和先进性。并将课程思政元素与教学内容进行有机融合，从显性和隐性、思维和逻辑、经典和现代、分析和证明四个方面构建了“科学思维、求实创新、服务意识、爱岗敬业、家国情怀、关爱女性”六个维度思政育人目标。教材内容贴近学生、贴近社会、贴近岗位的需求，适用性广，实用性强，同时有所创新和超越。编写团队对本教材的内容与形式进行了拓展，为各章节设立了丰富的立体化教学资源，精心编制了“PPT”“重点回顾”等数字资源，方便学生线上及线下混合式学习与检测。

全书共11章，内容涵盖妇女保健的发展历史和趋势，妇女一生各阶段的保健，环境、职业与妇女健康，以及妇女常见疾病的保健等。本教材主要供高等职业院校生殖健康服务与管理、预防医学、健康管理等专业师生教学使用，也可供在职社会人员参考之用。建议理论与实践共组织授课48学时。

本教材编写过程中得到编委所在单位的大力支持，保证了教材的编写工作顺利完成。在此一并表示诚挚的谢意！受编委水平所限，教材难免存在不妥之处，殷切希望广大师生和同行给予指正，以便再次修订时纠正和改进。

编　者

2023年4月

目录

绪　论

学习目标

1. 掌握妇女保健的概念与重要性；熟悉妇女保健的发展历程。
2. 具有关爱女性的职业情怀和价值观。

第一节　妇女保健的概述

一、概述

妇女保健（women's health care）是一门研究妇女生命周期中不同时期的生理、心理特点及其影响因素，以保障和增进妇女生殖健康水平、提高出生人口素质的医学学科。妇女的生命周期一般分为生命早期、女童期、青春期、围婚期、围产期、节育期、围绝经期和老年期。妇女保健工作以生殖医学为理论基础，坚持预防保健为中心，针对妇女一生中不同时期生理、心理和社会特点，运用多种学科的理论、知识和技术，促进妇女的健康。

二、妇女保健的重要性

妇女保健是卫生事业的一个重要组成部分，妇女的健康是人类生存和发展的要素，妇女保健工作是健康保障体系的重要组成部分，对于促进社会发展有着重要作用。妇女保健工作以预防为主，以维护妇女健康为目的，针对妇女的主要健康问题，发展有效的社会机制，在政府有关妇女儿童健康的公共政策保障下，建立妇幼保健服务体系，以基层妇幼医疗保健为基础提供全生命周期妇女保健服务，提高公众妇女健康教育水平，增进妇女身心健康状况，预防妇女常见疾病，减少病死率，不断延长妇女寿命，特别是健康期望寿命，最大限度地改善妇女不同阶段的生命质量。

（一）妇女健康是构建和谐社会的基础

妇女的健康关系到社会和家庭的和谐与稳定，同时也是社会生产力和劳动力的重要部分。妇女健康直接关系到儿童的健康，儿童是国家的未来、人类健康的起点、民族的希望，儿童的健康状况不仅影响到其自身整个生命周期的生存状态，而且其智力和行为发育水平直接关系到他们未来的生产力和创造力。因此，在人口总体健康中，妇女健康是关键环节，对人类发展具有深远的影响。妇女和子女是家庭的重要组成部分，是家庭存续不可或缺的前提与条件，如果没有妇女儿童的健康，就不可能有家庭的和谐与幸福。因此，提高妇幼卫生水平，促进妇女儿童健康状况，对于推动社会发展、构建和谐社会具有全局性和战略性的意义。

（二）妇幼健康是衡量一个国家或地区发展水平和文明程度的重要指标

健康不仅意味着没有疾病和不适，而且包括生理、心理和社会适应方面的完好状态。因此，健康，尤其是人口整体的健康是社会发展的基本前提和动力，也是人类始终为之奋斗的方向。由于妇女儿童是社会及社会发展中的弱势群体，她们在各类人口群体中的生存和健康状况相对较差，也较脆弱，因此妇女儿童的生存和健康状况，在反映一个国家或地区医疗卫生水平的同时，也成为体现国家发展质量的一个基础性社会指标。在国际社会，将妇幼卫生指标的孕产妇死亡率和婴儿死亡率作为衡量社会发展和公平性的综合性指标已成为惯例，“全球可持续发展议程（sustainable development goals，SDGs）”将降低孕产妇死亡率和儿童死亡率以及改善妇幼保健和生殖健康等妇幼卫生领域内容作为全球发展的重要目标。因此，妇幼卫生指标一直受到关注和重视，妇幼健康状况不仅直接影响到现实社会的经济发展，而且将影响几代人甚至几个世纪。所以，加强妇幼卫生投入应成为国家整体发展战略中的重要组成部分，不仅能为国民经济的持续、健康和快速的发展提供基础和保障，同时具有明显提高国家公共卫生服务边际效益的作用。

（三）妇女健康代表着整体人口健康素质和卫生保健需求

妇女和儿童占全世界总人口的2/3，她们的健康状况对人口的总体健康水平有着很大的影响。妇女生命中有历时30年左右的生育期，要经历结婚、妊娠、分娩、产褥、哺乳、避孕等特殊生理过程。因为女性健康与生理过程相联系，各阶段之间均有交叉的关联，并且与人类本能的日常活动，如性生活相联系，使女性健康问题被所谓的“正常生理活动或过程”所掩盖，而易被忽视。另一方面，妇女生殖器官的解剖特点，如子宫腔经输卵管与盆腔相通，而子宫下段经宫颈、阴道与外界相通，容易发生生殖道逆行性感染；分娩和月经期子宫内膜周期性变化的生理特点，容易导致盆底功能的损伤和妇科疾病的发生。妇女常常以“期待”来应对潜在的健康问题，待到其发展到不得不就医的程度时，往往延误了最佳医疗保健时机。也正是由于与日常活动密切相关，妇女健康问题属于多发、常见的非健康状态，并可能掺杂了生理、社会、家庭等诸多因素，而使其同时具有私密性，因此，她们对医疗卫生和健康促进的需求，代表着最广大、最基本、最迫切的健康需求。在我国，由于人口数多，妇女儿童健康状况和妇幼卫生服务水平仍然不足和发展不平衡，妇女儿童健康成为反映我国医疗卫生事业发展水平和质量以及体现整体人口健康素质的指标。由于婴幼儿和孕产妇死亡很大程度上与国家策略、社会因素以及妇幼卫生服务质量等综合因素相关，因此，降低婴幼儿和孕产妇死亡率对于降低人口死亡率、延长人均期望寿命、提高人口整体健康素质具有关键性的意义，应列入社会发展和医疗卫生事业发展的优先领域。

（四）维护妇女的健康权益责无旁贷

党和政府始终把维护妇女的健康权益、促进妇女发展作为义不容辞的责任。自1949年以来，《中华人民共和国宪法》就将妇女受国家保护列入其中。20世纪90年代以来，我国先后制定并颁布了《中华人民共和国母婴保健法》《中华人民共和国人口与计划生育法》《妇女权益保障法》和每10年颁布的《中国妇女发展纲要》等一系列法律法规和条例规划，特别是2016年颁布的《“健康中国2030”规划纲要》，将“保障妇女健康”列入推进健康中国建设的重要内容之一，该规划纲要不仅明确提出妇女健康的发展目标，还将提高妇女健康水平作为加强重点人群健康服务的重要任务加以部署。妇女卫生服务承载了保证基本国策贯彻和推行的职能，特别是在提供技术服务、提高人口素质方面发挥了重要的基础性作用。近年来，随着我国生育策略的调整和相应政策的出台，在一定程度上给我国的妇女卫生事业发展和人口素质的提高提出了更高和更多的要求，妇女卫生承担着具有特殊意义的历史使命。

综上所述，长期以来，我国十分重视妇幼卫生事业的发展，不断加大对妇幼卫生事业的投入，建立和改善了妇幼卫生服务体系和设施，明显改善了妇女儿童的生存和健康状况。随着我国社会经济的迅速发展，人民生活水平逐步提高，对健康和妇女保健服务需求也不断增大，特别是党和政府对公共卫生的高度重视，都对妇幼卫生工作的内涵与目标提出了更高的要求，但同时也为妇幼卫生事业的发展带来了新的机遇和挑战。

第二节　妇女保健的发展历程

一、我国妇女保健的发展

妇女的健康状况与其所处的社会阶段、享有的社会地位以及当时的社会、经济、政治、文化发展状况密不可分。在中华人民共和国成立之前，中国长期处在半封建半殖民地状态，医疗卫生体系发展及人民健康状况较差，特别是女性社会地位极其低下，整体医疗卫生水平处于较基础的状况，不能为妇女和儿童提供最基本的医疗保健服务。当时，妇女早婚、早育、多产现象极为常见，几乎没有孕产期就医和医疗保健服务，妇女在家分娩，由传统"接生婆"接生，孕产妇感染、出血、营养不良、子宫脱垂、尿瘘等发生率极高，严重威胁妇女的健康与生命。中华人民共和国成立之后，党和国家对妇女健康极为关注，妇女保健事业逐步发展。经过几十年的努力，妇女健康改善现已取得巨大的成就。

（一）中华人民共和国成立初期妇女保健事业开始发展

1949年以来，妇女在政治、经济、社会等各方面享有与男性平等的权利。《中华人民共和国婚姻法》保障妇女婚姻自由，废除买卖婚姻与一夫多妻制。我国妇女保健的发展，经历了一个漫长的由低到高、由点到面的过程。

中华人民共和国成立前，威胁我国妇女生命的最突出原因是产褥热（产褥感染），主要是由于在家庭式分娩和传统的接生方式所造成的。于是，初期妇幼卫生的重点为改造旧"接生婆"，推广"新法接生"，主要倡导消毒接生，提出"三消毒"，即接生人员的手、接生器械和产妇外阴的清洁消毒，之后加上新生儿脐带断端消毒称为"四消毒"。通过倡导、培训以及政策要求，孕产妇感染在比较短的时间内得到了有效控制，此后我国孕产妇死亡率有了明显下降。

另外，针对当时以梅毒和淋病为主的性病流行，开展了突击封闭所有的性交易场所，解放性工作者，免费为她们查病治病、培训文化和劳动技能，使她们成为自食其力的劳动者。与此同时，国家组织了"驱梅队"，到农村、牧区、少数民族和边远地区为性病患者免费治疗。到20世纪60年代中期，我国宣布已基本消灭了性病，在世界上成为公共卫生成就的壮举。

20世纪50年代中期，部分妇女集中的工厂发生了女职工生殖道感染和滴虫性阴道炎的小流行，经查证，工厂为女职工新建的浴池是传播媒介。为此，工厂普遍将女浴池改造为淋浴室，并积极为患者进行治疗，使滴虫性阴道炎的小流行很快得到控制。这是我国妇女疾病以预防为主、防治结合成功的又一事例。

同时，针对妇女子宫脱垂和尿瘘发生率高的情况，开展对接生人员的培训，加强分娩时的助产保护和接生技能，减少子宫脱垂和尿瘘的发生。与此同时，政府动员全国妇产科力量，集中为新旧患者免费治疗，大大解除了广大妇女的病痛。目前，由于生育次数的减少和产科质量的提高，这两种疾病在我国的发生率已大为降低。

为了能对妇女常见病（特别是恶性肿瘤）的早发现、早治疗，从20世纪70年代开始，在全国大中城市，先后开始了每2~3年定期进行一次妇女病普查普治，主要包括妇女常见的妇科炎症、妇女恶性肿瘤及子宫肌瘤等良性疾病。经过几十年的努力，宫颈癌的发病率、死亡率逐年下降。社会经济发展、医疗水平、卫生条件的改善，性行为和生育观念的改变，以及普查发现的生殖系统各种生殖道感染、癌前病变得到及时治疗是宫颈癌发病率、死亡率下降的主要原因。再次证明预防工作在妇女保健中的重要性。

（二）改革开放时期妇女保健的进展

20世纪70年代，在我国改革开放的初期，相关部门首先加强孕产期保健服务，逐步建立由孕晚期开始的保健服务向孕早期开始的系统保健服务制度；大力推广住院分娩，提高住院分娩率；开始探索并逐步形成高危孕产妇管理雏形，提高基层孕产妇救治能力；关注农村高孕产妇死亡地区，致力于降低高发地区的孕产妇。由于我国当时人口众多，人口质量不高，根据当时的基本国情我国推行少生优生的人口政策，并大力推广以避孕为主的计划生育，这又给妇女保健工作带来新的工作和技术任务，使计划生育和避孕技术研发和策略实施进入前所未有的发展阶段。在控制生育数量的同时，注重孕产妇的保健，改善其营养状况，降低了各种疾病的发生率，提高了妇女的健康水平。20世纪80~90年代，我国大力加强国际合作，一方面，学习和吸收国际先进的理念和技术；另一方面，以项目合作形式获得大量国际组织经费支持，针对我国农村和偏远地区的孕产妇的状况，通过加强基层妇幼卫生合作项目，开展大量针对基层妇女保健人员的培训，配备大批妇幼卫生医疗基本设备，大大提高了基层和农村地区的妇幼保健服务的知识和技能，减少城乡差距。

1995年，我国颁布了《中华人民共和国母婴保健法》，将母婴保健工作法制化，使妇女能享受到有法律保障的医疗保健服务。并逐步完善妇幼健康信息统计制度，为科学决策提供支撑。为推动妇幼卫生的法制化建设，颁布了《中华人民共和国母婴保健法实施办法》，形成了“以保健为中心，以保障生殖健康为目的，实行保健和临床相结合，面向群体、面向基层和预防为主”的妇幼卫生工作方针，为妇幼体系建设、工作制度建立、妇幼卫生服务的优先重点人群的确立提供了基本保障。为加强妇幼健康工作的落实，我国政府颁发了第一个儿童发展纲要和妇女发展纲要，将妇女儿童健康事业推向了更高的台阶。

但是，20世纪80年代，随着改革开放和对外交往的扩大，性传播疾病在我国死灰复燃，梅毒、淋病等性病发病率逐年增高，以致之后艾滋病感染开始在我国悄然流行。与性行为传播相关的人乳头瘤病毒（human papilloma virus，HPV）感染造成的宫颈癌发病率和死亡率也有上升趋势；由于生活方式的改变，乳腺癌发病率上升趋势明显，已成为我国妇女恶性肿瘤发病之首，我国妇女健康与保健需求又面临新的挑战。

（三）21世纪妇女保健的变革

进入21世纪，随着我国社会经济的不断发展，我国妇女保健工作的内容和方向也逐步调整，以顺应社会和时代的发展及民众健康的需要。在采取各种防控措施、继续加强孕产妇系统保健、提高住院分娩率、降低孕产妇死亡率的同时，在城市及经济发达地区，力求建立多层次的妇女保健服务体系，提供多维度更加人性化的、涉及全生命周期的妇女保健服务，从理论到实践发展，从青春期、育龄期、孕产期、更年期到老年期各生命时期保健服务内涵的扩展，以满足不同人群的要求。同时，通过大量的科学研究，制定医疗保健各种规范、制度，使妇女保健工作向科学化、法制化深入发展。

在我国政府颁布《中国妇女发展纲要（2021—2030年）》的指引下，先后修改和制定了一系列与妇女保健相关的法律法规，为进一步加强妇女保健工作，规范妇女保健和生殖健康服务提供了有力的政策支撑，对制定我国社会发展规划、相关政策法规和妇女健康指标等起到了积极的促进作用，妇女保健服务得到了进一步的发展。主要表现在妇幼卫生相关管理、技术法规的不断完善，注重推进先进的、适宜的医疗技术在广大妇女儿童保健中的应用。为加强妇幼保健机构的体系建设，在2006年原卫生部出台的《妇幼保健机构管理办法》基础上，2015年又出台了《妇幼健康服务机构标准化建设与规范化管理指导意见》和《各级妇幼健康服务机构业务部门设置指南》，指导妇幼健康服务医疗保健规范化服务与管理，特别注重基层和农村地区的基本妇幼健康服务和危重急救医疗的能力建设，提高基层人员医疗保健服务水平。并针对妇女儿童的主要问题设立和开展不同侧重点的国内和国际合作项目。

为促进基本公共卫生服务均等化，2009年开始，国家加大了医药卫生改革和投入力度，将实施基本公共卫生服务项目和重大公共卫生专项作为促进基本公共卫生服务均等化的两项重要任务。在妇女保健方面，将为孕产妇提供系统的孕前保健和孕产期保健服务以及0~6岁儿童基本保健内容纳入了基本公共卫生服务中。农村孕产妇住院分娩补助项目，农村妇女“两癌”（宫颈癌和乳腺癌）检查项目，预防艾滋病、梅毒和乙肝母婴传播项目，以及补充叶酸预防神经管缺陷均被列入重大公共卫生专项，这些对妇女保健事业起到了巨大的历史性促进作用。

二、国际妇女保健的发展

自20世纪70年代以来，国际社会和各国政府为保障妇女健康已召开了多次国际性元首级会议，颁布了一系列重要的宣言和行动纲领。这些具有里程碑意义的事件，在一定程度上推动了国际妇女健康的发展，其所达成的共识至今仍然对妇女健康的发展具有重要的指导意义。

1.国际妇女年及第一次世界妇女大会　作为“国际妇女年”的重要活动之一，首次世界妇女大会于1975年6月19日至7月2日在墨西哥首都墨西哥城召开。此次大会是自联合国成立以来第一次专门讨论妇女问题的世界性政府间会议，来自133个国家和地区的代表团、联合国各专门机构和有关组织的1000多名代表（其中70%是妇女）出席了本次会议。

会议通过了《关于妇女的平等地位和她们对发展与和平的贡献的宣言》(简称《墨西哥宣言》)和《实现妇女年目标而制定的世界行动计划》(简称《世界行动计划》)。《墨西哥宣言》中特别明确了男女平等的基本定义，即：男女作为人的尊严和价值的平等以及男女权利、机会和责任的平等。

2.阿拉木图国际初级卫生保健会议 1978年，国际初级卫生保健会议制定了八项初级卫生保健任务，并将妇幼保健和计划生育纳入其中。大会号召各国及国际社会采取有效行动，在全球特别是在发展中国家开展初级卫生保健。会议发表的《阿拉木图宣言》中初级卫生保健的八大任务如下。

(1)对当前主要卫生问题及其预防和控制方法的健康教育。

(2)改善食品供应和合理营养。

(3)供应足够的安全卫生水和基本环境卫生设施。

(4)妇幼保健和计划生育。

(5)主要传染病的预防接种。

(6)预防和控制地方病。

(7)常见病和外伤的合理治疗。

(8)提供基本药物。

3.国际母亲安全会议 1987年，在肯尼亚的首都内罗比召开的国际母亲安全会议上第一次向全世界提出“母亲安全”的倡议，以动员政府和国际社会对妇女的健康以及对降低孕产妇死亡率和患病率给予足够重视。母亲安全行动倡导的核心内容如下。

(1)提供计划生育服务和流产后保健。

(2)促进产前保健。

(3)确保分娩时有专业助产人员在场。

(4)改善基本产科服务。

(5)满足青少年的生殖健康需要。

4.第三次国际人口与发展大会 1994年9月5~13日，在埃及首都开罗召开了第三次国际人口与发展大会。会议通过了《国际人口与发展会议行动纲领》(简称《行动纲领》),这个纲领不仅全面地阐述了人口与可持续发展之间的关系，还提出了“生殖健康”这一国际健康新概念。此外,《行动纲领》指出所有国家应不迟于2015年，致力于尽早通过初级保健制度，为所有适龄人群提供生殖保健。生殖保健可定义为通过预防和解决生殖健康问题而促进生殖健康的各种方法、技术和服务。初级卫生保健中的生殖保健范围应包括以下内容。

(1)计划生育咨询、资料、教育、交流、服务和转诊。

(2)产前、安全分娩和产后保健的教育和服务，特别是母乳喂养和母婴保健。

（3）不孕症的预防和适当治疗。

（4）流产、预防流产及流产后保健。

（5）生殖道感染和其他生殖健康方面的干预。

5. 第四届世界妇女大会 1995年9月4~15日，第四次世界妇女大会在北京召开。本次会议的主题是“以行动谋求平等、发展与和平”，并以“教育、健康、就业”为次主题。

会议通过了《北京宣言》和《行动纲领》，敦促各国政府做出政治承诺，用行动消除对妇女的一切歧视，实现平等、发展与和平的崇高目标。行动纲领的战略目标及内容涵盖了妇女与贫困、妇女与教育、妇女与保健、妇女与暴力、妇女与战争、妇女与经济、妇女与参政、提高妇女地位的机制、妇女的人权、妇女与媒体、妇女与环境、女童和老年妇女。

6. 联合国千年发展目标 在8个千年发展目标（millennium development goals，MDG）中，目标5（MDG5）是直接与妇女健康有关的全球目标。其中MDG5a为：到2005年将孕产妇死亡率降低3/4，倡导由熟练技术的接生人员进行分娩照护，以减少孕产妇死亡；MDG5b为：到2015年实现普遍享有生殖保健，主要通过对青少年生育率、避孕现用率、产前保健率和为满足的计划生育需要这四个指标来监测全球生殖保健的进展。而目标1（MDG1）“消灭极端贫穷和饥饿”是妇女生存的基础，目标2（MDG2）“实现普及初等教育”和目标3（MDG3）“促进两性平等并赋予妇女权力”是妇女健康的重要社会决定因素，目标6（MDG6）“控制艾滋病病毒/艾滋病、疟疾以及其他疾病”直接影响妇女健康。

7. 2005年世界卫生报告 重视每个母亲和儿童的健康。2005年，对于母亲、新生儿和儿童健康来说是重要的一年。世界卫生组织在2005年4月7日世界卫生日之际发布主题为孕产妇和儿童健康的《2005年世界卫生报告：重视每个母亲和儿童的健康》；报告主要介绍了目前在孕产妇和儿童卫生保健方面不均衡的进展情况，制定加速改善孕产妇和儿童卫生保健状况的可行战略。

大多数儿童和孕产妇的死亡发生在发展中国家，尤其是撒哈拉以南的非洲。造成这些地区病死率高的关键因素是妇女儿童得不到及时保健。因此，报告提出了新的战略，具体如下。

（1）更新技术，分配任务，重新定义责任。

（2）孕产妇和新生儿保健的关键有赖于提供专业的保健服务。

（3）每个地区都能开展持续的全程保健。

（4）依靠卫生系统的发展来重建孕产妇和新生儿保健项目。

8. 促进妇女儿童健康全球战略 2010年，在千年发展目标峰会举行之际，联合国及其合作伙伴于9月22日在纽约共同发布了《促进妇女儿童健康的全球战略》，旨在大力推动改善妇女和儿童健康的行动，降低孕产妇和5岁以下儿童死亡率，实现相关千年发展目标。

为了增进融资，加强政策，改善服务提供，全球战略提出了迫切需要采取行动的关键领域。具体包括：①支持国家主导的卫生计划，通过增加可预见和可持续投资给予支持；②综合提供卫生服务和拯救生命干预措施，使妇女儿童能够在需要时，在适当地点获得预防、治疗和护理；③加强卫生系统，配备足够数量和技术熟练的卫生骨干队伍；④以革新方法开展融资、产品开发和提供优质高效的卫生服务；⑤改进监测和评估，确保所有行为者对结果负责。

与妇女保健相关的一揽子服务包括：计划生育宣传和服务，产前、分娩和产后护理，产科急诊和新生儿护理，在分娩期间提供熟练照护，安全的堕胎服务（如果法律不禁止堕胎），以及艾滋病病毒和其他性传播感染的预防。保健干预重在改善健康促进，加强卫生部门与其他部门的协调，以解决对健康有影响的问题，包括环境卫生、安全饮用水、营养不良、两性平等和赋予妇女权力。

9.可持续发展议程和可持续发展目标 2015年9月，联合国通过了《改变我们的世界：2030年可持续发展议程（sustainable development goal，SDG）》，为以下5个愿景制订行动计划。①人类（people）：消除一切形式和层面的贫穷与饥饿，确保所有人能够平等和有尊严地在一个健康的环境中施展自己的潜能。②地球（planet）：保护地球免遭退化，要以可持续的方式进行消费和生产及管理地球的自然资源，并在气候变化问题上紧急采取行动，使地球能够满足今世后代的需求。③繁荣（prosperity）：确保所有人都能过上优裕和充实的生活，实现与大自然保持和谐的经济、社会和技术进步。④和平（peace）：推动创建没有恐惧与暴力的和平、公正和包容的社会。没有和平，就没有可持续发展；没有可持续发展，就没有和平。⑤伙伴关系（partnership）：加强全球团结的精神，在所有国家、所有利益攸关方和全体人民的参与下，恢复全球可持续发展伙伴关系的活力，尤其注重满足最贫穷、最弱势群体的需求。

为了确保妇幼健康的可持续发展，确保每个妇女、儿童和青少年享有健康福祉，更新版的《妇女、儿童和青少年健康全球战略（2016—2030）》于2015年发布。此版妇女、儿童和青少年全球战略有三个总目标：生存、繁荣和变革。

终结可预防死亡的生存目标如下：将全球孕产妇死亡率降低到小于70/10万活产；将各国新生儿死亡率降低到小于12‰活产；将各国5岁以下儿童死亡率降低到小于25‰活产；终结艾滋病、结核病、疟疾、被忽略的热带病和其他传染病的流行；使非传染性疾病造成的过早死亡概率减少1/3，促进精神健康和福祉。

确保健康和福祉的繁荣目标如下：终结各种形式的营养不良，满足少女、孕妇、乳母和儿童的营养需要；确保普遍可及的生殖保健服务（包括计划生育服务）和权力；确保所有女童和男童都能实现高质量的幼儿期发展；大幅度减少污染相关的死亡和疾病；实现全民健康覆盖，包括个人经济风险保护和获得高质量的基本服务、药物和疫苗。

扩大促进性环境的变革目标如下：消灭极端贫困；确保所有女童和男童完成免费、公平和优质的中等教育；消除所有针对妇女和女孩的有害做法、歧视和暴力；实现普遍获得安全且可负担的饮用水以及环境卫生和个人卫生；加强科学研究，提高技术能力和鼓励创新；为所有人提供法律身份，包括出生登记；加强促进可持续发展的全球伙伴关系。

这一全球战略基于生命历程理念，以便在各个年龄都实现最高可及的身体、精神和社会健康状况和福祉标准。一个人在生命各个阶段的健康状况都会影响其他阶段的健康，并对下一代的健康产生累积效应。可持续发展议程行动到2030年将会产生巨大的回报：终结可预防孕产妇、新生儿、儿童和青少年死亡及死产；在妇女、儿童和青少年健康和营养方面的投资将通过更好的学业成就、劳动力参与和社会贡献实现回报；全球卫生大趋同使所有妇女、儿童和青少年获得生存和繁荣的平等机会。

第三节　妇女保健工作内容

一、妇女各期保健的工作内容

妇女的生命周期大概可分为生命早期、女童期、青春期、围婚期、围产期、节育期、围绝经期和老年期。从发展历史而言，妇女保健是从生命早期保健做起，时至今日仍然是妇女保健的重要内容。

（一）生命早期保健

1.胎儿期保健内容　孕期保健是专门针对孕妇的一种保健服务，1998年世界卫生组织（WHO）提出了“妊娠人生大事，务使母婴安全”的号召，呼吁全球重视孕期保健（prenatal care）服务。内容包括：卫生、营养、心理、咨询、定期产前检查、怀疑先天性或遗传性胎儿异常的产前诊断及高危孕妇和胎儿重点监护等。

2.新生儿保健内容　新生儿是指从脐带结扎至出生后28天内的婴儿。新生儿期虽然短暂，却是生理上发生重大转折的时期，新生儿要经过由宫内到宫外、由依赖母体到独立生活的转变，是人生经历变化最大的时期，出生后若能顺利适应生活环境和生活方式的变化，则可安全度过这一特殊阶段；反之，则易受内外环境因素的影响而发病。因此，新生儿期的保健主要是帮助新生儿适应出生后的生活环境与生长方式，使其健康地发育成长；指导合理喂养，满足新生儿营养需要，保证新生儿正常生长发育；及时发现疾病先兆，降低新生儿患病率与死亡率；早期筛查与诊断新生儿遗传代谢及内分泌疾病等，改善其预后。

（二）女童期保健

女童的生殖器官娇嫩，外生殖器常直接暴露在外环境，易受感染和损伤，经外阴的感染较为常见；损伤包括直接损伤和性侵犯性损伤，在非洲还存在女性割礼，使妇女的生殖健康受到重大损害。同时，生殖器官的发育异常及畸形也可在此期发现并进行矫治。随着生活水平的不断提高，女童营养过度、肥胖及性早熟问题已较为多见。但在边远贫穷地区尚存在女童营养不足引起的贫血、佝偻病等问题，对其成年后的妊娠和分娩可造成影响。此外，女童生殖道肿瘤虽不多见，但恶性程度较高。所以，女童期的卫生指导、营养指导、健康教育和健康促进是女童期保健的主要内容，应通过有效的保健以保障女童的正常生长发育。

（三）青春期保健

青春期少女内分泌功能发生变化，体格与功能迅速发育，表现为体重、身高迅速增加，生殖器官发育趋于成熟，第二性征出现；独立意识增强，精力充沛，性格活泼，情感复杂而热烈，处于性萌动期，出现青春幻想。可能出现不良嗜好、不良饮食习惯、意外伤害，以及少女妊娠、月经异常和性发育延迟等健康问题。如果得不到正确的性教育，得不到家庭、学校的正确引导，在心理和行为上极易出现歪曲和错误，成为恶劣环境的受害者，严重地影响生殖健康。因此，对青春期少女进行青春期保健应包括营养卫生指导、个人卫生指导、心理卫生和健康行为指导、月经期卫生指导和青春期性教育等内容。

（四）围婚期保健

婚前保健服务是对准备结婚的男女双方，在结婚登记前所进行的婚前医学检查、婚前卫生指导和婚前卫生咨询服务，服务机构为卫生行政部门指定的医疗保健机构。通过婚前保健获得相关知识，及早发现异常并得到矫治。因此，婚前保健筑成了提高出生人口素质的第一道防线。婚前保健内容如下。

1. 卫生指导 指对准备结婚的男女双方进行的以生殖健康为核心、与结婚和生育有关的保健知识的宣传教育，包括性卫生知识、生育知识、遗传病知识等。

2. 卫生咨询 指对有关婚配、生育保健等问题提供医学意见，也就是针对医学检查结果发现的异常情况以及服务对象提出的具体问题进行解答、交换意见、提供信息，帮助受检对象在知情的基础上做出适宜的决定。

3. 医学检查 指对双方可能患影响结婚或生育的疾病进行的医学检查。

（五）围产期保健

围生期保健是指一次妊娠从妊娠前、妊娠期、分娩期、产褥期（哺乳期）、新生儿期为孕母和新生儿的健康所进行的一系列保健措施。围产期保健的内容主要包括孕前期保健、孕期保健、分娩期保健、产褥期保健、产后检查及计划生育指导、哺乳期保健和节育期保健。

1.孕前期保健 指导夫妻双方选择最佳的受孕时期，确保优生优育。

2.孕期保健 加强母儿监护，确保孕妇和胎儿在妊娠期间的安全。

3.分娩期保健 确保母儿安全。

4.产褥期保健 预防产后并发症的发生，促进产妇生理功能的恢复。

5.产后检查及计划生育指导 包括产后访视及产后健康检查。产后访视开始于产妇出院后3天内、产后10天和28天，共3次。了解产妇恢复及母乳喂养情况，及时给予正确指导和处理。

6.哺乳期保健 促进和支持母乳喂养，重点了解哺乳情况以及评估婴儿发育等，指导产妇在哺乳期间合理用药及采取正确的避孕措施，如工具避孕或产后3~6个月放置宫内节育器，不宜采取药物和延长哺乳期的方法避孕。

（六）围绝经期与老年期保健

1.围绝经期保健 围绝经期是指妇女从性成熟期进入老年期的过渡时期，围绝经期可大致分为绝经过渡期、绝经期和绝经后期。绝经过渡期指从绝经前的生育期走向绝经的一段过渡时期，是从临床特征、内分泌学及生物学上开始出现绝经趋势（如月经周期紊乱等）直至最后1次月经的时期。绝经过渡期又分为绝经过渡期早期和绝经过渡期晚期。进入绝经过渡期早期的标志是40岁以上的妇女在10个月之内发生两次相邻月经周期长度的变化大于7天，进入绝经过渡期晚期的标志是月经周期长度超过原月经周期2倍以上。绝经后期指绝经1年以后至进入老年期的一段时期。从绝经过渡期开始到绝经期，又被定义为围绝经期，是女性卵巢功能从旺盛走向衰退的生理时期，是更年期中更值得关注的时期。在此时期，妇女的生理和心理将经历重大变化，保健的重点就在于帮助妇女实现平稳过渡，预防疾病的发生。围绝经期保健应以促进围绝经期妇女身心健康为目标，使她们能顺利地渡过这一“多事”的过渡时期。围绝经期保健的工作内容要针对围绝经期妇女的生理、心理、社会特点和围绝经期常见的健康问题，采取有效的防治措施和排除不良的社会、环境因素的干扰。主要是通过健康教育和咨询服务提高这一特殊人群的自我保健能力，包括建立健康的生活方式，定期监测自身健康状况和学会自我查病。正确、科学地使用激素治疗，不仅有利于缓解围绝经期各种症状，还能预防低雌激素相关疾病，也是围绝经期保健的主要内容之一。随着社会的老龄化，围绝经期妇女的人数亦相应增长，围绝经期保健的服务对象面广量大。妇幼保健机构及各级医院除开设围绝经期保健门诊以适应围绝经期妇女的保健需求外，还应重视深入社区，开展社区妇女围绝经期保健服务。

2.老年期保健 随着年龄的增长，除老年疾病外，生殖系统的肿瘤如宫颈癌、子宫体癌、卵巢癌和外阴癌等肿瘤发病率增高，应做到早诊断、早治疗，提高晚年生活质量。

贯穿于上述各期的妇女保健内容还包括妇女常见病防治和职业妇女健康，如妇科常见疾病的普查普治、常见妇科疾病的防治、乳腺保健及常见疾病的防治及女性性功能障碍、职业环境对妇女健康的影响等。基层的妇女保健还包括社区妇女保健，如社区诊断、社区妇女保健服务及社区妇女健康促进等。上述所有的保健都必须进行有效的管理，如婚前保健的组织管理、孕产期保健的系统管理、计划生育技术管理和妇女保健信息管理。

二、妇女保健的基本能力要求

WHO认为，营养、生殖健康、工作和劳动环境的保护、传染性疾病、非传染性疾病、滥用物品、精神卫生和暴力8个方面是影响妇女健康的主要内容。按照WHO的计算，全世界每分钟有380名妇女妊娠，190名妇女为非意愿妊娠，110名妇女经受妊娠合并症，40名妇女进行不安全流产，1名孕产妇死亡。今后一段时期内，妇女的生殖健康仍将是妇女保健工作的主要内容。妇女保健工作的目标是保护和促进妇女生殖健康，以群体为主要服务对象，以预防保健为中心。同时，妇女保健工作是一项群众性和社会性很强的工作，还需要通过宣传教育，提高全社会对妇女保健工作重要意义的认识，取得有关领导的重视和支持，各部门的积极参与和协作，提高妇女家庭成员及其的保健知识水平及自我保健能力。

第四节　生殖健康与妇女保健

一、概述

生殖健康（reproductive health）是指人类在生殖系统、生殖功能和生殖过程的各个方面处于健康和良好的状态。生殖健康是针对人类生殖功能与过程中所涉及的所有问题而逐渐发展起来的新型学科。生殖健康的概念在其发展以来的十几年中，随着充分地探讨和实践也被赋予了更宽泛、更深刻的内涵。1994年9月在开罗召开的国际人口与发展大会（ICPD）引用了WHO对生殖健康的定义，并正式将生殖健康的概念、策略与行动等列入《行动纲领》中，这标志着国际社会对生殖健康概念的普遍认可与接受，作为人类发展优先关注的领域和共同目标，生殖健康越来越受到重视。

世界卫生组织根据健康的定义，给予生殖健康的定义为：在生命所有阶段的生殖功能和过程中的身体、心理和社会适应的完好状态，而不仅仅是没有疾病和虚弱。其内涵主要强调：人们能够进行负责、满意和安全的性生活，而不担心传染疾病和意外妊娠；人们能够生育，并有权决定是否、何时生育和生育间隔；妇女能够安全地通过妊娠和分娩，妊娠结局是成功的，婴儿存活并健康成长；夫妇能够知情选择和获得安全、有效和可接受的节育方法。

从上述内涵可以看出，生殖健康较以往的妇幼保健和计划生育的内容更广泛、更深刻，更重视保健服务的提供质量、服务对象的需求和参与程度、人的健康和保健权力、人们对性和生育的决策能力以及健康的社会性和科技性整合等方面。生殖健康不仅要达到降低死亡率和人口出生率、提高出生人口素质的目的，更要实现人口与社会经济的全面、可持续发展。

生殖健康是人类健康的核心，新的生殖健康概念涵盖母亲安全、计划生育、性健康与性传播疾病预防、儿童生存与发展等多个方面，涉及妇幼保健、妇产科、儿科、胚胎发育学、遗传学、流行病学，以及社会学、心理学、法学、伦理学等多学科。生殖健康不仅包括妇女从出生到死亡的各个年龄阶段的保健，即婴幼儿期、儿童期、青春期、育龄期、围绝经期及老年期保健，还涉及特殊目标人群的保健，即青少年的性健康和男性生殖健康及其男性参与、责任与义务。因此，要促进和改善生殖健康，就必须为妇女和男性提供贯穿其整个生命周期各阶段的优质生殖保健，也就是要为他们提供能满足其生殖健康需求的各种最广泛的信息、技术和服务。

二、生殖健康的重要性

近几十年来，一方面与妇女有关的妊娠、分娩、人工流产、不孕、避孕等健康问题仍普遍存在；另一方面，由不安全性行为引发的非意愿妊娠，青少年初次性行为的提前和未婚性行为的增加，以及生殖道感染/性传播疾病，特别是艾滋病在全球范围内的肆意蔓延等，都使得妇女、男性和青少年的生殖健康面临着前所未有的严重威胁。

目前全世界每年有近60万孕产妇死亡。世界各国孕产妇死亡率相差悬殊，据统计，每年出生婴儿中14%在发达国家，但是孕产妇死亡中1%在发达国家。孕产妇死亡中99%发生在发展中国家，而其中90%以上是可以避免的，因此孕产妇安全问题是生殖健康中的一个大问题。

生殖道感染性疾病，尤其是性传播疾病包括艾滋病是威胁人类健康的主要生殖健康问题。近几十年，无论在全球还是我国，生殖道感染/性传播疾病的发病均呈快速增长的趋势，流行形势严峻。性传播疾病虽然侵袭男女双方，但对女性的疾病负担更为严重。世界银行最近的报告已将此类疾病列为发展中国家年轻成年女性疾病负担的第二位主要原因，仅次于孕产期疾病。由于生物和社会的双重原因，妇女更容易受到感染，很难去寻求保护，诊断过程更为复杂，可发生更严重的后遗症，并且更容易受到社会的歧视和相关后果的影响。妇女孕产期的性传播疾病/艾滋病还可造成胎儿、新生儿的感染，威胁下一代的健康。

计划生育方面，在很多发展中国家，避孕普及率还存在很大差距，不能提供有效、满意和可接受的服务，知识和信息极为不足。尤其妇女在绝大多数情况下承担着避孕措施使用的主要责任和负担，因此她们受到的避孕不良反应的危险也就更大。妇女还要承担由于避孕失败造成的人工流产的后果；在世界范围内，不安全的人工流产还普遍存在；部分发展中国家孕产妇死亡的30%~50%是由于不安全人工流产的并发症所引起的。

性健康是生殖健康一大主题。性问题一方面存在着性的过度自由化所带来的性道德和与性有关的疾病问题，同时存在着对性的基本知识缺乏、性的封闭和不能得到满意性生活等问题。并且在性方面男女双方也存在着极大的不平等，在社会、文化、宗教等方面的影响下，妇女在性行为上一直处于被动和从属的地位，多数没有支配权和自主权，所以在与性相关的生殖健康方面所受的身心危害就更多。

青少年处于身心发育时期，对自己身体、性和生育知识、性行为后果的缺乏认识，缺乏社会经验和相应保护技能，因此存在诸多的生殖健康问题，如婚前性行为、少女妊娠、未婚人流、性传播疾病等。青少年在寻求帮助和生殖健康服务方面存在更多的障碍，因此应该是被特别关注的人群。

男性生殖健康的需求也逐渐显现出来，性健康和性功能障碍问题、性传播疾病的流行、男性不育症发病率的增高，均显示出男性对生殖健康保健服务及质量要求不断增大；尤其是提高男性对性和生殖健康的知识和认识，对参与和促进妇女生殖健康方面有着积极的作用。

以上均是世界范围所面临的最大的生殖健康问题，由此可见，生殖健康紧紧地与社会、环境、文化、宗教，尤其是妇女地位和权力等因素相联系。以改善生殖健康尤其是妇女的生殖健康为主题的运动已成为世界范围的一大潮流，引起世界的广泛关注。

三、生殖健康与妇女保健

生殖健康意义上的妇女保健包括妇女从出生到死亡的各个年龄阶段，即婴幼儿期、儿童期、青春期、育龄期、围绝经期及老年期的保健，所有这些阶段的身体、心理、社会、文化、传统习俗、教育等因素均对各阶段的妇女的生殖健康产生巨大的影响。

（一）生殖健康保健基本范畴

按照国际人口与发展大会《行动纲领》提出的第一个生殖健康行动“所有国家应尽早，且不迟于2015年通过初级保健系统致力于使各个年龄段的所有人获得生殖健康”，在初级保健范围内，生殖健康保健应包括的主要内容如下。

1.计划生育的咨询、信息、教育、交流及服务。

2.产前保健、安全分娩及产后保健的教育与服务，特别是母乳喂养和母婴保健。

3.不孕症的预防和适当治疗。

4.人工流产的预防和流产后果的管理。

5.生殖道感染、性传播疾病及其他生殖健康问题的治疗。

6.关于性行为、生殖健康及父母责任的信息、教育和咨询。

7.计划生育服务及转诊服务。

8.对妊娠、分娩和流产并发症、不孕症、生殖道感染、乳腺癌、生殖系统癌症及性传播疾病包括AIDS的诊断和治疗。

（二）妇女生殖健康保健服务

生殖健康保健服务比以往的妇女保健范畴和内容宽泛得多，既往妇女保健侧重于从女性器官与功能发育开始的青春期到生殖功能衰退的更年期保健，重点在于生理疾病与失调。随着人们对健康尤其是生殖健康认识的逐渐提高与完善，在妇女保健方面已经开始涉及影响妇女健康的心理和社会相关因素的研究与保健。生殖健康概念的提出及相关的理论和实践，给妇女儿童的健康和妇女保健赋予了更深刻的内涵和更广泛的范围。

从生殖健康的意义上，不仅需关心女性本身的健康，与之相关的权利、地位、公正、平等、社会责任、男性参与以及男性本身的健康等亦属生殖健康保健之列，因此，应提供综合性、广泛的、全面的生殖健康保健服务。

1.关注女童生殖健康 女童期虽然生殖功能尚未发育，但女童时期的身心健康直接影响到妇女以后各年龄阶段包括母亲阶段的身心健康；然而由于受到社会、经济、文化、宗教等因素的影响，在很多国家和地区，女童在生殖健康的很多方面面临着极大的健康威胁。不论发达国家还是发展中国家，都存在不同程度重男轻女的现象，许多女婴一出生可能就遭到遗弃，目前许多国家和地区出现利用先进技术如B超和羊水细胞染色体检查进行胎儿性别诊断，选择女胎进行流产。女童的生殖健康不仅反映在她们的儿童期，也直接影响到她们成长为育龄妇女时的健康。儿童期的营养不良可使孕产期的贫血或感染发生率增高；儿童期的佝偻病可致骨盆畸形，影响以后的正常分娩；女童期的生殖道感染也会造成成年后的妇女生殖道系统疾病。所以，女童期保健是生殖健康保健的一个重要部分。

2.青少年生殖健康保健不容忽视 青春期是生育功能生命周期的开始，生殖器官与功能逐渐发育，是人一生中的关键时期。由于性功能的发育和激素作用，青少年处于性萌动时期，如果得不到正确的性教育和正确引导，在心理和行为上可能会出现扭曲和错误。女性青春期的身心健康直接影响到育龄期乃至更年期的健康。青少年的性知识不足，若不能及时得到必要的信息和服务，会婚前性行为、未婚先孕、未婚人流和单亲母亲等问题将越来越严重。青少年性传播疾病和艾滋病的广泛流行已成为当今重大公共卫生问题和社会问题。所以，应特别重视青春期保健服务，应开展适宜的、多种形式青春期相关的性教育、信息、咨询和医疗保健服务。

3. 继续关注孕产妇健康 经过几十年的努力，我国在保护母亲安全和降低婴儿死亡率方面取得了长足的进步，但在偏远、贫困地区，孕产妇、围产儿和婴儿死亡率还相对较高。所以，母婴安全、儿童优先，进一步降低孕产妇、围产儿和婴儿死亡率，依然是我国妇幼保健、生殖健康工作的一项重大任务。提供以人为本、以服务对象为中心、尊重服务对象的基本权力的优质服务，减少医疗干预，保护、促进、支持自然分娩，配合婚前保健、孕产期保健、加强产前诊断技术，加强监测，减少出生缺陷的发生，使母亲和儿童的健康和保健服务水平更上一个台阶。

4. 更年期和老年生殖健康需求不断增加 随着社会的进步与发展，人们的寿命逐渐延长，人们对生活质量的要求也是越来越高。更年期及老年期约占妇女生命时期1/3的时间，是妇女保健和生殖健康领域的一个重要组成部分。妇女的平均寿命要比男性长，但是老年妇女往往处于贫困、生活不能自理、残疾、孤独、压抑、生活质量低下、得不到适当的保健服务等境况。老年妇女的性问题，一直是人们所忽视的问题，研究表明，60%以上的老年女性认为，性生活可以给整体生活带来乐趣。说明从生理和心理上调整老年人的性功能和性心理，可以增进其老年期的身心健康。

5. 性健康是生殖健康的重要组成部分 生殖健康强调，人们应该能够进行满意和安全的性生活。需要增加对广大群众的性知识教育，在医学教育中也应完善性生理和心理知识教育。由于受传统文化习俗的影响，妇女在性方面遭受到更多的不公平，性情绪和性功能常常受到较大的压抑，因而产生更多的生理和心理疾患，又常因知识缺乏且羞于启齿，苦于无处求医和咨询。性道德与性卫生是性健康的另一重要内容，由于缺乏必要的行为约束和安全性行为意识，非意愿妊娠发生率高，性传播疾病（艾滋病等）迅速蔓延，严重威胁着人类的健康。因此，要提倡良好的道德规范，充分认识负责任的性行为的必要性，并教育妇女自立、自尊、自强、自爱，提高保护自己健康的意识和技能，给予必要的性卫生及预防性传播疾病的知识教育，增加其保健意识，改变危险行为。

6. 生殖道感染/性传播疾病面临挑战 生殖道感染/性传播疾病的发病率逐年上升，成为影响妇女生殖健康的重大问题。调查提示，我国育龄妇女生殖道感染患病率高达42.9%，性传播疾病发病率也在逐年上升。研究表明，生殖道感染/性传播疾病的发生不仅与生物医学因素有关，更多地与社会、文化、心理和个人行为等因素密切相关。性传播疾病（艾滋病等）可通过女性妊娠和分娩过程造成后代的感染，直接关系着婴儿的生命和生存质量。随着艾滋病流行趋势的严峻，青年、妇女发病比例逐年增高，通过母婴传播艾滋病的比例也随之增高。应尽快加大预防和控制性传播疾病政策和措施的制定；加强全人群尤其是高危人群的健康教育，提高防御知识和相关技能；建立性传播疾病的监测系统和防控网络；掌握医疗保健人员对性传播疾病防治的基本知识和技能，加大对性传播疾病防治的资源投入；应将预防性传播疾病的母婴传播纳入妇幼保健和生殖健康服务体系中，与常规的妇幼保健服务工作相结合；探索适合我国国情的干预模式和经验，以切实有效降低我国性传播疾病的发生率。

（三）今后生殖健康保健重点

在新的形势下，践行以人为本，提供全面的、综合性生殖健康服务仍面临新的挑战，今后生殖健康工作应在以下几方面加以完善，从而促进全人类生殖健康水平的提高。

1.提供母婴保健、计划生育和性健康保健相结合的优质生殖健康保健服务，扩大生殖健康服务领域和范围，建立生殖健康服务有机体系，强化生殖健康服务规范，提高生殖健康服务的可及性、可接受性和可获得性。

2.重视性别意识，改善妇女的权利和社会地位，提高妇女对性和生育的决策权和生殖健康自主权；加强妇女生殖健康及保健的健康教育，提高保健意识和自我保健能力。

3.关注青少年的性教育和生殖健康教育，提供生殖健康信息、咨询、知识和预防技能，开展多方面、多形式的生殖健康教育和健康促进活动，提高社会保障和人群的自我保健意识和能力，避免不安全性行为及其对生殖健康的影响，提高青少年生殖健康保健服务能力和青少年生殖健康状况。

4.加大对农村及边远、贫困地区孕产期和儿童系统保健体系建设的投入，积极采取有效措施开展“母亲安全”综合服务，进一步降低孕产妇和儿童发病率和死亡率；遵循以人为本的服务原则，开展以服务对象为中心的孕产妇、儿童保健服务新模式，尊重母亲和婴儿，提高孕产期服务质量，积极探索“爱母行动”“爱婴行动”的优质服务模式。加大婚前保健、孕前和孕期保健、产前诊断和新生儿筛查服务力度，建立出生缺陷监测体系，积极开展预防出生缺陷和残疾战略和策略的研究，降低出生缺陷的发生，提高全民族人口素质。

5.进一步采取更为有效的措施，控制生殖道感染/性传播疾病的传播与蔓延；加强高危人群的管理和普通人群的健康教育；严格管理提供相关服务的医疗保健机构，提供规范性服务。

6.在计划生育服务方面，开展以人为本、以服务对象为中心的优质服务，应特别关注服务对象的权利、知情选择，还应注意提高咨询和服务质量，制订服务规范，建立转诊制度和体系，提高服务提供者的人际交流技巧和服务技能。

7.更多地关注边远地区、贫困人口、老年人等特殊人群的生殖保健服务，以实现社会的公平性。

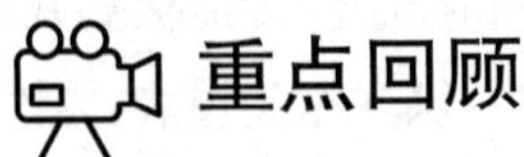

重点回顾

目标检测

目标检测

一、选择题

1.关于妇女保健，以下说法错误的是（　　）

A.妇女保健学是一门研究妇女生命周期中不同时期的生理、心理特点及其影响因素，以保障和增进妇女生殖健康水平、提高出生人口素质的医学学科

B.妇女的生命周期一般分为生命早期、女童期、青春期、围婚期、围产期、节育期，以及围绝经期和老年期

C.妇女保健工作以生殖医学为理论基础，坚持预防保健为中心，针对妇女一生中不同时期生理、心理和社会特点，运用多种学科的理论、知识和技术保护母亲安全，促进妇女的生殖健康

D.妇女保健工作内容包括妇女各期保健，计划生育指导，常见妇女病及恶性肿瘤的普查、普治等

E.女性绝经后期不需要保健

2.以下哪个项目对我国孕产妇死亡率实现千年发展目标有重要意义（　　）

A.基本公共卫生服务项目　　B.育龄妇女增补叶酸预防神经管缺陷项目

C.贫困地区新生儿疾病筛查项目　　D.降低孕产妇死亡率

E.消除新生儿破伤风项目

3.下列哪项不属于妇女生殖健康保健服务（　　）

A.婴幼儿时期不仅关注生殖系统的健康，而且关注其他系统的健康

B.青少年生殖健康保健不容忽视

C.生殖道感染、性传播疾病问题

D.更年期和老年期生殖健康

二、思考题

1.妇女保健的主要内容是什么?

2.妇女保健有何重要性?

三、思想提升

女性承担着延续民族的重要使命，同时在社会中承担不同的角色，作为当代大学生，你认为妇女生殖保健今后工作重点是什么?

第一章　生命早期保健

学习目标

1. 掌握生命早期保健措施；熟悉胎儿、早产儿、低出生体重儿的保健要点及新生儿保健目的；了解新生儿的生理、心理及行为特点。

2. 能正确对新生儿进行保健指导。

3. 具有关爱新生儿、耐心细致护理的意识和基本能力。

第一节　胎儿期保健

岗位情景模拟

岗位情景：王女士，36岁，平时月经规律，现停经42天，晨起恶心、呕吐1周。检查：尿妊娠试验阳性。B超提示：宫内早期妊娠。知道怀孕，王女士夫妇很开心，但因担心年龄大，影响胎儿发育，前来咨询。

请思考：1. 针对王女士情况，怎样进行保健指导？

2. 如何防止出生缺陷的发生？

一、概述

胎儿期保健是围绕着胎儿这一个体提供的全程的各项保健措施。胎儿期是指从受精卵形成后的第8周到分娩，胎儿的平均体重从3g增长到3kg。胎儿的质量关系到新生儿质量乃至整个人生命周期的健康，胎源性成人疾病起源于子宫内。胎盘是胎儿的一个重要器官，是胎儿呼吸、营养、代谢、内分泌和免疫器官，是母胎联系的重要纽带；它调节着母体妊娠及分娩期的适应，是造成妊娠并发症的重要发源地。胎儿是生命的开始，各种功能尚未发育完善，较脆弱，需要特别保护。出生是胎儿从子宫内到宫外生活的重要转变，此时危象丛生，是人生最惊险的过渡时期；需要格外精心的护理。胎儿宫内状况尚缺乏可靠的直接监测诊断手段，胎儿疾病的治疗也缺乏足够有效的方法。生命的起点始于受精卵期，胚胎、胎儿都是独立的个体，有权享受保健，人类的保健应始于生命的最早期。

二、胎儿保健的主要目的

胎儿保健的目的：为胎儿创造最适宜的环境，保护其生存，促进发育；研究胎儿发育的规律；探讨胎儿疾病的早期诊断及有效的治疗；提高出生人口的质量；降低胎源性成人疾病；提高人类健康素质；保护胎儿出生过程中的安全；与新生儿科共同协作，保护好胎儿到新生儿期的平稳过渡。

三、胎儿期的保健措施

（一）创造良好条件，促进胎儿生长

重视母体营养指导，治疗营养性疾病，如营养不良、营养不平衡、营养过剩。治疗影响胎儿发育的母体疾病，如糖代谢异常、脂代谢异常、妊娠期高血压疾病、肝肾疾病等。定期监测胎儿生长发育，临床上应用妊娠图、B超等监测胎儿生长发育，并及时发现胎儿发育异常（发育受限、发育加速）。

（二）出生缺陷的三级预防

一级预防为阻断发病原因，减少疾病发生率。目前，因对病因了解不全面，预防方法不多，常用的有健康教育、婚前及孕前保健、遗传咨询等，可一定程度上减少遗传病的发生；其他方法孕前、孕早期补充叶酸，对有指征者补充碘，减少有害环境因素的接触等。二级预防为在胎儿期及早诊断先天缺陷，在妊娠期终止无法治疗或致死性畸形儿的妊娠。三级预防为诊断出胎儿异常后进行宫内或出生后治疗，纠正先天缺陷或改善预后。

（三）四项重要的筛查

1.胎儿染色体筛查

（1）筛查诊断对象　包括：35岁及以上的高龄产妇；生育过染色体病患儿的孕妇；夫妇一方为染色体异常携带者；孕妇可能为某种X连锁遗传病基因携带者；产前检查怀疑胎儿患染色体疾病的孕妇；有不明原因的反复流产或有死胎、死产史的孕妇；生育过不明原因智力低下或多发畸形儿的孕妇；有明确遗传病家族史者；其他需要进行产前诊断者，如早孕期有明确致畸因素接触史的孕妇。

（2）筛查的方法

1）母亲血清标志物的筛查　将AFP、hCG、UE3作为孕中期的联合筛查标记物；妊娠

相关蛋白（PAPP-A）、hCG结合孕妇年龄计算染色体异常儿的危险度，高危者做产前确诊诊断试验。

2）妊娠早期B超检查　筛查可疑染色体异常的标志物，包括胎儿颈后透明层（NT）的厚度、胎儿鼻骨（NB）的发育和脉络丛囊肿、三尖瓣反流、心室强回声点、肠壁强回声、肾盂扩张以及脑室扩张等。与母亲血清学标志物结合，可明显提高筛查的特异性，降低假阳性率。

3）胎儿染色体异常的确诊　对绒毛、羊水及脐血胎儿细胞、母血中胎儿细胞或植入前胚胎细胞进行细胞学诊断、聚合酶链反应（PCR）、荧光原位杂交技术（FISH）、基因诊断。

2.形态结构异常筛查　形态结构异常筛查手段以B超为主，神经系统、血管系统、泌尿系统、消化系统、骨骼系统等已有很多经验，随着仪器分辨率的增高及诊断技术的提高，对先天出生缺陷的诊断率可达96%以上。

3.遗传性疾病和代谢病筛查　通过羊水、脐血及孕妇外周无创DNA检测，了解是否存在遗传性疾病。

4.先天性变形筛查　如羊膜带综合征造成的头颅、肢体畸形，羊水过少；子宫内环境造成的异常，如面、颈部、肢体畸形等。检查方法以B超诊断为主，MRI也用于先天缺陷的诊断。

（四）重要的测定和诊治

1.测定项目

（1）胎儿功能成熟的测定　羊水分析检查卵磷脂和鞘磷脂比例、胆红素、肌酐、脂肪细胞来分别预测胎儿肺、肝、肾、皮脂腺等器官的发育成熟程度。B超可检查胎盘成熟度，胎儿体格测量可通过胎儿估计体重等判断。

（2）胎儿宫内储备力测定　判断胎儿有无宫内缺氧，包括胎动计数、胎心听诊、胎心电子监护，以及B超羊水量及脐动脉、大脑中动脉超声多普勒血流谱和生物物理评分、胎儿心电图等方法。

2.胎儿疾病的诊断及治疗　通过以上胎儿宫内情况的各种监测手段可发现胎儿疾病，如畸形、感染性疾病、缺氧、贫血等，及早进行治疗。既往的治疗只能通过给母亲用药，经胎盘到胎儿体内。近年来研究进展还可通过羊膜腔治疗，如羊膜腔给药，经胎儿吞咽或吸入呼吸道进行药物治疗宫内感染、心律异常等以及促肺成熟，羊膜腔穿刺抽取羊水或注入液体治疗羊水过多或羊水过少；也可进行介入性治疗，如对胎儿贫血进行经胎儿腹腔或经脐静脉输血，对双胎输血综合征进行羊膜腔减压、羊膜隔造口术或激光凝结胎盘表面双胎间血管交通支等。国外已开展胎儿手术治疗一些可纠正的胎儿畸形，如治疗脑积水的脑室羊膜腔分流术、治疗尿道梗阻的肾盂或输尿管扩张的减压引流术、治疗膈疝的气管结扎术及胎儿骶尾畸胎瘤的切除术等。对提高胎儿存活率及改善出生后健康质量有重大突破，未来基因治疗及干细胞治疗的广泛应用将可使许多先天代谢病、遗传病有望得到宫内治疗。

四、胎儿特殊时期的保健措施

（一）出生期胎儿保健要点

对母亲生理、心理、体力的全面支持，减少心理、生理应激对胎儿的伤害；做好产程中的人性化护理；密切监测胎儿情况，如胎心、羊水、胎儿监护、头皮血气分析、胎儿氧饱和度测定等，及早发现胎儿宫内缺氧；选择最适宜的安全分娩方式，减少产伤，保证胎儿出生过程安全；做好迎接新生儿的准备，包括环境温度、保温设施、新生儿复苏人员及设备，以及与母亲早期皮肤接触、早吸吮、母婴同室的准备等。

（二）过渡期胎儿保健要点

从宫内过渡到宫外，最大的转变是呼吸、循环、体温的调节。此期保健应由产科医生、接产人员及新生儿科医生、护士共同完成。保健要点：熟练掌握新生儿窒息复苏技术；减少新生儿缺氧缺血性损害、保温、早期营养和新生儿并发症早诊断、早处理。

第二节　新生儿期保健

岗位情景模拟

岗位情景：某产妇，32岁，足月剖宫产一活女婴，体重3.4kg，出生后第三天发现乳腺肿大，更换尿布时发现阴道有少量的血性分泌物。该产妇非常恐惧。认为孩子生病了，向您咨询。

请思考：1.该新生儿情况是否正常？

2.应该如何向产妇解释新生儿的生理特点？

新生儿是指从脐带结扎至生后28天内的婴儿。新生儿期虽然短暂，却是生理上发生重大转折的时期，新生儿要经过由宫内到宫外、由依赖母体到独立生活的转变，是人生经历变化最大的时期，出生后若能顺利适应生活环境和生活方式的变化，则可安全度过这一特殊阶段；反之，则易受内外环境因素的影响而发病。因此，新生儿期的保健主要是帮助其适应新的生活环境。

一、新生儿的生理、心理及行为特点

（一）新生儿的生理特点

1.呼吸系统 新生儿呼吸中枢发育不成熟，肋间肌肉较弱，呼吸表浅、节律不规则，以腹式呼吸为主，频率较快，安静时约为40次/分，早产儿更快。

2.循环系统 新生儿心率快且波动范围较大，通常为120~140次/分。血压较低，平均为70/50mmHg。血流多集中于躯干和内脏，四肢易于发凉或青紫。

3.消化系统 新生儿胃呈水平位，贲门松弛，幽门紧张，且胃容量小，易发生溢乳。肠道相对较长（约为身长的8倍），因此消化面积较大，有利于流质食物消化吸收；但肠壁薄、通透性高，屏障功能差，易致肠内毒素、消化不全产物如蛋白质等通过肠黏膜吸收而发生感染或食物过敏。肝脏内葡萄糖醛酸转移酶活力较低，易出现生理性黄疸，同时对多种药物解毒能力较差，易出现药物中毒。生后10~12小时开始排墨绿色胎便，2~3天排完。

4.泌尿系统 新生儿一般生后24小时内排尿。其肾结构发育已完成，但功能仍不成熟。肾稀释功能与成人相近，但肾小球滤过率低，浓缩功能差，不能迅速有效地处理过多的水和溶质，易出现水肿症状。

5.血液系统 新生儿出生时血液中红细胞、血红蛋白和白细胞总数均较高，以后逐渐下降；血红蛋白中胎儿血红蛋白（HbF）约占70%，后逐渐被成人血红蛋白（HbA）替代；由于胎儿肝脏维生素K储存量少、凝血因子活性低，易发生新生儿出血症。

6.神经系统 新生儿脑相对较大，占体重的10%~20%；脊髓相对较长，大脑皮质兴奋性低，睡眠时间长；足月儿出生时已具有觅食反射、吸吮反射、拥抱反射、握持反射等原始神经反射，在生后3~4个月自然消失；巴宾斯基征、凯尔尼格征阳性及腹壁反射、提睾反射不稳定属正常现象。

7.免疫系统 新生儿可通过胎盘从母体获得免疫球蛋白IgG，因此，对一些传染病如麻疹有免疫力而不易感染。免疫球蛋白IgA和IgM则不能通过胎盘，再加上皮肤黏膜薄、屏障作用差，血清补体含量低，白细胞吞噬功能差，因此，新生儿易患感染性疾病。

8.体温调节 新生儿体温调节功能差，皮下脂肪薄，体表面积相对较大，容易散热；寒冷时无寒战反应而依靠棕色脂肪氧化产热；室温过高时足月儿能通过皮肤蒸发和出汗散热，但如体内水分不足可使体温增高而发生脱水热；室温过低、保暖不当时可发生低体温和寒冷损伤综合征。

9. 能量和体液代谢　新生儿每天基础热量消耗为209kJ/kg，每天总能量需418~502kJ/kg，生后第1天需水量为60~100ml/kg，以后每天增加30ml/kg，直至每天150~180ml/kg。

10. 特殊生理状态　①生理性黄疸：50%~60%足月新生儿于生后2~3天可出现黄疸，4~5天达高峰，最迟2周内消退，早产儿黄疸多于生后3~5天出现，7~9天消退，最长可延迟到2~3周，一般情况良好。②生理性体重下降：新生儿出生数天内因体内水分丢失较多以及胎粪排出，出现体重下降，但一般不超过出生体重的10%，生后7~10天恢复到出生时体重。③"马牙"和"螳螂嘴"：新生儿上腭中线和齿龈部位常有黄白色小颗粒，俗称"马牙"，数周内自然消退。新生儿两侧颊部有隆起的脂肪垫，俗称"螳螂嘴"，有利于乳汁吸吮，属新生儿正常生理表现。④乳腺肿大和假月经：由于来自母体的雌激素中断，女婴于生后3~5天可出现乳腺增大，一般2~3周消退；部分女婴1周内可出现少量阴道流血，俗称"假月经"，无需特殊处理。

（二）新生儿的心理特点

新生儿在觉醒时对周围环境中的巨响及强光刺激产生无条件定向反射，是一种原始的无意注意，生后第9~14天出现第一个条件反射，即被母亲抱起时出现吸吮动作，标志记忆的开始，但也有研究表明，在宫内时胎儿期即开始有记忆。新生儿有愉快、不愉快两种情绪反应，都与生理需要是否得到满足相关，其中新生儿消极情绪较多，对寒冷、饥饿、不适等表现出不安、啼哭，而哺乳、抱、摇可使其安静，对成人的声音、触摸做出看、听、安静、愉快等反应。新生儿生后很快就表现出明显的个性差异，有的爱哭，有的比较安静，有的很容易抚慰，有的则很难抚慰，有的吃奶时不受外界干扰，有的注意力容易被分散等。新生儿无想象，无意志，无思维活动。

（三）新生儿的行为特点

1. 新生儿的笑　新生儿已具备愉快的情绪，最早在睡眠时或接受面颊、腹部的抚摸，以及听到父母的低声哼唱时，新生儿会出现自发性的微笑，表现为用嘴做怪相，此时，眼睛周围的肌肉并未收缩，脸的其余部分仍保持松弛状态，有人称之为"嘴的微笑"，这是"生理性的微笑"，是与生俱来的。

2. 新生儿的视觉、听觉、味觉和触觉

（1）新生儿的视觉　新生儿对光的刺激十分敏感，对光线的明暗变化会做出反应，如闭眼时开了灯，他就会有所反应；新生婴儿看见亮光就会把头转向亮光之处。出生3周左右，新生儿就学会注视视野中出现的物体，并追随物体转移视线。新生儿眼睛追随移动东西，是大脑功能正常的表现。新生儿出生后20多天可出现认生反应。

（2）新生儿的审美　新生儿生下来第一天就喜欢看图案，不喜欢看单色的屏幕，对类似人脸的图形感兴趣，喜欢看自己父母的脸。新生儿天生就喜欢观看动态的物体，不喜欢看静止的物体；喜欢看三维的有趣的事物。识别人脸是新生儿在子宫里就开始发育的先天能力，新生儿出生15小时后，就可以认出自己的母亲。

（3）新生儿的听觉　新生儿对强大的声音有瞬目、震颤反应，甚至出现惊吓反应，新生儿听到巨响后会有哭叫反应。新生儿能辨别简单的音乐旋律，吵闹时放胎教时使用过的音乐，就会很快安静下来；4周后就具有对不同发音的辨别力；应给新生儿听声音的机会，包括听音乐、对话、唱歌游戏等。让新生儿有机会倾听各种声音的变化，感觉到声音时有时无，从而刺激其学习。

（4）新生儿的味觉和触觉　新生儿出生后第1天，就表现出对高浓度的糖水有兴趣；出生5天后，能区别乳母和其他人的气味。足月新生儿对不同味道食物反应不同，对苦、酸及咸味显出拒绝的表情；反之，如给予甜食，则表现出乐于接受。

3.习惯形成　睡眠状态的新生儿对连续光和声的反复刺激表现为反应减弱，说明新生儿具备了对刺激有反应、短期记忆和区别两种不同刺激的功能，可以认为这是一种简单形式的学习。

4.和成人互动　新生儿已具有互动的能力。新生儿哭是引起成人注意的一种方式，应尽量使其需求得到满足。此外，新生儿的表情如注视、微笑和皱眉也是为了引起母亲的反应。

5.其他能力　新生儿有模仿成人脸部表情的能力，如能模仿成人张口、噘嘴、吐舌等表情动作；新生儿有条件反射形成能力等。

二、新生儿保健内容

（一）保健目的

1.帮助新生儿适应生后的生活环境与生长方式，使其健康地发育成长。

2.指导合理喂养，满足新生儿营养需要，保证新生儿正常生长发育。

3.及时发现疾病先兆，降低新生儿患病率与死亡率。

4.早期筛查与诊断新生儿遗传代谢及内分泌疾病等，改善其预后。

（二）保健措施

1.成长检测　新生儿期主要是通过家庭访视对其进行成长检测。一般家庭访视3次，分别为生后5~7天的周访、生后10~14天半月访和生后27~28天的月访，高危儿或检查发现有异常者应增加访视次数。访视内容主要包括新生儿出生情况、生后的生活状况、新生儿的各种反射活动、体重与身长测量、体格检查以及视、听觉检查等，从而系统观察新生儿的生长发育和营养状况，并指导新生儿喂养、日常护理、预防接种等。每次访视后，填写访视卡，待小儿满月后转至婴幼儿保健管理系统。

2.育儿指导

（1）适当保暖　新生儿体温调节功能差，为防止体温随环境温度而波动，应保持新生儿于中性温度（指使机体耗氧量最少、代谢率最低、蒸发散热量最少，并能维持正常体温的最佳环境温度）之中，室内备有空调设备，维持室温在22~24℃、相对湿度在55%~65%。冬季保暖措施因地制宜，可选用空调、戴帽、母体胸前环抱、母亲袋鼠式环抱等方法，尽量不使用热水袋保暖，防止烫伤，但实在没有条件时可在热水袋外面包裹一层毛巾后放在新生儿棉被外进行保暖。夏季应避免室温过高，新生儿衣服、包被不宜过多或过厚，室内空气应新鲜、流通，保持新生儿体温稳定。遇不明原因哭闹、烦躁，应排除因环境温度不当造成的新生儿不适。

（2）科学喂养　提倡母乳喂养，并尽早开奶。母乳喂养时应采取“竖抱位”，即将头部略抬起，这是最理想、最符合自然规律的喂奶方式。一般生后30分钟内即把新生儿抱送至母亲怀中，与母婴进行裸体接触和吸吮两侧乳头，促进乳汁分泌和母婴相依情感的建立。此后以新生儿饥饿、啼哭为准，实行按需哺乳，两次喂乳之间不喂糖水及调乳制品，待婴儿与母亲协调后逐渐固定喂哺模式，并于生后2周起逐渐补充浓缩鱼肝油。

对母乳不足或其他原因不能采取纯母乳喂养者，根据具体情况选用部分母乳喂养或人工喂养。人工喂养者应定时喂养，两次喂乳之间加水、果汁或米汤，以补充水分、维生素；一日喂乳量应根据新生儿能量和水分的需要量计算，分次调配，注意乳液和乳具的消毒与清洁卫生；奶嘴喂养时应避免新生儿吸进空气，喂养完毕应竖抱片刻、轻拍背部，以排出咽下的空气，并给予右侧卧位，以防溢乳。

（3）皮肤护理　新生儿皮肤薄嫩，易被损伤而感染，每天应检查新生儿皮肤的情况。脐带脱落前将身体的上半部与下半部分别清洗，脐带脱落后可用盆浴，每天1次，以保持皮肤清洁干燥。头颈、腋窝、外阴、腹股沟等皮肤皱褶处应勤洗，每次大便后用温开水冲洗臀部，并用清洁软布轻轻拭干，以减少分泌物、排泄物的刺激。新生儿衣服、尿布应清洁、柔软、透气、吸水性强、不褪色，并及时更换，防止皮肤损伤。新生儿包裹不宜过紧，更不宜用带子捆绑，应保持下肢的屈曲以利髋关节的发育。新生儿皮肤红斑、胎记、粟粒疹不需特殊处理。

（4）脐部护理　脐部是天然疮口，极易发生感染，在新生儿脐带脱落前应注意脐部有无渗血或渗液，保持脐部清洁干燥。一旦脐部敷料被洗澡水、尿液等浸湿，应及时更换。脐部有渗液者涂75%乙醇；有脓性分泌物者涂3%过氧化氢和75%乙醇，每日3次。

（5）预防感染　新生儿居室应清洁卫生、空气新鲜、阳光充足，避免患呼吸系统疾病、皮肤感染以及传染病的患者进入新生儿室内，要做好保护性隔离。护理新生儿前要洗手，护理操作要轻柔。保持脐部清洁干燥，注意哺乳卫生，乳具要每日消毒。禁止挑割“马牙”，禁止挤压乳腺。

（6）早期教育与训练　新生儿的视、听、触觉已初步发育，可通过反复的视觉、听觉训练，建立各种反射。利用良好的外界环境和某些训练可促进新生儿大脑及其感觉、运动、语言的发育，促使其心理、行为和智力的发展。新生儿出生后即应母婴同室，便于哺乳、母婴接触与情感交流，培养婴儿自主性和安全感。父母要经常抚触新生儿，轻轻抚摸其头面部，并用和蔼的态度、亲切的语言与其对视、说话，为其唱歌，对其啼哭要及时给予注意和反应，发现并满足其需要，发展新生儿的安全感和信任感。此外，新生儿期可通过优美的音乐、色彩鲜艳的玩具等刺激视、听觉发育。出生1周后，可通过皮肤按摩，给予新生儿愉快刺激，2~3周后每日俯卧1~2次，训练抬头动作的发育。

（7）日常观察　密切观察新生儿的体温、呼吸、哺乳、哭声、精神状态、睡眠、大小便、皮肤颜色等，若发现异常情况，及时查找原因，并予以处理。

（8）谨慎用药　新生儿肝肾功能不成熟，对药物的代谢及排泄能力差，药物易在体内蓄积而中毒，因此，新生儿期应谨慎用药，尤其是氯霉素、红霉素、新生霉素、苯巴比妥、阿司匹林等对新生儿有害的药物应禁用或慎用。

3.预防接种　依据新生儿免疫特点及现行儿童计划免疫程序，新生儿期应接种乙肝疫苗和卡介苗。

乙型肝炎疫苗免疫计划实行“0—1—6”方案，即于新生儿生后24小时内、1个月时和6个月时分别接种3次。接种卡介苗8周后进行结核菌素试验，试验阳性标志接种成功，阴性者重新接种。

4.常见疾病预防

（1）新生儿缺氧缺血性脑病　是因围产期窒息导致的胎儿脑缺氧缺血性损害，是新生儿死亡和引起中枢性瘫痪、癫痫、智力低下等后遗症的重要原因。

预防原则：①做好孕期保健，预防及早期发现胎儿宫内窘迫；②提高助产技术，产程中避免滥用吗啡等中枢抑制药，防止新生儿窒息；③新生儿出生后迅速清理口、鼻腔分泌物，保证呼吸道通畅；④推广复苏技术，及时、正确地处理新生儿窒息，做好复苏后的观察监护；⑤加强新生儿护理，预防因误吸、感染、饥饿、寒冷等引起的缺氧。

（2）新生儿感染性疾病　新生儿期常见的感染性疾病有肺炎、脐炎、败血症、破伤风以及TORCH（弓形虫、风疹病毒、巨细胞病毒、单纯疱疹病毒等）宫内感染等。

预防原则：①无菌接生，加强新生儿皮肤、脐部清洁护理，保持新生儿居室、衣服、用具清洁卫生，做好新生儿保护性隔离，适当保暖、防止受凉等。②对急产等没有严格消毒接生的新生儿，应在24小时内将其残留脐带剪去一段，重新结扎、消毒，并肌内注射破伤风抗毒素（TAT）。

（3）新生儿吸入性肺炎　是新生儿期的常见疾病，包括羊水吸入性肺炎、胎粪吸入性肺炎和乳汁吸入性肺炎。

预防原则：防止胎儿宫内缺氧和分娩时缺氧，是预防羊水或胎粪吸入性肺炎的关键。喂奶时要注意采取正确的姿势，母亲可用拇指和食指轻轻夹着乳晕下方喂哺，以防因奶汁吸入太快引起呛咳。人工喂养时，不要采用孔过大的奶嘴。新生儿喂奶后，应将其竖起并趴在母亲肩头，轻拍其后背，便于以打嗝的方式排出胃内空气。

（4）新生儿呼吸窘迫综合征　是因早产、围产期缺氧、严重感染、低体温等导致肺泡表面活性物质缺乏，引起生后不久即出现进行性加重的呼吸窘迫和呼吸衰竭的临床综合征。

预防原则：①预防早产。加强对高危妊娠的监护及治疗；对欲行剖宫产或提前分娩者，应测量胎儿双顶径和羊水中卵磷脂和鞘磷脂的比值（L/S值），判定胎儿大小和胎肺成熟度。②促进胎肺成熟。对孕24~34周有早产迹象的孕妇，胎儿出生前48小时给孕妇肌内注射糖皮质激素，可明显降低新生儿呼吸窘迫综合征的发病率。③替代治疗。对胎龄24~34周出生的早产儿，力争在生后30分钟内（最迟不超过24小时）应用肺泡表面活性物质。此外，预防围产期感染、窒息、缺氧、低体温等，可降低呼吸窘迫综合征的发生率。

（5）新生儿颅内出血　主要是由围产期缺氧、产伤所致的脑内血管通透性增加或破裂出血，也可由维生素K缺乏、大量快速输液等引起，是新生儿常见的脑损伤，病死率较高，存活者部分可留有永久性神经系统后遗症。

预防原则：①做好孕期保健，预防早产、难产、急产；②提高助产技术，避免滥用缩宫素、中枢抑制药，预防产伤及窒息缺氧；③对早产、难产、手术产、出生时窒息者以及母亲孕期应用苯巴比妥、苯妥英钠等药物的新生儿，肌内注射维生素K_1；④避免对新生儿大量快速输液，慎用高渗液体，防止损伤脑血流自主调节功能。

（6）新生儿黄疸　又称新生儿高胆红素血症，是由于胆红素在体内积聚而引起的皮肤、巩膜等黄染的现象，分为生理性和病理性两种。病理性黄疸常于生后24小时内出现，持续时间足月儿>2周、早产儿>4周，一般情况差，伴有原发疾病的症状。

预防原则：做好产前咨询和孕期保健，指导孕妇预防和治疗感染性疾病，防止溶血病和败血症发生；新生儿出生时接种乙肝疫苗；帮助促进胎便的排出；若为葡萄糖-6-磷酸脱氢酶（G-6-PD）缺陷者，忌食蚕豆及其制品，不穿有樟脑丸气味的衣服，避免使用磺胺类等诱发溶血的药物。

第四节　早产儿和低出生体重儿保健

岗位情景模拟

岗位情景：王女士，一周前顺产一35周的早产儿，体重2000g，刚开始奶瓶喂养，需要30分钟左右才能把奶吃完，而且中间会出现1~2次呼吸暂停，每天的体重增长为25g左右，体温正常。

请思考：1.婴幼儿出现呼吸暂停时应如何处理？

2.如何指导妈妈给婴幼儿喂养？

早产儿又称未成熟儿，是指胎龄满28周而不足37周的新生儿。低出生体重儿是指出生体重低于2500g的新生儿。早产儿、低出生体重儿全身各系统发育较正常新生儿更不完善，调节和适应的能力更差，对保健措施的要求更高。

一、保暖

早产儿体温调节中枢发育差，皮下脂肪薄、易散热，糖原和棕色脂肪少、产热少，常不能维持正常体温，易发生寒冷损伤综合征。因此，早产儿生后需立即保暖，条件允许者可置于暖箱中保暖，调节并保持箱温于中性温度。无条件使用暖箱保暖者，可选用远红外线辐射床、塑料袋外套或包被、帽子等保暖措施，切忌使用热水袋或暖宝宝等保暖措施，防止烫伤。早产儿汗腺发育也差，环境温度过高时，体温可随之升高，应加强监测，使腋下温度维持在36~37℃，昼夜波动不超过1℃。

二、喂养

早产儿吸吮能力差，吞咽反射弱，喂乳时易呛咳、误吸，引起吸入性肺炎，甚至窒息、死亡；胃容量更小，贲门括约肌松弛，极易发生溢乳；各种消化酶活力不足，易出现消化功能紊乱；肝糖原储备少，喂养不当时易发生低血糖。因此，早产儿喂养较困难。

早产儿喂养以母乳作为首选，无母乳者选用早产儿配方乳，应尽早喂乳，以防发生低血糖。每次喂乳量因体重不同而异，出生体重<1000g者，开始喂乳量为每次0.5~1ml，间隔6小时喂哺；1000~1500g者每次为1~2ml，间隔4小时喂哺，如果喂养能耐受，可逐渐缩小间隔时间，直至每间隔2小时喂养一次；1500~2000g者每次为3~5ml，间隔2小时喂哺；体重>2000g者每次为5ml，间隔2小时喂哺；以后根据食欲及消化能力逐渐增加，每次增加1~2ml。随着喂乳量的增加，间隔时间可适当延长至每3小时喂哺一次。

根据早产儿的吸吮、吞咽能力确定喂养方式，能吸吮者直接喂哺母乳，吸吮能力差者采用滴管喂养，吸吮、吞咽能力均差者应用胃管喂养。喂乳时速度要慢并观察有无呛咳、发绀，防止误吸。喂乳后置右侧卧位，观察有无溢乳、呕吐、发绀等现象，防止窒息。注意观察食欲、大便情况，了解有无腹胀、腹泻等，判断消化功能。应每日测量体重，了解营养供给是否充足，早产儿理想的体重增长为10~15g/（kg·d）。生后10天补充维生素A、D，第4周添加铁剂，并加用维生素E、钙等。

三、呼吸管理

早产儿呼吸中枢尚不成熟，肺及肋间肌、膈肌发育也不健全，呼吸表浅且节律不整，常出现周期性呼吸（呼吸停止<20秒，不伴心率减慢及发绀）、呼吸暂停（呼吸停止>20秒，伴心率<100次/分及发绀）；咳嗽反射弱，易发生分泌物堵塞。因此，早产儿应保持头稍后仰位（仰卧位时可在肩下放置软垫），避免颈部屈曲，并及时清理呼吸道分泌物，防止呼吸道梗阻。密切观察呼吸、心率、皮肤颜色等，出现缺氧、发绀时应查找原因，并给予吸氧，吸氧浓度以经皮血氧饱和度维持在88%~93%为宜，可采用空氧混合仪进行氧浓度的调节，缺氧症状缓解时，停止吸氧，避免高浓度、长时间吸氧而导致早产儿视网膜病。出现呼吸暂停时，轻者可通过拍打足底、托背呼吸、放置水囊床垫等使其恢复呼吸，重者经面罩或气管插管用简易呼吸器复苏，并查找原因，转入NICU进行监护和治疗。

四、预防出血与感染

早产儿凝血功能差，具有出血倾向，出生后应肌内注射维生素$K_1$1mg/kg，每日1次，连用3日。早产儿免疫力低下，更易发生感染，应严格执行消毒隔离制度，早产儿室及其接触的物品均应定期消毒，室内地板、床架、暖箱等应用湿式清洁。加强对脐、口腔、臀部等皮肤的清洁护理与观察，一旦发现感染，及时处理。

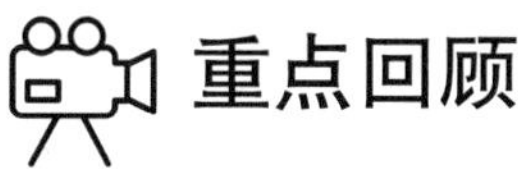

重点回顾

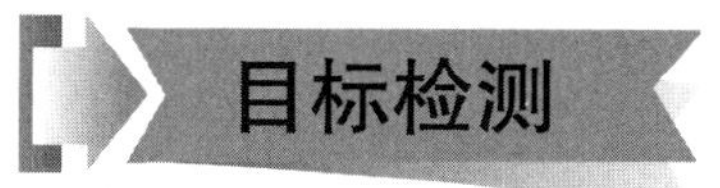

目标检测

一、选择题

1.新生女婴阴道出血最常见的原因是（　）

A.损伤
B.雌激素消退
C.感染
D.赘生物
E.新生儿出血疾病

2.足月新生儿，生理性黄疸出现在出生后（　）
A. 2~3天
B. 5~6天
C. 7~8天
D. 9~10天
E. 11~12天

3.关于正常新生儿，下列说法正确的是（　）
A.生理性体重下降达出生体重的15%
B.胎便持续到出生后7天
C.脐带通常在第2天脱落
D.心率120~140次/分
E.用抗生素预防感染

二、思考题

1.胎儿期保健的主要内容有哪些?

2.新生儿期的保健措施有哪些?

三、思想提升

临床工作中发现，新生儿科医患矛盾问题较其他科室更为突出，作为当代医学生，你认为如何才能减少医患矛盾?

第二章　女童期保健

学习目标

1.掌握女童期保健的要点，影响女童健康的主要因素；熟悉女童发育的要点；了解女童保健的意义。

2.能正确对女童进行保健指导。

3.具有关爱女童、耐心细致护理的意识和基本能力。

岗位情景模拟

岗位情景：陈某，女，1岁6个月，早产儿，出生体重2.5kg。出生后一直母乳喂养,1岁左右开始添加辅食。其妈妈描述患儿近一段时间挑食、明显厌食、不爱活动、易怒。在儿科门诊就医，医生诊断为缺铁性贫血，医嘱为口服铁剂。

请思考：1.根据医嘱该患儿需要服用铁剂治疗，请给予相关营养指导。

2.根据患儿的情况，请对患儿家长进行保健指导。

第一节　概　述

一、概念

女童保健是指为青春期前即10岁以下女性儿童提供的特殊保健服务，是妇女保健的一部分，也是妇女一生生殖健康的基础。女童期一般包括婴儿期（自出生至1周岁前）、幼儿期（自1岁至满3周岁前）、学龄前期（自3周岁至6~7岁入小学前）和学龄儿童期（6~7岁至青春期前）。

二、目的和意义

以往的妇女保健多从青春期开始，侧重女性生殖功能的保健。现在认为，女性一生各阶段的身心健康都与女性生殖健康有关。女童期的疾病或异常心理，不仅影响女童期的健康，而且直接影响到妇女以后各年龄阶段包括作为母亲阶段的身心健康，同时，女性的身体素质可直接影响到下一代的身心健康。因此，促进生殖健康必须从女童期开始。

女童保健不仅要监测其生长发育、定期进行计划免疫等儿童保健服务，还应该重视与女童性别、生殖系统及生殖健康有关的保健服务。女童保健的目的是保护女童生殖系统健康发育，为以后的性及生育功能、生殖健康打下良好的基础。

第二节　女童期发育的主要特点

一、体格的生长发育特点

1. 体重　是指身体各器官、肌肉、骨骼、脂肪等组织及体液重量的总和，是反映近期营养状况和评价生长发育最灵敏、最实用的指标。由于儿童的体重并非等速增长，在评价时应以儿童自身的增长变化为依据。

出生后，生长发育有个体差异，但在青春期前的差异相对较小，故12岁以前可以根据公式计算出体重。一般有测量工具的情况下，以当场测量数据为准；在紧急情况下，不方便测量时，可以应用公式计算，儿科临床中多用体重计算药量和静脉输液量。

1岁内婴儿体重增长常用的计算公式为：

1~6个月体重（kg）= 出生体重（kg）+ 月龄 × 0.7（kg）

7~12个月体重（kg）= 出生体重（kg）+6 × 0.7（kg）+（月龄 –6）× 0.3（kg）

1~6岁体重（kg）= 年龄（岁）× 2+8（kg）

7~12岁体重（kg）=［年龄（岁）× 7–5］/2

2. 身高（身长）　是指头部、脊柱和下肢长度的总和，为头顶到足底的长度。3岁以下小儿测量时采用仰卧位，故称身长。身高是反映儿童远期营养状况和骨骼发育最合适的指标，不容易受暂时营养失调的影响。身高的增长规律和体重相似，年龄越小增长越快。

足月新生儿身长平均为50cm（46~53cm）；生后第一年内增长最快，约增加25cm，而前3个月增长11~12cm，大约等于后9个月的总增长值；以后逐渐减慢，第二年约增长10cm，2岁末身长约为85cm；2岁后身长（高）的增长较稳定，每年平均5~7cm。

2~6岁儿童的身高可按以下公式推算：

身高（cm）= 年龄（岁）× 7（cm）+75（cm）

7~10岁儿童的身高可按以下公式推算：

身高（cm）= 年龄（岁）× 6（cm）+80（cm）

尽管男女儿童身高、体重的计算方法相同，但是女童平均身高及体重值均较男童低，因此评估营养发育状况时应按性别分别评价。

二、生殖系统发育特点

1.新生儿期　新生儿由于在母体子宫内受到雌激素的影响，在新生儿期常可见到外阴轻度发育和充血；男、女新生儿生后4~7天均可出乳腺的增大，甚至分泌少许乳汁，乳腺如蚕豆大小，这些反应持续2~3周后自然消退；部分女婴由于来自母体的雌激素突然中断，生后5~7天，阴道可流出少量血性分泌物，不伴有其他特殊症状，3~7天自行消失，不必特殊处理，可用消毒纱布、棉花球轻轻拭去，这种现象称为假月经。

2.儿童期早期（8岁前）　此期女童下丘脑–垂体–卵巢轴的功能处于抑制状态，生殖器官呈幼稚型。

（1）大阴唇　较薄，未能覆盖小阴唇及阴道口，外生殖器娇嫩的皮肤和黏膜暴露在外，易受损伤及感染。

（2）外阴及阴道　阴道狭长，无皱襞，阴道酸度低，抗感染抵抗力弱，易发生炎症。

（3）子宫　子宫体较小，子宫颈较长，子宫颈与子宫体之比为2∶1，肌层很薄。

（4）卵巢　狭长，卵泡虽能大量自主生长，但仅发育到窦前期即萎缩、退化，无雌激素分泌。

3.儿童期后期（约8岁以后）　此期神经、内分泌发育逐渐进入高峰期前期，下丘脑–垂体–卵巢轴的功能抑制状态被解除，性腺开始分泌促性腺激素。

（1）大阴唇　逐渐发育丰满，能部分遮盖小阴唇，外阴皮肤增厚有皱纹，色素变深。

（2）阴道　长度较出生时的3~4cm增加0.5~1cm，表层细胞增厚。

（3）子宫　子宫体生长，子宫体和子宫颈比例逐步超出1∶1，并有少量分泌活动。

（4）卵巢　形态逐渐变为扁椭圆形，卵泡受促性腺激素的影响有一定发育并分泌性激素，但仍未达到成熟阶段即衰萎闭锁。

（5）乳房　乳晕增大，乳房的腺管和腺体均开始增生。

（6）皮下脂肪　开始在胸、髋、肩部堆积，量较少。

三、心理发育特点

心理是人脑对客观现实的反映，行为是各年龄阶段相应心理功能发展的综合表现。儿童心理行为发展是通过运动、认知、语言、社会交往和生活、情感、气质及性心理等表现出来，各年龄段有一定特点。根据Erikson的性格发育论，性格的发展在不同的年龄阶段也有不同的特点。心理行为发展的生理基础是神经系统的生长发育，同时受到遗传、教育及所处环境的影响，因而存在个体差异。

1.婴儿期 婴儿脑发育快，运动能力和感知觉能力也迅速发展，语言、认知和社会–情绪能力的发育提高了婴儿与周围人的亲近和联系的本领。婴儿无生活自理能力，生理需求要靠成人来达成。所以是否能及时地满足其生理需要，对产生信任感和安全感很重要，若能顺利得到，将来在社会上可以成为易于信赖和自足的人；相反，以后可出现情绪上问题。

2.幼儿期 是心理发育的重要时期，此期脑神经纤维迅速增长，神经纤维髓鞘化过程逐渐完善，大脑和脊髓的通路已经建立。2岁左右的幼儿，已经不认生，易与父母分开，这也是他与外界主动交流的好时机，此时幼儿的运动、语言、情绪、思维迅速发展，与外界的主动交流增加。幼儿期已能独立行走，说出自己的需要，已萌生自主感，但还未脱离对亲人的依懒性，常出现违拗言行与依赖行为相互交替的现象。此期要注意培养其独立能力，若家长过分限制、批评或惩罚儿童的行为，可以使儿童产生一种羞耻感或自认为无能的怀疑感。

3.学龄前期 学龄前儿童生活基本能自理，主动性、求知欲强，与同龄儿童和社会事物接触增多，可因主动行为失败、家长嘲笑他们的行为时而出现失望和内疚感。这个阶段的儿童要发展主动性及获得性别角色，发展顺利则能创造性地掌握新任务，个人未来在社会中取得成就与本阶段所达到的主动性程度有关。

4.学龄期 学龄期儿童神经生理功能基本成熟，逐渐学会综合分析、分类、比较等抽象思维方法，理解能力更强，学习替代了游戏，表现出熟练掌握技能和竞争的能力，情绪控制和社交能力有了十分显著的发展。此期儿童开始正规学习生活，比较重视通过勤奋、努力后获得的成就，如事与愿违，加之成人的批评、嘲笑，将产生自卑感，许多成年人对学习和工作的态度和习惯都可追溯到本阶段。

第三节　女童期保健措施

儿童保健通过有效的措施，促进有利因素，防止不利因素，保障儿童健康成长。涉及的内容包括儿童的体格生长、心理发育、营养、健康促进及疾病的预防和管理等。

在女童保健方面，由于其特殊的生殖生理和心理特点，需要采取一些特殊的保健措施，并提醒其照护人对女童进行特殊的健康教育，这对于妇女今后一生的身心健康，乃至整个家庭、社会的和谐稳定，都将起到积极的促进作用。以下将重点介绍针对女童的主要保健内容。

一、卫生保健

婴幼儿期的女童生殖器官基本处于幼稚状态，大阴唇还未遮盖小阴唇及阴道口，缺乏保护，阴道黏膜薄、皱襞少，容易受到创伤和感染。因此父母或其他照护人应特别注意保持女童外阴的清洁卫生。

1.使用尿布期间，婴幼儿大、小便后要及时清洁外阴及肛门，尿布要及时更换，便后用软布温水清洗外阴，最好再涂抹少量护臀软膏，大便次数增多时，要勤换尿布，并注意肛门的清洁，避免“尿布疹”的发生。

2.自2~3岁开始，幼儿要学习独立使用坐便盆，开始不能坐稳时，家人可以在旁保护，并指导幼儿在小便后用软纸擦干尿道口周围，大便后从前向后擦拭外阴和肛门，家人可以协助幼儿擦拭干净，避免粪便残留污染内裤和外阴、阴道而引发炎症。家长不能在幼儿大、小便时给幼儿进食、玩玩具，以免分散其注意力。

3.婴幼儿特别是幼女避免穿开裆裤，以防异物损害幼女阴道或幼女自己触摸，也避免阴道、尿道遭受外界病原体的感染，发生外阴阴道炎症、尿道炎。

4.养成每日淋浴或睡觉前用清水清洗外阴的好习惯，擦洗要轻柔，洗后用干净的软毛巾擦干会阴部。家长要为儿童备清洁会阴专用的毛巾、小盆，儿童使用的物品不能与成人混用，毛巾、浴巾、脸盆、脚盆等要专人专用，避免交叉感染。

5.儿童的内衣裤应选用纯棉质地，尽量做到每日更换，并用柔和的婴幼儿专用洗涤剂清洗后晾晒，患生殖道感染性疾病时需要进行消毒处理。女童应避免穿弹力紧身的化纤内裤，以免刺激外阴皮肤。

6.集体生活和公共场所使用盥洗室、浴池和厕所时，也要指导照护人和女童注意清洁卫生，避免因使用不洁公厕等原因而感染外阴阴道炎症或性传播疾病。

二、营养保健

充足的营养是儿童维持生命和身心健康极为重要的因素之一。在胎儿、婴幼儿时期，机体生长发育十分迅速，将完成生长发育的第一个高峰，同时脏器的形成和功能也不断发育成熟，尤其是中枢神经系统在生命最初2~3年内的发育最为迅速。早期营养供应失衡不仅影响儿童体格生长、大脑与认知功能的生长发育潜能，甚至可能引起成年后的一些慢性代谢疾病，如肥胖症、糖尿病、高血压等。所以，儿童的营养值得重视，特别是应加强对婴幼儿时期的营养管理。女童的生长发育曲线略低于男童，但受遗传、营养等因素的影响，个体差异较大。对女童的营养不良问题，重点强调预防“佝偻病”和“贫血”两种疾病，因为这两种疾病可能会影响到女性未来的生育问题，应及早防治。

（一）佝偻病的营养保健

佝偻病是维生素D缺乏引起的主要疾病之一。严重的佝偻病可造成不可逆的骨骼畸形，如发生骨盆畸形，可导致生育时难产或发生其他产科并发症。随着人们对孕妇和婴幼儿健康的重视，虽然严重的佝偻病已较少见，也应该重视佝偻病的保健，保健要点有以下几方面。

1.摄入量要充足 母亲在妊娠期维生素D摄入不足，可以使婴儿体内储存不足，特别是早产儿、多胎、低出生体重儿，比足月儿更易发生维生素D的缺乏，母亲在妊娠后期3个月要补充维生素D 800~1000IU/d，同时服用钙剂。婴儿6个月左右开始添加辅食，要注意添加含有维生素D食物，同时要纠正幼儿时期挑食、厌食的坏习惯，也可避免维生素D缺乏。

2.预防 0~18岁的女性都可以进行户外活动、多晒太阳，是预防维生素D缺乏的简便而有效措施，每天尽量保证1~2小时的户外活动。户外晒太阳注意循序渐进，逐步增加皮肤面积，可以先晒手臂、腿、臀部等，并逐步延长晒太阳的时间，照射的时间以上午9~10点为宜，因此时阳光温和且不强烈。阳光中的高能蓝光对婴儿视觉有不利影响，应避免阳光直晒，特别是6个月以内小婴儿。

3.维生素D的补充 母乳中维生素D的含量不能满足婴儿的生长需要。母乳喂养或部分母乳喂养的婴儿，应从出生数天即开始补充维生素D 400IU/d；人工喂养给予配方奶或者强化牛奶的婴儿，奶摄入量≥1L/d者，可暂时不需要补充维生素D；配方奶摄入量<1L/d者，应通过其他途径保证400IU/d维生素D的摄入；幼儿及青春期的女性可以食用含维生素D的强化饮食与400IU/d维生素D制剂相结合。

（二）贫血的营养保健

贫血为儿童常见的一种营养不良性疾病。常见于6个月至2岁的小儿，在各种类型的贫血中，缺铁性贫血最为常见，保健的要点有以下几方面。

1.妊娠最后3个月，胎儿从母体获得的铁最多，可供婴儿出生后4~6个月的需要量。早产、双胎或多胎、胎儿失血和孕母严重缺铁等，均可使胎儿储铁减少而导致出生后不久就出现贫血。孕母在妊娠期要定期检测血常规，及早发现贫血，并补充铁剂；早产儿、低出生体重儿等，宜在出生后2个月左右给予铁剂预防。

2.铁摄入量不足是缺铁性贫血的主要原因，母乳中铁的含量较低，不能满足婴儿的机体需要，出生后6个月左右，除母乳喂养外，还要及时添加含铁较多的辅食，如强化含铁米粉、蛋黄、肉类、猪肝、海带、木耳、紫菜等食物，预防缺铁性贫血。

3.食物搭配不合理可影响铁的吸收。丰富的B族维生素和维生素C可促进人体对铁的吸收，添加辅食时应添加新鲜蔬菜和水果，避免咖啡因、茶中鞣酸等可减少食物中铁吸收的成分。

4.正常婴儿每天排泄铁量相比成人多。用不经加热处理的鲜牛奶喂养的婴儿，可因对牛奶过敏而致肠出血（每天失血约0.7ml）。每1ml血约含铁0.5mg，长期慢性失血可致缺铁性贫血。

三、预防常见疾病

女童除了要与男童一样，预防肺炎、腹泻、贫血、佝偻病等儿童常见病和计划免疫范围内的常见传染病外，还应特别注意预防生殖系统的常见病，对于这些疾病，儿科临床及保健医师应当给予足够的关注，如果未能及时发现及治疗，将影响女性未来的生殖健康。现将保护幼女的生殖健康问题分述如下。

（一）生殖道感染

由于儿童的生殖道解剖生理特点，尤其容易发生外阴阴道感染。女童的外阴发育尚不完全，大阴唇未能遮盖尿道口及阴道前庭，细菌容易侵入，阴道黏膜薄、无皱襞，糖原少，乳酸杆菌量少，阴道的自然防御功能尚未形成，易受细菌感染而发生外阴阴道炎。按其病因可分为非特异性和特异性两大类。

1.非特异性外阴阴道炎　由于阴道与肛门接近，缺乏有保护作用的阴毛和阴唇脂肪垫，加之儿童的多种不良卫生习惯，如排便后擦拭肛门时从后先前将粪便带入外阴部，或粪便未擦净污染内裤，肠道致病菌如大肠埃希菌、肠球菌等污染外阴，易引起感染。

学龄前期的儿童，如蛲虫感染，蛲虫由肛门进入阴道，刺激阴道黏膜，从而引起感染，外阴瘙痒、红肿等；婴幼儿由于对自己身体的好奇和探索，会将玻璃球、纽扣或铅笔头等放进阴道内，引起继发感染；儿童外阴皮肤娇嫩，对刺激比较敏感，容易受到化学物质、肥皂、药物和衣物的损伤；紧身、化纤、不透气的衣裤可以造成汗液、尿液浸渍，继发感染。

此病多见于3~7岁女童，主要症状为阴道分泌物增多，呈脓性，有异味；患儿哭闹、烦躁不安或用手搔抓外阴；可伴有下泌尿道感染，出现尿频、尿急、尿痛；如发生泌尿道的逆行性感染引起急性肾盂肾炎，可出现高热、尿液异常等表现。此病以预防为主，治疗、保健要点如下。

（1）出现症状时，及时就医，按医嘱用药，外阴涂抗菌霜剂或药膏（莫匹罗星、青霉素或甲硝唑等）；阴道内用药者，用吸管将抗生素溶液滴入阴道，禁止直接将药物塞入阴道；有泌尿系统感染者，按医嘱针对病原体选择相应的口服抗生素治疗。

（2）学龄前期的女童，出现睡觉不安稳、常用手抓阴部时，应注意是否有蛲虫肠道感染。可指导家长在夜间观察女童的肛周，如见有蛲虫卵，应局部清除并清洗，同时及时用驱虫药物进行治疗。

（3）加强卫生指导，养成饭前、便后洗手以及便后由前向后擦拭外阴的习惯；幼女避免穿开裆裤，应穿舒适、透气的纯棉质地的衣裤，勤换洗，保持外阴清洁、干燥；避免盆浴及使用碱性肥皂；加强儿童及其照护人教育，教育儿童不在阴道内放异物，指导家长及时发现儿童的异常行为。

（4）教育女童在活动、游戏中注意安全，避免骑跨在尖锐的物体上，避免摔倒时被木棍、树枝损伤到外阴、处女膜。阴部损伤常伴有剧烈的疼痛、局部血肿，甚至出血，出血量多时，警惕发生休克，应及时就医。

（5）对学龄前的女童即应尽早进行自我保护的健康安全教育及性教育。

2.特异性外阴阴道炎

（1）滴虫性阴道炎　幼女阴道pH较高，不利于滴虫生长，在幼女中较少见，主要感染途径是与患病家庭成员共同生活接触，其次可见于公用浴盆、浴池洗浴，或在不消毒的游泳池游泳感染。感染后出现阴道分泌物呈泡沫状，稀薄，黄绿色。分泌物具有传染性，必须及时就医，按医嘱用药，目前首选药物甲硝唑，按医嘱用药，服药期间注意药物的不良反应。本病以预防为主，加强卫生保健知识的宣传，普及外阴阴道炎的防治知识；保持外阴清洁，浴巾、毛巾、脚盆、浴盆要专人专用；如需公用，在使用前应消毒，防止间接传染。

（2）外阴阴道假丝酵母菌病　主要由念珠菌感染引起，念珠菌是条件致病菌，当环境适合时即可发病。母亲孕期患假丝酵母菌性阴道炎，未经治愈者，分娩时可以通过产道传给婴儿；或通过尿布、手、衣物、卫生纸等感染幼女；长期应用抗生素导致阴道内菌群失调时，也可发生该病。主要表现为外阴瘙痒明显和豆腐渣样、乳酪样阴道分泌物，少有气味。家长发现女童内裤上有异物时应及时就医，积极配合医生找出致病因素，纠正不良生活习惯，按医嘱用药，可局部应用制霉菌素、咪康唑或克霉唑软膏等，教育家长不要给幼儿滥用抗生素，孕期患假丝酵母菌病应及时治疗。预防同滴虫性阴道炎。

（3）淋菌性外阴阴道炎　由淋病奈瑟菌感染引起，是一种性传播疾病。幼女阴道发育不成熟，易受淋菌感染。幼女患病主要是接触被患者分泌物污染的衣裤、毛巾、被褥、浴盆、马桶等感染；极少数为性虐待、性暴力导致。主要表现为外阴处红肿，有脓性分泌物；前庭大腺处肿胀、疼痛，形成脓肿时可触及肿块；有泌尿道炎症时，表现为尿痛、尿急、尿频及脓尿，可导致排尿困难，行走疼痛。出现症状时应及时就医，遵循及时、足量、规范用药的原则。目前首选药物为第三代头孢菌素（头孢克肟钠、头孢曲松钠等），儿童禁用喹诺酮类药物，药量根据体重确定，治疗需彻底，免留后患。该病传染性强，要正规治疗，治疗期间注意隔离；家人患病时，应及时治疗，避免传染幼儿，患病家人不要接触幼儿的用物；教育家长保护好儿童，避免性暴力的发生。预防同滴虫性阴道炎。

（二）生殖器官损伤

1.外阴裂伤或血肿　女童在某些运动或危险性高的游戏中，如骑车、过度跨越栏杆、沿楼梯扶手滑行时，因骑跨过度会引起外阴部骑跨伤；从高处跌下或外阴部直接触及硬物时，亦可造成裂伤。受伤部位可因裂伤、擦伤出现活动性出血，亦可因皮下血管破裂形成皮下血肿。

发现受伤时及早救治。保健要点：女童避免穿开裆裤，不要裸露阴部；运动时要注意避免危险性动作对下身损伤的可能，如从高处跳至凹凸不平的地方，尽量用保护性体位着地；家长需重视对儿童进行性教育及性器官的保护教育。

2.处女膜裂伤　幼女处女膜发育不成熟，缺乏弹性，导致外阴裂伤的原因均可使处女膜损伤，偶见幼女出于好奇或无意将果核、发夹、瓶盖等异物放入阴道内，除有处女膜裂伤出血外，常有外阴裂伤、血肿等，暴力强行插入阴茎或手指，亦可引起外阴包括处女膜、会阴、阴道甚至肛门的广泛撕裂伤。家长平时对女童的生活要多关注，发现异常情况时应及时就医或报警；如为性暴力所致要注意有无性病感染，已有月经者，要排除受孕可能，同时要及时给予心理治疗，增加其安全感，指导受害者寻求法律援助及心理辅导，必要时其父母也应寻求心理辅导。保健要点：一般同外阴裂伤或血肿的预防；不让女童单独入公厕；不让女童与陌生人独处；教会女童如何识别危险处境及逃离危险的方法；远离对女童表现过分亲热的成年人；不接受陌生人给的糖果、玩具、钱财；家长重视对儿童进行性教育及性器官的保护教育。

（三）生殖器肿瘤

女童生殖器官肿瘤比较少见，但恶性程度高，预后不良。女童患生殖器恶性肿瘤的类型与性质与成人不同，女童患的卵巢恶性肿瘤多为生殖细胞恶性肿瘤，偶发生阴道或宫颈的胚胎性横纹肌肉瘤及阴道或宫颈的透明细胞癌。

1.阴道横纹肌肉瘤　女童的任何年龄都可发生，但大多数发生在2岁以内。肿瘤以局部浸润为主，发生于阴道前壁者，肿瘤极易穿过而侵及膀胱后壁；发生于阴道后壁者，肿瘤直接侵犯直肠者不多见，但可侵入子宫直肠窝。主要症状为阴道分泌物多及出血。

2.阴道宫颈透明细胞癌　最初表现为局部浸润，以后常有淋巴结转移。病理表现为多样性，呈微小病变、大片病灶、息肉状或结节状，有时形成溃疡。主要症状是阴道分泌物多及出血。女童的母亲曾于孕期使用过己烯雌酚治疗者，女童患阴道腺病及阴道透明细胞腺癌的危险增加。

3.卵巢肿瘤　可发生于任何年龄，约5%发生于初潮前。恶性生殖细胞瘤多发生于1岁以内，以后少见，近初潮时又显著增加。常见的有内胚窦瘤、无性细胞瘤、胚胎癌、颗粒细胞瘤和畸胎瘤。有如下特点：年龄越小，恶性程度越高；肿瘤生长迅速，容易产生压迫症状、气短、发绀及腹水、腹腔内种植转移；腹痛为最常见的症状，多为脐周围或下腹部持续性疼痛；当恶性肿瘤有坏死出血时，可有腹痛、发热、体重减轻等表现；由于儿童骨盆狭小，肿瘤增大时常上升到腹部，以腹部肿块为主要症状；性早熟者要警惕性索间质肿瘤中颗粒细胞瘤、卵泡膜细胞瘤引起的内分泌失调。

女童肿瘤的治疗与成人肿瘤治疗原则相同。多采用保留生育功能手术加化疗的方法治疗。因女童的特点，不仅要考虑治疗的彻底性，也要尽量保留内分泌及生育功能。小儿对化疗的耐受性较成人强，而对放疗的耐受性比成人差。保健要点：加强优生知识宣传，女性在服己烯雌酚期间意外受孕者，应尽早终止妊娠；女童性早熟者，应注意鉴别是否继发于卵巢肿瘤；对有腹部增大、腹部疼痛、阴道排液及阴道不适等症状者，应引起重视，争取早诊断、早处理。

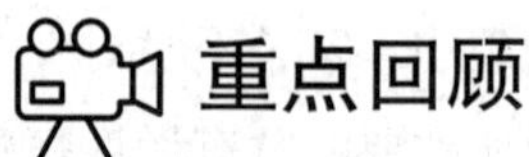

重点回顾

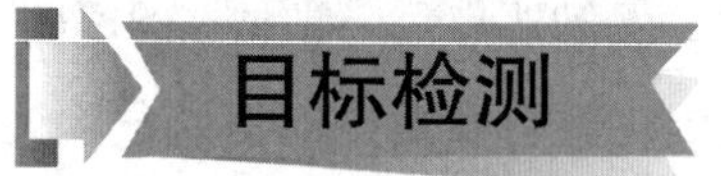

目标检测

一、选择题

1. 女童期包括（　）

A. 幼儿期、学龄前期

B. 主要是指幼儿期

C. 婴儿期、幼儿期、学龄前期、学龄期

D. 青春期以前的都可以称为女童期

E. 新生儿期、幼儿期

2. 非特异性外阴阴道炎的特点不包括（　）

A. 排便后擦拭肛门应该从后向前擦拭，避免将粪便带入会外阴部

B. 儿童外阴皮肤娇嫩，容易受到化学物质、肥皂、药物的损伤

C. 阴道分泌物增多，呈脓性，有异味

D. 伴有下泌尿道感染，出现尿频、尿急、尿痛

E. 女童的衣裤可以和父母的同洗，但要注意消毒和日光照射

3. 关于女童外阴裂伤或血肿的特点，正确的是（　）

A. 女童经常进行骑车、跨栏、跳高等运动，很安全，并有助于长高

B. 女童从高处跌下会阴接触硬物时可造成外阴裂伤或血肿

C. 女童可以穿开裆裤，注意会阴部的清洁卫生就可以

D. 幼女处女膜损伤主要是由外界暴力所致

E. 家长不方便对儿童进行性教育及性器官的保护教育，应该由老师教育

二、思考题

1. 女童发生外阴阴道假丝酵母菌病时，要如何进行治疗及预防？

2. 女童发生缺铁性贫血时，作为儿保科医生，应如何进行营养指导？

三、思想提升

随着信息化时代到来，各类信息呈现，关于女童被侵犯的报道相继被曝光，为避免此类犯罪事件的发生，你对家长有哪些建议？

第三章 青春期保健

学习目标

1. 掌握青春期的保健措施、性健康教育概念；熟悉青春期女性的身心发育特点；了解青春期的范围及年龄分期。

2. 能正确对青春期女性进行保健教育。

3. 具有正确认识青春期面临问题的意识和基本能力。

岗位情景模拟

岗位情景： 张晓美，女，12岁，初一学生，品学兼优，性格活泼开朗，喜欢交际、唱歌、跳舞，平时很喜欢上网，认识了很多网友，常拍一些小视频发至网络平台，并得到网友的赞美。由于住校，学校禁止带手机进入学校，晓美不能继续拍视频以及和网友聊天，自认为影响其爱好，坚持不住校。晓美把自己的想法与父母商量后，遭到家长坚决反对，并与母亲发生了激烈的争执。此时晓美父母焦急地与她的班主任、同学联系，寻求帮助。

请思考： 1. 你觉得张晓美应该怎样做才是正确的？

2. 在这个案例中，你认为晓美的父母的做法正确吗？如果不正确，应该如何做？

第一节 概 述

一、概念

青春期是生长发育中的一个重要时期，因受到遗传、生活环境、社会经济等因素的影响，不同地区、不同人种、不同性别和不同个体间存在明显差异。随着社会经济的发展、营养状况的改善和信息化社会的到来，青春期已有提早出现的趋势。青春期是人类生命发展中的重要组成部分，是从儿童期向成熟期过渡的重要时期，是身体、人格开始成熟的起点，也是价值观、世界观形成的重要时期；是指乳房、阴毛、腋毛等第二性征开始发育至生殖器官发育成熟，获得生殖能力（性成熟）的生长发育期。此期随着内分泌激素水平的变化，内脏、骨骼、肌肉等器官迅速生长，功能日趋完善，也起到了促进性腺、性器官以及第二性征快速生长发育的作用，同时还伴随心理和行为上巨大的变化。

二、青春期年龄范围

目前青春期年龄范围，广泛采用1986年联合国世界卫生组织提出的青春期范围为10~19岁，青少年的年龄范围为10~24岁，青年期的年龄范围为15~24岁。女孩的青春期开始年龄和结束年龄都会比男孩早2年左右，一般在10~12岁开始，在17~18岁结束。青春期的开始和结束年龄也存在差异，可相差2~4岁。青春期也是生长发育的第二高峰时期，营养、睡眠、心理等因素对其也会有影响。

三、青春期的分期

青春期的分期标准至今尚未统一，可根据不同阶段的特点及变化，划分为早、中、晚三期，全程约需10年时间，每期持续2~3年。

（一）青春早期

此期以体格生长突增为主要特点，同时伴随性器官和第二性征开始发育。

（二）青春中期

此期以性器官和第二性征迅速发育为主要特点，多数女孩出现月经初潮，身高的增长速度逐渐减慢。

（三）青春晚期

此期以性腺、性器官和第二性征继续发育直至接近或达到成熟水平，具有生殖能力为特点；体格生长缓慢，骨骺倾向完全融合，逐渐停止生长。但整个生殖系统的功能尚未完善。

由于青春期发育是一个连续的过程，其分期是人为划分的，并没绝对清晰的界限。青春期的起止年龄和生长发育速度不仅存在明显的个体差异，还与遗传、营养、疾病、环境等实际因素相关，在临床实证中，要根据实际情况做出判断。

第二节　青春期女性的身心发育特点

一、青春期的生理发育特点

青春期开始，人体进入生长发育的第二个突增阶段，受神经–内分泌变化的影响，生长发育明显加速，全身多数骨骼、肌肉、脏器迅速增长，随着生殖系统的发育和第二性征的出现，身体的形态发生了特征性变化，男女两性在身体形态方面的差别显而易见，同时，身体各内脏器官和系统的生理功能也发生了相应的变化，此时还要格外注意由身体变化引起的心理变化。

（一）青春期的体格生长

1.身高　青春期生长突增的起止早晚和突增幅度都存在着明显的性别差异，女性的生长突增起始年龄在10~12岁时，男性的生长突增起始年龄在12~14岁，在生长突增期，女性每年平均增长5~7cm，最多可达9~10cm，男性每年平均增长7~9cm，最多可达10~12cm，在整个青春期男性平均增加28cm，女性平均增加25cm。女性青春期的生长变化在生长曲线图上可出现两次交叉现象，女性的突增期比男性早，10~12岁女性的平均身高超过了同龄的男性，此时出现“第一次交叉”；当女性到13~14岁时，月经初潮来临后，进入生长相对缓慢阶段，而同龄男性此时生长突增已开始，故男性的平均身高又大于同龄女性，在曲线图上出现“第二次交叉”。

2.体重和瘦体重　体重是反映人体总质量的指标，反映骨骼、肌肉、脂肪组织和内脏器官质量的变化，在青春期，体重突增的年龄时间比身高晚1~2年，体重的突增高峰不如身高的明显，但其持续时间较长，波动幅度也较大，且成年后，在多因素的影响下，仍可继续增长。瘦体重又称为去脂体重，指减去脂肪后的体重，包括肌肉、骨骼、各种内脏器官及神经、血管，其中肌肉占比最大。在青春期，女性瘦体重比同体重男性的瘦体重少。测量瘦体重对促进能量转换和耗氧、调节水盐代谢及运动训练有重要意义。

3.肌肉、脂肪和骨骼　青春期开始后，肌肉发育紧随身高的生长高峰之后出现，肌肉的发育从12岁左右逐渐出现两性分化，由于雄激素有明显促进肌肉组织发育的作用，而女性体内的雄激素较男性低得多，体力活动也较男性少，故在青春期结束时，女性肌肉组织平均比男性的少50%左右。由于雌激素有促进脂肪组织沉积的作用，青春期女性雌激素较儿童时期明显增多，使女性的体脂量在整个青春期持续增加，在青春后期更加明显，脂肪主要贮聚在臀、髋、胸、肩和大腿。女性骨骼的变化主要表现在骨盆横径发育大于前后径，四肢骨较短，逐步形成身材相对矮小、体态丰满、下体宽的女性特有体型。

4.体型类型及特点　青春期生长发育的个体差异很大，一般来说，形态发育可分为早熟、平均、晚熟3种类型。

（1）早熟型　青春期的突增年龄早，突增时身高高于同龄人，但身高生长突增持续的时间较短，停止时间也早，生长期较短，身高增长量较少。成年后身高多低于平均水平。女性体内的脂肪含量较多，体重/身高比值高于晚熟型，骨骼变化以骨盆较宽、臀围较大、肩部较窄的矮胖体型多见，具有高度女性特征。

（2）平均型　身高生长突增开始及结束的年龄、身高生长发育速度和幅度以及体型，一般介于早熟型和晚熟型之间，具有一般女性的特征。

（3）晚熟型　青春期启动晚，突增年龄晚于同龄人，身高突增持续时间较长，青春期结束也较同龄人晚，身高增长量较多，成年后身高甚至高于平均水平。女性体内脂肪含量一般较早熟型少，骨骼变化以骨盆较窄、肩部较宽的瘦高体型多见，具有一般男性特征。

（二）青春期的功能发育

1.心、肺功能　心率、脉搏、血压、呼吸频率和肺活量是评价心、肺功能重要的项目。在青春期，男女的心率、脉搏及呼吸频率的均值随着年龄的增长而下降，血压逐渐升高。心率较青春期前明显减慢，主要与心肌功能增强、搏出量增多有关，心率只需70~80次/分就可满足机体需要；呼吸频率的减慢与呼吸肌发育加快、呼吸功能增强有关，尽管呼吸频率减慢，但肺活量随年龄的增长而加大，比青春期前增加了1倍，所以每次呼吸的气体交换量明显增加；血压升高，收缩压、舒张压均随着年龄的增长而升高，但比成年人低。在青春期结束时，心、肺功能逐渐接近成人标准。

2.造血功能　进入青春期后，男性雄激素分泌增多，有促进骨髓造血的作用，使红细胞计数及血红蛋白量均增高；而女性血中红细胞和血红蛋白增加均不明显，与女性月经初潮后，每月的月经会丢失一定量的血液有关。男、女青少年的白细胞计数随年龄增长而略微减少，淋巴细胞的比例下降，而中性粒细胞的比例则加大。

3.运动功能　通常以握力、拉力、肌耐力等指标来代表运动功能的发育。10~11岁女性运动功能开始增加，但运动功能的突增一般比身高突增晚1年左右。女孩在12岁以后，各项运动功能均落后于同龄男孩，随着年龄的增长，男性突增幅度明显超过女性，且男女性之间的差距愈来愈大。

4.最大耗氧量　是在体力活动中个体摄入氧气量的最大限度，反映个体心肺功能和肌肉活动能力的综合指标。青春期开始后，女性最大耗氧量均值随年龄增大而加大，到青春期后期，女性的最大耗氧量能达到一生中的最高峰，但女性最大耗氧量一般只有男性均值的65%~70%。

（三）青春期的内分泌变化

1.性激素 女性进入青春期后，下丘脑-垂体-性腺轴迅速发育，分泌了各种与生长发育有关的激素，对女性的成长发育起着十分重要的作用。这些激素不仅保证了各组织器官的生长、发育及成熟过程的顺利进行，也促进了生殖细胞、生殖器官的发育与成熟，还可以调节中枢神经系统与自主神经系统的功能，从而对行为、记忆、学习、生活等产生影响。随着下丘脑-垂体-性腺轴功能的成熟，下丘脑分泌的促性腺激素释放激素（GnRH）持续增多，通过垂体门脉循环进入腺垂体（垂体前叶），促进垂体促性腺激素——卵泡刺激素（FSH）和黄体生成素（LH）的合成与释放。在儿童时期，FSH、LH分泌呈脉冲性分泌，昼夜无区别，青春期前FSH的分泌在睡眠中有脉冲性升高，进入青春期后，FSH在睡眠和觉醒时均有增高；LH的分泌在进入青春期后在睡眠时出现增高，随着青春期的进展，血中LH水平在白天也呈阵发性增高，但增高的幅度低于成人水平。

FSH使女性卵巢滤泡逐渐发育，并分泌雌激素，以雌二醇（E_2）为主，还分泌少量孕激素（孕酮）和少量雄激素；LH则促进卵巢黄体形成，分泌较多孕激素（孕酮）。在青春期，血中E_2及孕激素水平逐渐上升，到青春中、晚期，月经来潮以后，随着卵巢的发育成熟，血中FSH、LH、E_2及孕激素（孕酮）的浓度逐渐接近成年女性。

E_2在循环中的量最多，且作用最强，其生理作用主要是：促进生殖器官及第二性征的生长发育，月经来潮；血中正常生理量能促进排卵，异常增多则抑制排卵；促进皮下脂肪沉积，以胸、臀和大腿等处最为明显；低水平E_2能促进钙沉着于骨骼，使骨生长加快，而较高水平的E_2则加快骨骺融合，使长骨生长缓慢直至停止生长，该作用雌激素比雄激素强，故女孩身高增长比男孩早停止几年。雌激素对心血管系统、中枢神经系统也有一定的影响。

2.生长激素（GH） 是腺垂体前叶嗜酸性细胞分泌的一种蛋白质，是影响生长发育的重要激素，GH受下丘脑分泌的GnRH、生长激素抑制激素和某些递质的调控。其生理作用是促进骨、软骨组织、内脏、肌肉及其他组织细胞的分裂增殖和蛋白质的合成，从而加速骨骼和肌肉的生长发育，主要使骨纵向生长加速和骨骼变宽。如腺垂体分泌GH过少，可致“垂体性侏儒症”；反之，则引起“巨人症”。但青春期的生长突增不单纯是GH的作用，也有肾上腺皮质分泌的雄激素的参与，是共同作用所致。

3.甲状腺素 是由甲状腺腺泡上皮细胞合成并分泌的激素，主要有四碘甲腺原氨酸（T_4）与三碘甲腺原氨酸（T_3），是正常体格生长及骨骼成熟所必需的激素，受垂体分泌的促甲状腺素（TSH）的调控。主要生理作用是促进物质代谢与能量代谢，促进小儿的正常生长发育，对神经、心血管、胃肠及造血等系统均产生影响。甲状腺素在骨骼生长方面与GH有协同作用，是维持机体生长、发育不可缺少的激素，特别是对脑和骨的发育尤为重要，胚胎时期缺碘而导致甲状腺激素合成不足或出生后甲状腺功能低下的婴幼儿，脑的发育有明显障碍，出现智力低下，且身材矮小，称为“呆小症”（即克汀病）。

4. 雄激素　女性体内雄激素的来源，主要由肾上腺皮质分泌产生的DHA等转化而来，少量由卵巢分泌。女童血清睾酮水平低于同龄男童的1/10。其生理作用主要是促进骨骼和肌肉的蛋白质合成，使骨骼和肌肉生长加快，参与青春期的生长突增，有促进阴蒂、大阴唇生长发育的作用，与雌激素协同作用控制阴毛、腋毛的生长和分布。在排卵前，血液循环中的雄激素水平升高，一方面可促进非优势卵泡闭锁，另一方面可以提高性欲。

此外，尚有胰岛素、糖皮质激素、泌乳素、瘦素以及其他代谢因素的协同作用，共同促成了女孩青春期的生长突增及性发育。

（四）青春期的性发育

女性进入青春期后，在内分泌性激素的作用下，生殖系统进入迅速发育时期，包括生殖器官发育、月经初潮和第二性征发育。

1. 生殖器官发育　女性生殖器分为内、外两部分。内生殖器包括阴道、子宫、输卵管和卵巢。外生殖器又称外阴，包括阴阜、大阴唇、小阴唇、阴蒂、前庭和会阴。进入青春期后，随着下丘脑–垂体–卵巢轴发育日渐成熟，女性体内雌激素水平逐渐升高，在雌激素作用下，内、外生殖器官逐渐发育成熟。

（1）内生殖器

1）卵巢　在8岁以之前小而光滑，重6g左右；进入青春期早期，在性激素的作用下，卵巢很快发育增大，其重量为成熟卵巢的30%左右；至月经初潮时并未完全成熟，随后卵巢继续发育增大，皮质内出现不同发育程度的卵泡；到青春中、晚期，卵巢因排卵、卵泡破裂后修复，而使表面凹凸不平。随着卵巢功能的逐渐完善，规律地开始周期性排卵和分泌性激素，使月经来潮。

2）子宫　青春期子宫的重量和长度均增加，宫体明显增大，宫颈相对缩短，宫颈与宫体之比由婴儿期的2∶1变为1∶2，宫体的发育主要是肌层增生，内膜发育较少，无任何分泌物。临近初潮时，宫颈宽度增加，腺体增生，腺上皮产生大量透明分泌物。一般在青春中期时，受雌、孕激素共同影响，子宫内膜发生周期性变化而使月经来潮。

3）输卵管　输卵管管径增大，弯曲度减小，出现蠕动，管腔黏膜形成更复杂的皱襞并逐渐纤维化，具有纤毛上皮，黏膜有分泌作用，输卵管纤毛的摆动有助于输送孕卵到达子宫腔。

4）阴道　阴道长度及宽度增加，长度由出生时的4cm左右增至初潮时的11cm左右，黏膜增厚出现皱襞，黏液腺发育并有分泌物排出，阴道分泌物由儿童期的碱性转变为酸性，增强了对病原体的抵抗作用。

（2）外生殖器　形态上由幼稚型向成人型发展，阴阜因脂肪逐渐沉积而隆起，大阴唇变肥厚且表面形成细小皱纹，小阴唇变大，处女膜变厚，中间孔径约1cm左右，出现阴毛、色素沉着。前庭大腺功能活跃，分泌物黏稠。

2. 第二性征发育　女性的第二性征包括乳房、阴毛和腋毛。乳房发育为最早出现的第二性征，通常作为女性进入青春期开始的标志。一般在8~13岁开始发育，平均为11岁，乳房开始发育后，乳头下出现2~3cm大小的硬结，并感轻微胀痛和触痛，随着乳房进一步增大，疼痛感逐步消失，这是卵巢产生雌激素的临床征象，也间接反映下丘脑－垂体－卵巢轴已经建立。阴毛在乳房发育后半年至1年出现，腋毛又在阴毛出现半年至1年后出现。

青春期除出现第二性征外，还有骨盆横径发育大于前后径，胸、肩、髋部皮下脂肪增多，形成女性特有体态，不同个体第二性征指标发育的年龄、顺序和幅度有明显差异。第二性征的发育无法定量测定，只能通过定性观察，即人为地将第二性征的发育过程分为若干期，规定每一期的发育状况，以便对照观察。目前应用最多的是Tanner所制定的5期法，包括女性乳房发育分期和女性毛发育分期（表3–1，表3–2）。

表3–1　女性乳房发育分期

分期	表现
Ⅰ	发育前期，乳房尚未开始发育，仅见乳头微微突起
Ⅱ	乳腺萌出期或蓓蕾期，乳头轻度隆起形成小山丘，乳晕增大，触诊内有乳核
Ⅲ	乳房和乳晕进一步增大，两者仍在同一丘状面上，乳晕色素增多
Ⅳ	乳晕、乳头突出于乳房面，也更增大，形成第二个小丘
Ⅴ	成熟期，乳房更大，乳晕和乳房又恢复在同一丘面上

表3–2　女性毛发育分期

分期	阴毛表现	腋毛表现
Ⅰ	无阴毛	无腋毛
Ⅱ	大阴唇处出现少量、细软、色浅的绒毛	腋窝外侧出现软、短而稀疏的细毛
Ⅲ	阴毛增粗，色加深，开始卷曲，覆盖阴唇，并向耻骨联合蔓延	腋窝外侧毛变密，色加深，并向腋窝中心扩展
Ⅳ	形态似成人，但范围较小，毛稀疏	形态似成人，但范围较小，毛稀疏
Ⅴ	呈倒三角形分布，毛浓密，色加深，并向两侧扩展	毛密而长，分布在腋窝中心及后外侧

3. 月经初潮　女性出现第一次生理性子宫出血时，称月经初潮，是女性青春期发育的重要标志。在月经初潮后的1~2年内，月经周期往往不规律，主要是由于卵巢功能不成熟、雌激素的水平升高不稳定所致。月经初潮与第1次排卵的间隔期称为生理不孕期，此期多为无排卵性月经，或虽有排卵而无健全的黄体形成，大多数女性在初潮后1~3年或更长的时期才开始形成有规律的排卵性月经，并具生育能力。月经初潮年龄一般在11~16岁，年

龄个体差异比较大，与遗传、种族、营养、健康状况、地区、经济、文化和环境等因素有关，一般来说，发达国家青春期女孩初潮年龄早于发展中国家，城市比农村早，经济发达地区比落后地区早，温带地区比寒带地区早等。随着我国全面步入小康社会，城乡人民的生活水平不断提高，青少年性发育的提前趋势还将延续很长时间。

（五）影响青春期生长发育的因素

女性的一生中，青春期是一个非常重要时期，先天遗传因素和后天环境因素与青春期的生长发育有密切的关系。

1.遗传因素 遗传基因具有决定个体各种遗传性状的作用，这些作用需要一定的环境条件，在某些恶劣环境条件下，遗传基因可以发生变异。

2.环境因素 以营养因素、体育锻炼、疾病的影响最为重要。

（1）营养因素 营养是青少年生长发育最重要的物质基础。合理膳食、均衡营养才能保证青少年生长发育所必需的热量、蛋白质及各种维生素、矿物质、微量元素等。上述营养物质的缺乏与不足会造成营养不良、皮下脂肪减少、肌肉发育不良、免疫力低下，甚至生长发育迟缓，影响生活、学习。

（2）体育锻炼 科学的体育锻炼可以促进青少年神经-内分泌系统的功能发育；促进心肺功能的发育，增加心搏出量、肺活量和最大耗氧量；促进骨骼、肌肉的发育，使骨骼直径增粗、骨皮质增厚、骨密度增加、肌纤维增长变粗、肢体关节功能活动灵活敏捷协调；促进机体免疫力的提高，明显提升身体素质，保证生长发育正常进行。

（3）疾病 除某些先天性、遗传性疾病外，一些后天所患的急慢性疾病，如某些内分泌疾病、代谢性疾病、泌尿系统疾病、风湿免疫疾病等或长期使用类固醇类、免疫抑制剂、抗肿瘤等药物，也会对青春期的生长发育造成不可逆的影响。

二、青春期的心理发育特点

青春期是儿童期到成人的转变过渡期，受到神经-内分泌变化的影响，除生理发育十分迅速外，也会表现出许多特有的心理行为特点，由于心理发育速度相对缓慢，而社会环境日息万变，使其身心发展处在非平衡状态。青春期女性在心理上的变化主要涉及情绪、态度、行为、价值观、人际关系、自我评价和社会责任感等各个方面。此时面临的种种问题与解决问题的能力出现不平衡状态，在他们身上常表现出似成熟又不成熟的言行举止，他们的心理发展往往表现出某些矛盾倾向。他们既要适应生理变化带来的问题，又要适应社会环境变化带来的影响。因此，在此时期易出现心理问题，家长、教师、医务工作者应该有一定的洞察能力，发现异常情况时，及时伸出援手，给予其帮助和指导。青春期心理发育特点主要表现在以下方面。

（一）一般特点

1.独立意识、自我意识增强

（1）独立意识增强　随着年龄的增长，身体的发育和与社会的交往越来越广泛，青少年明显感到自己已经长大了；产生并体验到了前所未有的“成人感”，渴望享有与成人相同的权利和地位，渴望受人尊重，渴望独立行事，有意识地显露出对父母、老师的反抗情绪和疏远意图。他们希望自己能独立地完成一些事，或者自由地参加一些活动，不希望父母和老师过多干预。在家里渴望拥有自己的独立空间，便于他们的“隐私”不被发现，对家长的态度也逐步尝试用“平等对话”的方式进行，这些愿望如果得不到家长、老师的认可，甚至被忽略、讥讽、粗暴压制，就会令他们感到反感、生气或采取反抗行为，甚至离家出走。在现实中，青少年由于经济不能独立，必须依附家庭，常常导致独立和依附的矛盾心理。这种矛盾心理会驱使他们对家长的尊重态度发生改变，甚至影响亲子关系及师生关系。根据青春期的心理变化特点，将青春期女性的独立意识发展分为3个时期。

1）青春早期　主要想摆脱过去的依存关系。心理上疏远双亲，寻求独立，与同龄同性间建立伙伴关系。

2）青春中期　开始进行独立思考，探索自由的前景，心理上与双亲距离更疏远，同龄同伴友谊更进一步发展。

3）青春晚期　认真思考，独立判断处理自己身边的问题，喜欢用批判的眼光看待其他事物，提出各种疑问和自己的见解。

（2）自我意识增强　自我意识是指个体对自己的身心状况，以及自己与别人和周围世界关系的认识，是人格结构的核心部分。青春期女性自我意识感逐渐增强，渴望认识自我，力图正确评价自己和周围人的个性品质。他们会很在乎别人对自己的看法与评价，常常照镜子，研究自己的相貌和体态，注意自己的服饰与仪表。非常关注周围人给予的评价，哪怕一句随便的评价，都会引起内心很大的情绪波动和应激反应。随着自我意识的发展，自我评价发展日趋成熟，主要表现在三个方面：一是评价的独立性日益增强；二是自我评价逐渐从片面性向全面性发展；三是对自己的评价已从身体特征和具体行为向个性品质方面变化。

2.情感丰富，情绪不稳定　青春期女性神经活动兴奋性较高，精力充沛，性格活泼，兴趣和爱好广泛，对新鲜事物比较敏感，情感丰富、细腻，以积极情感为主，当懵懂的“情窦初开”时，情感输出也会表现为冲动、爱幻想、不顾一切地付出情感，有个别青春期女性沉溺于幻想中不能自拔，特别是对自己喜欢的男孩或偶像，会做出一些出格的事情，严重影响学习和生活，这时需要家长、教师、长辈、心理医生的正确心理疏导和关心，以免产生不良后果。随着年龄的增长，大多数青少年会面对实际，抛弃不切合实际的幻想，积极向上地对面未来的美好生活。

3.认知水平发展　青春期，随着生活知识的丰富，生活空间、朋友圈的不断扩大，社会实践的增多，认知能力得到提升，思维由形象思维较快向抽象思维转变，随着知识的积累、智慧的增长，具有独立性、批判性、创造性的逻辑思维迅速发展，善于思考，逐步开始用批判的眼光看待周围事物，喜欢质疑和争论。但由于受社会阅历的限制，对社会及周围事物往往受事物表面现象的影响，看待问题比较主观，缺乏客观证据的支撑，考虑不够深刻和全面，往往会影响一些关键的重大抉择，此时需要家长、老师们利用丰富的人生阅历，引领青少年们选择正确的人生道路。

4.社会化发展　社会化主要是指个体与社会的互动过程中，逐渐形成的独特的个性与人格，通过社会文化的内化和角色知识的学习，逐渐适应社会生活的过程。青春期是个体社会化发展的重要阶段，家庭、学校、网络等生态环境，对青少年社会化过程都起着十分重要的作用，父母、亲人、老师、朋友对青少年社会化的影响，主要体现在人生观、价值观、独立性及人际认知等方面。家庭教育及生活方式、父母亲人的关系及相处方式等，在个体的社会化发展中起到了基石作用。进入学校的集体生活后，青少年可逐渐培养相互协作的精神和竞争意识，学习为人处世的道理。同伴关系是青少年在社会交往中非常重要的社会关系，特别是住校生活的同伴，具有很强的群体观念，他们之间易建立信任和忠诚，相互倾吐内心的秘密和苦恼，同情、理解对方的难处，也愿意听取同伴的建议，甚至胜过对老师与家长的信任。青春期，具有相似兴趣和价值观的女孩易形成小团体，并排斥“圈外”人员，甚至做出极端的行为，使被排斥者的自尊心受到伤害，甚至导致严重的心理疾患。

自我意识的发展使青少年对父母与老师的教导和劝告往往被怀疑、忽视，而对伙伴、知己亲密无间，情同手足。此时如果结交积极向上的伙伴，可互相鼓励，共同进步；如不慎结交了有不良行为的伙伴，则易走上歧途，甚至形成小团伙犯罪。所以，父母、老师应多加关心，敏锐发现问题，及时疏导。

（二）青春期的性心理行为特点

1.性意识萌发与发展时期的特点　性意识是指青少年在性生理变化趋向成熟的过程中产生的对性别特征、两性交往、接近异性和产生性需要等的一种特殊的心理变化。性生理发育是性心理发展的生物基础，而性文化则是性心理发展的社会条件。青春期女性性意识的萌发和觉醒受多方面的影响，如文学、影视、艺术作品中的性信息以及成人的两性交往活动等，均可促进性意识的发展。美国学者赫罗克（Hu rock）把青春期性意识的发展归结为性的反感期、向往年长者期、对异性的狂热期和浪漫的恋爱期4个阶段，我国学者多分为以下三个阶段。

（1）疏远异性期　在青春期的早期，由于生理上急剧变化，性别发育差异日益明显，女性第二性征的出现，使此期女性朦胧地意识到两性的差异，彼此会产生一些害羞、腼腆、不安或反感心理。部分青少年会紧束或穿宽大的衣服掩盖渐渐隆起的乳房，对与异性的相处，既害羞又抗拒，表现出不愿接近异性、彼此疏远、男女界限分明、喜欢与同性伙伴亲密相处等情况。有的青少年在家庭中，不由自主地疏远异性长辈，男孩喜欢与父亲在一起，女孩愿意与母亲交流。这种变化是由于青少年自身生理的发育，而导致本能地产生对异性的暂时性疏远。

（2）接近异性期　又称“爱慕期”。青春期中期开始，随着年龄的增长，生理、心理发育的进一步成熟，青少年对性的好奇感和神秘感与日俱增。青少年会因对方形象、声音、性格、特长等一些外露的特点，而欣赏、爱慕、崇拜对方。表现为异性表示出关心，萌发出想彼此接触的要求和愿望，希望自己的言行、外表能引起异性的注意和好感。青少年男、女对自己的外在形象都会很注意，喜欢修饰打扮，以引起对方的注意和欣赏。男孩会加强形体的锻炼，喜欢体育运动，对时尚新鲜的事物会随潮追捧。在学校，他们开始喜欢一起学习、参加各种集体活动及结伴外出游玩等，但这时只是将异性作为一般朋友，接触交往中还不存在专一性和排他性。进入青春晚期的青少年，在对异性好感的基础上，逐渐转向对个别异性的眷恋，甚至与特定异性的交往，但又不敢公开表露情感，只是在内心中暗恋，尚不能认为是恋爱。

（3）恋爱期　随着年龄的进一步增长，生理上的成熟及社会生活的全面影响，对异性的爱慕和追求趋于专一化和排他性，青年男女之间开始萌生爱情。他们仅把特定的异性视为自己交往对象，并不加掩饰地爱慕、追求异性，持续地交往，相互爱慕和向往终生不渝的爱情，通过约会和交谈，了解对方的性格及价值观，不断将感情向纵深发展。青春期的情感较纯真，绝大多数恋爱双方并没有带着责任的意识去交往，而只是享受某一时刻的开心与快乐，伴随着幼稚的冲动。青春期的家庭、学校教育应当注重帮助青少年顺利度过初恋期，只有成功经历了这个阶段，才可能逐渐产生和形成真正的爱情，并收获幸福的婚姻。

2.性心理行为表现　性生理成熟与性文化互相影响，共同促使性心理由幼稚向成熟发展，主要表现如下。

（1）性发育困惑期　性生理发育进入青春期后，随着第二性征的出现，有些女孩对此困惑不解、不知所措，出现害羞、不安、紧张和恐惧的情绪，特别是月经来潮前会伴随内分泌变化引起的乳房胀痛、轻度水肿、下腹不适等表现，常误以为自己患了重病，而引起心情烦躁、情绪波动、思想敏感、精神紧张、注意力不集中、心理上有负担感等表现。

（2）性体像意识的困扰　进入青春期的女性对自己的体像问题非常关注，许多女孩不能正确、客观地认识自己的身体及第二性征。有的对自己的乳房发育隆起而感到局促不安，或由于与同伴相比在发育程度上有差异而惶惶不安，有的为外貌、形体的胖瘦、面部痤疮等而烦恼、自卑，产生失去自信心等问题。

（3）性兴趣的产生　随着性器官的发育和第二性征的出现，女孩开始意识到两性的差别，感到惊奇、神秘，从而产生了对性知识的兴趣，渴望了解性奥秘，渴望了解异性，这种兴趣是隐蔽的、难以启齿的，伴有羞耻感，往往通过各种方式和渠道去收集、探究，悄悄在同性伙伴中议论性生理现象。青少年性兴趣的产生是性意识发展过程中的产物，与儿童时期的性兴趣有着本质的区别。正常人都有性兴趣，保持一定的性兴趣是健康和年轻的标志。

（4）性冲动的产生　性冲动是指人的性器官成熟后，在体内性激素和内外环境刺激的共同作用下，对异性产生兴趣、进行求偶和性行为的一种内在力量，它常伴有生殖器官的充血以及心理上的激动和欣快感，是生理和心理的综合反应；也是青少年性成熟的一种标志。青少年当看到报刊影视作品中有关性的内容，或偶尔与异性身体接触，或与异性朋友约会，或处于性幻想时，会激发性冲动，出现心悸和阴道分泌物增加，女性性冲动多数能够自控。有一些青少年因出现性冲动而害羞、自责、困惑，甚至看不起自己，因此家庭、学校应该给予青少年正确、科学的性健康教育，使他们学会如何控制自己的性冲动，避免过早发生性行为。

（5）性幻想　性幻想是指人在清醒状态下对不能实现的与性有关的事件的想象，是自编的带有性色彩的故事。处于青春期的少女，体内性激素水平骤然增加，对异性的爱慕和渴望会很强烈，由于不能“随心所欲”地与爱慕的人接触，此时容易把曾经在电影、电视、书籍中看过的情爱镜头和片段，重新组合虚构出自己与爱慕的异性在一起的场面，如拥抱、接吻等，以达到自我安慰。青少年性幻想的次数会随年龄的增长而增加，成年后，发生次数随年龄增加而减少。

（6）性梦的出现　性梦是指在睡梦中与异性发生性行为，是性冲动未满足时的一种生理现象，在本质上是一种潜性意识活动，是满足被抑制性欲望的一种精神活动。它一方面反映性本能和性需要，视为随青春期性成熟过程中出现的一种心理现象；另一方面，作为一种潜意识活动，是性意识以潜性意识方式的再现。性梦是性成熟的表现之一，女性会出现阴道分泌物增多，伴有短暂的骨盆底肌肉反射性收缩而结束。

（7）手淫　手淫是指通过对生殖器官（通常也包括身体其他一些部位，如肛门、乳头、皮肤等）进行有意识的刺激，通过自我抚弄或用其他物品摩擦、刺激性器官而产生性兴奋或性高潮，从而获得性满足的活动，心理学上称为自慰。手淫常在性欲亢进时产生，常伴有情色形象刺激及幻想成分，以满足性兴奋和冲动。青春期由于体内激素分泌旺盛，容易产生性冲动而常发生手淫。青少年不知道手淫是否会对身体和情感产生有害的影响，不知道这种行为是否正常，不知道其他人是否也有过手淫，也不知道这是否会损害以后的性生活，因此会感到自卑、自责、羞愧、烦恼和担忧。目前国内外都认为这是一种自然的、正常的、健康的行为，但过分追求手淫的快感对人有害而无益。

第三节　青春期保健措施

一、青春期生活保健

进入青春期后，女性在神经内分泌的调节下，性激素分泌增加，子宫内膜、子宫颈腺体、阴道腺体的分泌增加，阴道上皮脱落细胞、白细胞和乳酸杆菌共同形成一种阴道分泌物，称为“白带”，由于女性阴道口与尿道口的距离较近，白带、月经血的排出，以及外阴皮脂腺的分泌物和黏附在外阴处的一些污垢，有利于病原体的生长，如不注意外阴部的卫生，很容易引起外阴部的炎症，并可能进一步引起尿路感染和生殖系统的感染。

青春期是人体生长发育的第二高峰，在此期间，营养、运动、休息都是不可忽略的保健要点，故青春期女性应注意以下几点。

（一）会阴部的护理

1. 会阴部的清洁　根据个人习惯，每天沐浴或用流水清洁会阴部，清洗时，先洗阴部后洗肛门，应配有个人专用的盆、毛巾及专用洗液，一般情况下避免使用碱性肥皂，避免阴部过分干燥而引起瘙痒、皮疹。注意毛巾使用后要清洗、晾晒，并定期阳光照晒和消毒。

2. 内裤的选用　要选用纯棉质地的内裤，松紧要适宜，化纤制品的内裤透气性能差，易使外阴部温度、湿度增加，造成病原体繁殖而致外阴瘙痒。应每天更换并清洗内裤。

3. 正确使用卫生护垫　青春期女性由于阴道分泌物增多，许多女性喜欢使用卫生护垫，保持内裤的清爽干净，但卫生护垫的外层因有防水层，透气性很差，易导致病原体滋生，长期使用还易引起外阴瘙痒。女性阴道分泌物增多时，应勤换内裤，不应该盲目地长期使用卫生护垫。

（二）营养

青春期生长发育极其迅速，新陈代谢旺盛，基础代谢率高，加上活动量大，每天都有大量的热能消耗，需要及时补充，所以必须有充足合理的营养才能保障青少年健康成长。

青春期的合理膳食，根据膳食金字塔的饮食搭配建议，应保证一日三餐合理摄入碳水化合物、蛋白质、脂类、维生素、矿物质、膳食纤维等营养素，食物尽量多样化，注意粗细粮、荤素菜的搭配，并要纠正偏食和挑食的习惯。进餐次数除每日三餐外，可加一次间食，各正餐之间相隔4~6个小时，青少年活动量大和学习负担重，补充间食是为了满足青少年生长发育的需要。青春期正处于求学阶段，一般情况下上午的学习负担重，所以早餐应吃好、吃饱，多增加一些蛋白质食物如牛奶、鸡蛋等，上午所消耗的热量相当于全天热量的45%左右；午餐的热量和油脂量应为三餐中最高，因为午餐是对上午热量消耗的补充并为下午学习和活动所需热量作贮备；晚餐饮食一般应清淡一些，少吃油腻的含脂肪多的食品，补充适量的蛋白质，并增加纤维素的摄入量。特别要注意的是，女性在青春期由于月经不规则，可以出现月经量多或月经期延长等情况，容易出现缺铁性贫血，故在饮食中要注意进食含铁量多的食物，补铁时，可同时补充维生素C及新鲜蔬菜、水果，以利于铁的吸收，应避免与咖啡、茶水、豆腐等碱性物质同用，以免影响铁的吸收。

（三）运动

青春期的体育锻炼是青少年身体健康成长的必要活动之一，可促进肌肉、骨骼、神经、内分泌、呼吸与心血管系统功能发育和促进新陈代谢，还能增强体质，促进形体健美，动作灵敏。每天至少累及达到60分钟的中高强度身体活动，包括每周至少3天的高强度身体活动和增强肌肉力量、骨骼健康的抗阻活动。青春期是身体发育和定形的关键时期，因此，青少年的身体锻炼应注意全面发展身体各项素质，参加各种体育活动，避免身体局部负担过重而影响形体美观。由于青少年还缺乏对自我的深刻评价，往往易过高估计自己的能力，从而导致运动过量或在运动中的损伤。

（四）培养良好的生活习惯

合理安排学习、娱乐和休息时间。生活有规律，有适当的运动与正常的娱乐，注意劳逸结合，学习时间恰当，要有足够的户外活动，保证充足睡眠，睡眠时间8~9小时为宜，中午安排45分钟左右的午休时间，保证下午精力充沛，避免熬夜，尽量在晚上11点前入睡。

二、月经保健

月经保健主要指经期腹痛，即痛经的保健。痛经是指月经期间发生的有明显的下腹部痉挛性疼痛，有时疼痛会放射到会阴部、腰骶部，伴有全身不适，严重者可伴发恶心、呕吐、腹泻、头晕、乏力，并影响生活和工作。痛经分为原发性痛经和继发性痛经。原发性痛经无生殖系统器质性病变；继发性痛经则由生殖系统的器质性病变所致，如子宫内膜异位症、盆腔炎等。本节仅叙述原发性痛经。

（一）病因和发病机制

1.精神因素　精神因素与痛经的关系目前争论较大。现多认为，青春期女性对月经不理解，产生厌烦或恐惧心理，在月经来潮前或经期，精神紧张或精神压力大、情绪波动过大或过度敏感者易患痛经。部分学者认为，常表现为抑郁、焦虑和性格内向的女性痛经明显；另一些学者认为，疼痛是患者的主观感觉，每个人的疼痛阈值差别很大，同样的刺激，有些人可以忍受，有些人则觉得疼痛难忍。

2.子宫因素 如子宫发育不良，部分女性的子宫颈管狭窄或子宫位置过度后屈或前屈时，经血流通不畅，刺激子宫剧烈收缩。子宫发育不良者，在经期比普通女性更易出现子宫不协调收缩，而发生痛经。

3.内分泌因素 痛经常发生在有排卵的月经周期，无排卵性月经常不伴有痛经。因此，有学者认为痛经与卵巢激素失衡有关，月经前孕激素水平下降，雌激素水平增加，可刺激$PGF_{2\alpha}$的合成和释放，子宫肌肉兴奋性增强而引起痛经。

4.子宫内膜整片脱落 一般月经期子宫内膜成碎片状随经血排出，有些女性月经期子宫内膜整片状脱落，至经血引流不畅，刺激子宫收缩增强或痉挛性收缩而发生痛经，又称膜样痛经，一般在月经第3~4天时疼痛剧烈，膜状物排出后，疼痛消失。

5.经期保健知识缺乏 女性在经期节食减肥、进食生冷饮食、进行剧烈的体力活动、不注意保暖（特别是腹部的保暖）而受寒、冬季接触凉水时间过长等情况，均可诱发痛经。

6.遗传和体质因素 母亲和姐妹有痛经史的女性更易发生痛经。

（二）临床表现及诊断

1.临床表现 痛经多在初潮后1~2年内发生；月经来潮前1~2天、来潮后、月经中期、月经结束前都可以出现，持续2~3天后缓解；疼痛常呈痉挛性，多集中在下腹正中部位，可放射到腰骶部和大腿内侧；经卧床休息、进食热性食物或热水，或服用镇痛药后可缓解；疼痛时可伴有恶心、呕吐、腹泻、乏力或感冒症状等；疼痛严重者可表现为面色苍白、出冷汗，甚至休克。

2.诊断 根据临床表现、发病年龄、妇科检查无阳性体征；必要时行B超或腹腔镜检查，以排除子宫内膜异位症、子宫腺肌病和慢性盆腔炎等导致继发性痛经等疾病，便可以诊断为痛经。

（三）治疗及保健要点

1.一般治疗 痛经的疼痛程度因人而异，一般疼痛不影响日常生活，建议多喝热水，注意保暖，多休息，避免剧烈运动；日常生活受影响者，可卧床休息、热敷下腹部，也可适当应用解痉药、镇痛药等缓解症状。

2.前列腺素合成酶抑制剂 适用于青春期无避孕要求的女性。前列腺素（PG）合成酶抑制剂属于非甾体抗炎药，主要通过阻断环氧化酶通路，抑制PG合成酶，减少PG的产生，使子宫张力和收缩性下降，达到缓解疼痛的目的，有效率可达80%。常用的药物有吲哚美辛、布洛芬、氟芬那酸。

3.口服避孕药　适用于要求避孕的痛经妇女。由于痛经常发生在有排卵的月经周期，口服避孕药可通过抑制排卵、降低血液中PG水平而抑制子宫活动，有效率可达90%以上。

4.中医、中药治疗　痛经的病机一般有气滞血瘀、寒凝血瘀、湿热蕴结、气血虚弱、肝肾不足几种类型，可以在非月经期，按病机给予中药或中成药调理；痛经发作时可以用针灸、按摩等理疗缓解疼痛。

5.保健要点

（1）加强健康教育　重视青春期女性健康教育和精神心理治疗，学校可以定期做青春期卫生保健、性健康知识的讲座，解除思想顾虑；鼓励其多参与一些课外活动、比赛等文体活动，丰富课余生活，使其心情愉悦，转移由于经期内分泌变化所致的烦躁、郁闷心情，保持愉快的精神状态。

（2）加强营养　注意在月经期保持规律的生活和学习。月经期要多进食含铁、蛋白质丰富的食物；要保证充足的睡眠；避免激烈运动、提重物。当月经量过多、月经期延长，并出现头晕、乏力、面色苍白等症状时，应及时就医排出病理因素所致。

（3）劳逸结合，适量活动　经期避免过度劳累，注意休息，应避免重体力劳动和剧烈的体育运动，少做增加盆腔血液循环的运动（长途骑自行车、长跑等），否则可造成经血量增多、经期延长等。同时，适当地进行一些轻松的活动，如做广播体操、散步，以及一些家务劳动等，以促进血液循环，使经血保持通畅，减轻盆腔充血和下腹和腰骶部坠胀感。

（4）重视月经期卫生　每晚应用流动的温水冲洗会阴部，禁止使用坐浴、盆浴、阴道冲洗，防止逆行性感染；要使用合格的卫生巾，不宜使用阴道内置式卫生条，并及时更换，避免病原体滋生；内裤要勤洗勤换，不要过紧，避免影响血液循环；经期禁止性生活、游泳、阴道B超检查、宫腔镜检查、宫颈物理治疗等行为，避免病原体进入阴道引起感染、经量增多。

（5）做好月经相关的记录　在月经来潮后1~2年期间，由于下丘脑-垂体-性腺轴的功能还未完善，月经周期及月经期经常不规则，建立月经卡，记录月经周期、经期、经量和白带的变化，可观察自己月经是否正常及其规律性，同时也便于做好经前的准备。正常月经周期一般为21~35天，平均28天，经期2~8天，平均4~6天；经量20~60ml，超过80ml为月经量过多。如果发生异常，应及时就医，以便发现原因，切忌滥服性激素类药物，以免造成更严重的月经紊乱。

三、青春期乳房保健

乳房发育是女性青春期开始的标志，隆起的乳房也体现了女性成熟体形所特有的曲线美和健康美，并为日后哺乳后代准备了条件。因此，乳房的保护与保健是青春期女性保健的重要内容。

（一）自查乳房

1.检查时间 女性至少每月自查一次乳房，可及时发现乳房有无异常情况，时间选择在月经过后，因为在月经来潮前，可能有部分乳腺小叶因充血而肿大，易被误认为肿块。

2.检查方法 检查时要全身放松，取坐位或仰卧位，检查左侧乳房时，用右手指腹以旋转或来回滑动方式，按顺时针方向由外侧开始进行一周；检查右侧乳房时，以同样手法，但沿逆时针方向进行。注意不要用手指去捏乳房。冬季检查时，双手先预热，避免手过凉时刺激乳房皮肤。

3.检查内容

（1）乳房外形是否过小、过大或大小不一，有无畸形、肿块、压痛等异常。

（2）乳头是否凹陷，挤压乳头是否会有分泌物出现。

（3）乳房皮肤有无红肿、皮疹、瘙痒等。

（4）腋下淋巴结有无肿大、压痛等。

如发现乳房出现异常情况，不要惊慌失措，应及时就医确诊，切忌乱用药物。

（二）佩戴合适的胸罩

进入青春期的女性，处于乳房发育高峰期，乳房发育基本定型后，应佩戴适合的胸罩，通过胸罩的支托，减轻运动和活动时乳房的上下震动，使乳腺负担均匀，保证乳房的正常血液循环，预防乳房下部血液瘀滞而引起的乳房疾患，同时，通过胸罩的保护，还可避免乳房受到损伤。如果不及时佩戴胸罩，随着乳房增大，由于重力的作用，可使乳房周围的韧带逐渐松弛，而导致乳房下垂，影响美观。佩戴胸罩的时间不宜过早或过晚，一般女孩长到15岁左右乳房发育基本定型时，或者用软尺测量从乳房上缘经乳头到乳房下缘的距离，超过16cm时就应佩戴胸罩。

要选吸汗、柔软又透气的纯棉质地的胸罩，胸罩大小适中，太大起不到支托作用，太小则有碍呼吸及胸廓、乳房的发育，胸罩佩戴后应感到舒适而无压迫紧束感为适宜，要随着乳房发育情况，更换尺码；乳房较大的女性在运动时应佩戴运动胸罩。在青春期要养成白天佩戴胸罩，晚上脱下的好习惯，以保证胸部的血液循环、呼吸畅通及睡眠深度。

（三）加强营养和锻炼，讲究卫生

1.加强营养 乳房发育很大程度受遗传因素的影响，但后天的营养也有一定影响。在青春期需进行科学膳食，获得全面营养，保证身体发育和乳房发育的需要。乳房组织中脂肪居多，盲目地减肥、不适当地限制饮食，特别是限制脂肪的摄入，发生营养不良，可导致乳房发育不良。

2.加强锻炼　加强胸部和上臂的锻炼，如经常游泳、打球、做扩胸运动等，可促使相应部位的肌肉发达，增强其血液循环；经常唱歌可增加肺活量，有利于胸廓及乳房发育；乳房过小的女性，应先排除疾病所致，可以在中医师的正确指导下，进行乳房穴位的按摩，可有助于乳房的发育。

3.讲究卫生　由于内分泌的原因，在月经前后可能有乳房胀痛、乳头痒痛现象，这时不要随便挤乳房、抠剔乳头，以免造成破口而发生感染；乳晕上有许多腺体会分泌油脂样物质，它可以保护皮肤，也会沾染污垢，产生红、肿等，因而要保持乳房的清洁卫生。

四、青春期心理保健

青少年在青春期经历了从形态、功能到心理情绪的剧烈变化。他们需要面对生理上的变化和心理上的各种矛盾冲突，大多数人能够顺利地渡过此时期，但有部分青少年会因此而产生某些心理异常、心理障碍，甚至心理危机，出现不良后果，影响其一生的发展。因此，我们应以预防为主，积极进行心理卫生教育和做好心理保健工作，使他们有健康的心理、健全的性格、乐观和积极向上的情绪以及适应和改变环境的意志，为今后的身心健康、社会适应和工作成就的取得打下良好的基础。

（一）心理保健标准

由于心理是否健康没有绝对界限，并且在现实生活中也很难找到绝对符合标准的“心理健康”的人，因此，心理健康至今尚无公认的理想标准，综合国内外有关学者的理论和观点，青春期心理健康的标准一般应包括以下几个方面。

1.智力发育正常和良好的社会适应性　智力一般以智商（IQ）在70以上视为正常；良好的社会适应性是指一个人具有积极向上、敢于面对现实并适应社会环境的能力。正常智力是青少年正常生活、学习的基本条件，也是适应周围环境变化所必需的保证。青春期的少年应具有强烈的求知欲，乐于学习，积极面对现实并很快适应社会环境，能深刻、正确、全面、迅速地认识客观事物，并能运用知识较好地处理实际问题。

2.人际关系良好　每个人都是社会的一员，生活在社会中，一个人不可能脱离社会而单独存在，人际交往是人类社会化的基础，人类的心理适应最主要的就是对于人际关系的适应。随着年龄的增长，人际交际圈的扩大，尽管每个人的性格不同，只要心理健康，乐于交往，基本上都能与老师、同学和他人共处，并保持正常、和谐和友善的关系，即使有矛盾和分歧，也能正确对待、宽以待人、理解他人、妥善处理，并有乐于助人的愿望和行为。相反，心理不健康的青少年，人际交往适应性差，人际关系往往也失常。

3.心理特点符合年龄　随着年龄的增长，青春期女性的生理和心理发育速度比较快，变化也比较大，其心理行为特点也在发生改变，从而形成不同年龄阶段相应的心理行为模式。心理健康者应具有与大多数同龄人相符合的心理行为特征，相反，如果一个青春期女性的心理状态与该年龄段女孩一般心理状态很不相同，应考虑其是否有心理问题。即个体智力发展水平与其实际年龄是否相称。

4.行为协调及反应适度 心理健康的青少年，其行为应与周围环境协调，对事物的反应是恰当的。若行为反应不是适度而是异常兴奋或异常冷漠，则是心理不健康的表现。如遇到重大事件，就彻夜难眠、如坐针毡，焦虑症状比较明显；遇到情感问题，不能正确面对现实，沉浸在自己的世界里，终日郁郁寡欢、情绪低落，甚至做出伤害自己及他人的行为，这些都是心理不健康的表现。当青少年出现异常情况后，通过自己或者在家人、老师、朋友的帮助下心理行为仍不能调适者，应引起注意，一定要借助心理医师或心理辅导师的帮助。

5.保持良好情绪 情绪变化是心理健康的温度计，人的情绪和情感表达、反应强度等可以受自身意识的调控。保持相对乐观、稳定的情绪，不仅有助于提高学习和工作效率，而且有助于同学、朋友之间的交往与沟通。在遇到紧急事件时，能保持稳定的情绪，可以令大脑清醒，有利于思考。在环境条件基本相同的情况下，如果个别青少年出现情绪低落，可能存在某种心理问题，应及时进行干预。

6.能不断自我完善 心理健康的青少年有客观而积极的自我意识，能够客观地看待自己和他人，能不断地充实、完善、总结自己，正视现实，积极进取，能适度控制自己的心理和行为，使其行为符合社会道德规范。

（二）心理保健的措施

1.建立良好的人际关系 青少年的人际关系主要表现在与父母、教师、同学之间的关系。

（1）培养和谐的家庭关系 青春期的青少年比较敏感、多疑，注重家人对自己的看法及信任，父母要真诚地关心和正确地评价孩子的思想、生活、身体和学习，尊重孩子的意见，多给予鼓励与支持，要让青少年体会恰到好处的爱，并在他们需要时能提供最大的帮助。

（2）培养健康的师生关系 良好的师生关系是一种无声的教育因素，教师真挚的爱心会使学生产生喜悦、乐观、积极向上的信心和激发学生的求知欲，教师应该发掘每一位青少年的闪光点，多些赞美，少些指责，尊重学生，使学生时刻感到老师的善意和爱护。

（3）培养健康的同学关系 教育青少年学会与同学相处，不要因讨厌或看不起别人而与人疏远，也不能因同学家庭富裕而阿谀奉承，同学之间要和睦相处，不能拉帮结伙，形成利益小团体，要把自己与同学融为一体，分享集体的快乐与痛苦。

2.培养青少年具备自尊、自爱、自重、自强的进取意识 指导青少年建立正确的人生观、世界观、恋爱观和荣辱观等，树立远大理想，培养其自尊、自爱、自强、自重的意识。

教育青少年与朋友交往中，分清友谊与爱情的界限，保持一定距离，把握交往尺度，以自身良好的修养赢得异性的尊重与友情；养成良好的学习、生活、卫生习惯，做一个有理想、有追求、有信仰、听党话的新一代青少年；明辨是非，远离品行不良、作风不正的人；杜绝沾染黄、赌、赌、网瘾等不良习惯或嗜好。

3.激励青少年参加社会实践活动　社会实践活动是培养青少年创新精神和实践能力、培养学生综合素质的良好载体，能激励青少年致力学业，发展健康的业余兴趣爱好，引导参与丰富多彩和积极向上的各种社会实践活动，充分开发他们的主观能动性，在实践中发挥他们潜能，在活动中陶冶性情、磨炼意志，培育良好的个性心理品质和健全的人格。

4.加强青春期心理健康教育　国家教育部2012年12月7日正式颁布了新的《中小学心理健康教育指导纲要》并于2022年修订，明确提出了心理健康教育的指导思想和基本原则、目标与任务、主要内容、途径和方法，以及组织实施等，对青春期心理健康教育具有重要的指导意义。总的来说，青春期心理健康教育的重点是：帮助青少年学会学习和生活；学习发展良好的人际关系；学会调节、控制情绪和性冲动，经常保持快乐；正确认识自我、接纳自己，提高自主、自助和自我教育能力；增强承受挫折、适应环境的能力；培养健全的人格和良好的个性心理品质等。

5.做好青春期的心理咨询工作　青春期的咨询工作中，要注意及早从青少年异常的言行举止中发现他们的心理问题，运用心理商谈的程序、技术和方法，帮助其对自己与环境形成正确的认识，矫正其心理的不平衡，以改变其态度和行为，并对社会生活产生良好的适应。被咨询者的任务是促进青少年身心发育，提高他们的心理承受能力，以达到心理健康。青春期心理咨询应遵循保密、限时、自愿、情感自限、延期决定、信赖性、教育性、主体性原则和伦理规范。

近年来，一些中学、高校专门设置了心理咨询室，为学生提供求学、人际交往、恋爱、升学、择业等咨询服务，并取得了较好的效果。

第四节　性健康教育

岗位情景模拟

岗位情景：王某，男，17岁，有手淫史，最近自觉精液变稀薄，怀疑与频繁手淫有关，自此认为手淫是一种有害的行为，自责自己频繁手淫，心情郁郁寡欢，变得内向。

请思考：应如何正确对待手淫呢？

一、概述

性健康教育（sexual health education）指有计划、有组织、有目标、有系统地实施性知识和性道德教育，其目的是向各年龄段人群普及性生理和性心理知识，建立对性的正确态度，确立科学的性观念，崇尚性道德，选择健康的性行为，预防性传播疾病和消除性犯罪。

性健康关系到人的一生，性唤起能力在出生时即已存在，所以性健康教育应从出生开始。从儿童期到青少年期、成人期，再到老年期，其性心理及行为都各具特点，应根据不同时期的特点进行针对性的性健康教育。

青春期的性健康教育至关重要，关系到青少年后续的性心理及行为的健康发展。因此，要向青少年普及正确的性知识，帮其树立正确的性健康理念。

二、青春期的性心理及性行为

青少年的性健康教育是一生性教育的关键阶段。要向青少年传授科学的性知识，纠正与性有关的认识和行为偏差，正确认识月经初潮、性欲、性冲动及手淫。要从青春期开始宣传避孕和性传播疾病防治的知识，要帮助青少年认识和适应青春期的急剧身心变化，能够正确、理智地对待“性待业期”出现的性问题和处理两性关系，用社会规范约束自己的性行为，做一个情操高尚的人。

青春期是从儿童到成年的过渡时期，以性器官和第二性征及体格迅速发育为主要特征，同时伴有心理和行为多方面变化。此时期的身体、知识、心理、行为与幼儿期及学龄期相比变化极大。

女性第一次月经来潮（月经初潮，menarche）是儿童期向青春期转变的重要标志，也是生殖功能成熟的标志。月经（menstruation）是指伴随卵巢周期性变化而出现的子宫内膜周期性脱落及出血。女性的青春期通常开始于9~11岁，较男孩要早2年。青春期的女性一旦有排卵与月经的生理现象，便表示其已经具备生育能力，若有性交行为便可能怀孕。月经初潮对女性性心理的发展有着重要的影响，如果家长事先将这方面的知识传授给她们，使她们事先有思想准备，并帮助她们处理好经期的事宜，青春期女性就会对第一次月经来潮持积极的态度。如果家长避讳谈论这方面的事情，青春期女性缺乏这方面的知识，思想上缺乏准备，加上第一次月经量多，常带有血凝块、腰腹部疼痛不适等，就会造成她们紧张恐惧，不知所措。有些青春期女性也许正在准备着、期待着月经的来临，但是她们万万没有想到会遇到如此尴尬难堪的困境，于是从此对女性的处境不满，对自己的性别身份不满，影响其性心理的正常发展。

青少年已经拥有一个似乎非常成熟的身躯，但其性心理及性行为在整个青春期过程中变化很大，在较长的时间段内，他（她）们很难全然明白如何拥有一个自主安全的性发展。针对青少年青春期各阶段的性心理和性行为特征开展性健康教育非常必要。

（一）性抵触

性抵触情绪出现在青春初期。随着性器官的发育，生理上明显的男女差别和对两性关系的一知半解，男女之间出现彼此疏远的心理。男女界限分明，即使是儿童时代很要好的朋友，这个时期也有着不自然的回避。在集体活动中，男女不愿接触，对异性产生一种反感，这种情况在女生中表现更为突出。

女性的生理变化在外观上较男性更加明显，使她们对自身所发生的剧变感到茫然与害羞，月经来潮前的失眠、头晕、多汗、口干、手足冷、食欲差等症状或多或少影响到女孩的情绪，如烦躁、愁闷、抑郁、多疑等，出于一种天然的保护意识，她们本能地疏远异性，即使是面对自己的父亲和兄弟。

这时期个人的性心理活动并非千篇一律，儿童时期的经历、家庭成员的态度、学校的教育等都深刻地影响学生的行为。因此，作为家长和学校教师，应及时了解学生的动态，及早对他们进行疏导，让他们尽早了解有关的性生殖健康知识。

（二）躁动与崇拜

看到自己的身体发育已经赶超父母，觉得自己已经成年，应该有更多的行为自由。他们不再忍受父母的约束，有意地摆脱父母的监护。心理上的不稳定或心烦易躁，导致其不接受批评，往往自以为是，与大人顶撞或与大人格格不入等。这种青春期的躁动心理是由多方面引起的，主要是性激素的迅速增加所带来的一系列生理改变与所处的社会、家庭地位不相协调造成的。环境因素与个人因素也会影响这种躁动的程度。另外，他们希望通过自己去结交喜欢的人，十分关注同辈们的言行，也在意自己在同辈们心目中的印象，喜欢心中的偶像，特别是一些有成就的同龄人或公众人物（以演员、歌星、球星、英雄等偶像为主，很少有科学家），刻意模仿这些偶像的言谈举动，以至装束，以此得到精神上的自慰。

（三）性朦胧

性朦胧是青少年处于性发育时期的性萌动。随着生理发育和对性知识有了基本了解，两性之间产生彼此接近的需求和互相吸引的心理，是心理成长的必经过程。他们不但对异性的身体特别注意，对自己的身体形象也非常在意。在各种场合上想方设法吸引异性对自己的注意，希望能和她（他）们接触，但又担心不被接纳。由于性吸引力的出现，遇到陌生异性，尤其是在富于性感魅力的异性面前，会表现得不自然。内向的可能会更加内向，或改变为殷勤多语；个别外向者也可能变得沉默少语，但多数更加活跃。这时期，他们在和异性的交往中还分不清男女间的友谊和爱情。有些学生十分羡慕别人有异性朋友，特别是一些缺乏安全感、缺乏亲情、有补偿要求的青少年，他们有较强的情感欲望，更容易将友谊混淆为爱情，加之没有性心理准备，缺乏自我保护意识，在一些书刊、影视作品中对性爱的挑逗镜头所形成的冲击面前，容易做出一些出格的事，甚至走上犯罪的道路。应该使青少年懂得分清异性友情与爱情的界限。友情和爱情的联系虽然十分紧密，但是它们的界限又是非常严格的，友情是爱情的基础但不等于爱情。如果错把友情当爱情，盲目地编织情网，只会给自己带来痛苦。爱情是男女双方爱慕对方并渴望成为终身伴侣的最强烈的感情。正如德国哲学家黑格尔所说："爱情里确实有一种高尚的品质，因为他不只停留在性欲上，而是显出一种本身丰富的高尚的优美心灵，要求以生动活泼、勇敢和牺牲的精神和另一个人达到统一。"友情是广泛的，而爱情具有排他性和专一性，所爱的人永远处于独有的位置。

（四）爱情

至青春后期（即大学生阶段），整个青春期中已经走过了一段曲折的路程，经过了不稳定的心理变化阶段。这个阶段的青年身体发育基本定型，心理比较成熟，有一定的理想和判断力，懂得关心家庭、父母和关爱他人，有事业心，对异性的爱慕和追求也更专一化，萌发出爱情，并有意识地为建立家庭发展恋爱关系。恋爱中的人们会主动大方地接近意中人，通过互相关心、互相帮助达到互相吸引。爱情是构筑在宽容、关爱和沟通的基础之上的，爱情需要双方的共同呵护。罗伯特·斯滕伯格（Robert Sternberg，1987）认为各种爱情都是由三种成分构成的，即亲密，包括热情、理解、沟通、支持和分享；激情，包括性唤醒和欲望；忠诚，指投身于爱情和努力维护爱情的决心。青春后期的恋爱关系中亲密显得尤为突出，由于爱情的专一性和排他性特征，在恋爱中的人们都希望了解对方的现状，亦对对方过去的经历也表现出浓厚的兴趣。

本节介绍了男女青春期性心理的形成过程和性行为的基本内容，分析了男女青春期性心理和性行为的特点。通过掌握男女青春期的性心理活动规律及性行为表现形式，有利于促进青少年性的正常发育和健康成长，有利于创造一个文明环境，引导青少年懂得性的深刻意义。

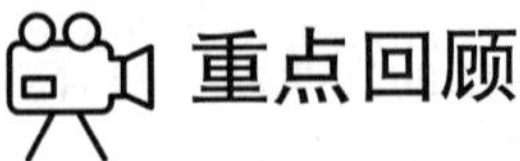

重点回顾

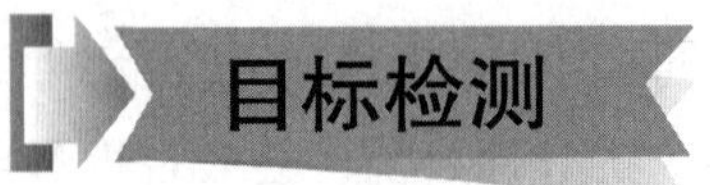

目标检测

一、选择题

1. 我国现在采用的1986年联合国世界卫生组织（WHO）提出的青春期年龄范围为（　）

A. 10~19岁　　B. 11~15岁
C. 12~14岁　　D. 13~15岁
E. 12~18岁

2.青春期生长发育的个体差异很大，对形态发育早熟型者的描述，不正确的是（　）
A.青春期突增年龄早，身高高于同龄人，持续时间短，停止时间早
B.骨盆较宽、臀围较大、肩部较窄
C.青春期突增年龄晚于同龄人，持续时间较长，青春期结束晚
D.矮胖体型多见，具有高度女性特征
E.瘦高体型多见，具有一般男性特征

3.青春期的少女要学会乳房自查，以下错误的是（　）
A.检查时，可采取坐姿或平躺
B.随时都可以自查，在月经期最佳，可以发现异常肿块
C.自查的时间以月经过后最佳
D.检查左侧乳房时，顺时针方向；检查右侧乳房时，逆时针方向
E.用指腹以旋转或来回滑动方式进行检查，力度适中

二、思考题

1.青春期少女在月经期的保健要点有哪些?
2.影响青春期生长发育的因素有哪些?

三、思想提升

当今社会互联网高速发展，微信、微博、网游等交友娱乐工具比比皆是，使青少年课外生活丰富多彩，同时也带来了各种各样的诱惑，对青少年的身心健康的影响也不容小觑。请问，作为青春期的女性，应如何应对突如其来的各种诱惑?

第四章　围婚期保健

学习目标

1. 掌握婚前保健、围婚期保健定义，健康教育的方法和咨询技巧，新婚期性保健、性卫生和新婚避孕等有关生殖健康内容；熟悉《中华人民共和国母婴保健法》规定的影响婚育疾病类别。

2. 能正确提供规范的卫生指导和婚育咨询。

3. 具有指导新婚期疾病预防，以及介绍性卫生要点和新婚期避孕方法的基本能力。

第一节　围婚期女性的身心特点

岗位情景模拟

岗位情景： 张女士，38岁，某外资企业高管，因担心结婚会影响事业发展，而迟迟未结婚。现因家庭多番催促而不得已准备结婚，但对婚后生活一片茫然，对自己是否能处理好工作和家庭的关系非常担心，前来咨询。

请思考： 1. 围婚期女性心理特点有哪些？

2. 针对张女士的情况，怎样对其进行围婚期心理指导？

一、概述

《中华人民共和国母婴保健法》明确规定，我国医疗保健机构应当为公民提供婚前保健服务。婚前保健（premarital health care）是为准备结婚的男女双方提供婚前医学检查、婚前卫生指导和婚前卫生咨询的综合性服务。医疗工作者开展婚前保健服务时应充分尊重公民的隐私权和知情权，这是公民享有健康权力的体现。

随着婚前保健工作的不断实践和发展，涉及群众解决性和生育等问题愈加普遍广泛，由此衍生出围婚期保健的概念。

围婚期是指从确定结婚对象到婚后受孕的一段时期，包括婚前、新婚及妊娠前三个阶段。围婚期保健（peri-marital health care）是公民在结婚前、新婚后直至准备妊娠前，这一阶段所接受的有关生殖健康的保健服务，即围绕婚配前后，为保障婚姻双方及其后代健康而进行的一系列工作。围婚保健既针对婚前人群，又能满足新婚期以及准备妊娠阶段人群的需求。

围婚期是妇女一生中极为重要且又处在生活、备孕和工作最忙碌的阶段。围婚期女性不仅要经历结婚、备孕等特殊生理过程，同时还要承担事业发展、维系家庭和赡养老人等多重负担。此时期是女性从成年后逐渐成熟的过程，不仅需要正确地处理各种人际关系，解决来自各方面的矛盾和困扰，还要承担精神、经济和身体等多方面的压力，有其特殊的生理、心理和社会特点及健康需求，这个时期的妇女必须具有健康的身体和充沛的精力才能应付这些压力和负担。因此，围婚期女性进行自我保健，获得良好的身体状态和心理平衡，不仅关乎其自身的生理和心理健康，也关乎其婚姻和家庭的幸福美满以及事业的成功。

二、围婚期女性的身体发育

围婚期妇女的身体状况和心理问题不仅对其自身健康产生影响，同时对整个家庭和后代的安康和幸福也有着举足轻重的影响，因此，了解这个时期妇女的身体发育和心理行为发育的特点，是此时期的妇女保健的首要任务。

与青春期女性相比，围婚期妇女的生理情况具有以下特征。

1. 全身各系统及脏器均已趋于发育成熟，并具有正常的功能。

2. 下丘脑－垂体－卵巢性腺轴已具备完整的反馈系统和精细严密的协调功能，能进行生理性的自行调节，使内源性激素间达到平衡。

3. 分泌的各种激素可保证全身各系统诸器官的功能协调和运转。特别是性腺轴的发育成熟，使女性第二性征发育，包括声调、体型、体力、毛发、乳房发育、脂肪沉着部位、卵巢功能及骨盆形状等，都具有成熟女性所特有的体征。

健康的妇女在围婚期卵巢功能旺盛，在卵巢甾体激素周期性变化下，其靶器官——子宫、乳腺等均受到调控并发生周期性变化。月经即是下丘脑－垂体－卵巢轴的内分泌功能在女性生殖道靶器官所反映出的各种周期性变化中最突出的一种子宫内膜周期性变化的表现。

4. 由于女性生殖系统的结构和生理生物特点，女性更容易发生生殖道感染和性传播疾病。

女性在生殖过程中担任的角色，具有更易受伤害的特性，是生殖健康问题最大的承受者。主要原因如下。

（1）女性子宫腔两角与输卵管相连，直通盆腔，且宫腔下段经宫颈、阴道与外界相通，如不注意卫生（特别在月经期和分娩时），极易发生上行性感染，引起生殖道炎症，严重的还会并发盆腔炎、腹膜炎，甚至败血症。

（2）女性盆底组织有尿道、阴道及直肠贯穿，支撑力差，分娩时如有会阴撕裂，将进一步扩大中部的薄弱点，如果盆底组织同时受损，将进一步减弱盆底的支撑力，容易发生女性特有的损伤性疾病，如子宫脱垂、阴道膨出和尿瘘等。

（3）女性子宫发生变化的频率和幅度远远大于体内其他脏器，如每次月经期子宫内膜的剥脱、出血，怀孕及分娩时子宫发育、膨大以及分娩后的缩复。如不注意保健，会影响子宫内膜的再生和子宫的缩复，亦易导致妇科疾病的发生。

（4）在月经期这一女性特殊时期，多数女性在月经期前和月经期中，可程度不同地出现某些症状，严重者则会影响妇女的生活和工作。如在我国，30%~60%的育龄妇女在月经期前会发生经前期紧张综合征，约33%会发生痛经，痛经影响工作者占13.69%。而从事重体力劳动及立位作业的职业女性，痛经更为多见。职业生产中接触强烈噪声、微波辐射、高温、低温、化学物质的职业女性也容易出现月经异常。如月经不调是职业女性中常见的状况。根据不同研究者的观察，职业女性的月经不调往往与劳动强度、工作姿势、作业时的环境条件、年龄，尤其是参加工作时的年龄有关，以年轻的未婚职业女性较为多见。

三、围婚期女性的心理行为发育

围婚期是妇女一生具有里程碑意义的阶段。在这一时期，妇女除精神、体力方面的负担较重以外，由于即将或刚组建家庭而产生心理方面的矛盾和压力也很大。在这一阶段产生的心理问题一般包括：婚姻家庭和事业的适应问题；人际关系的压力感；职业压力和职业挫折感；心理疲劳感；健康问题的困扰等。因此，为了保证有健康的体魄、事业上的成就、初建婚姻家庭的幸福以及和谐的人际关系，需要良好的心理调节和平衡，以适应复杂多变的环境。

（一）心理特点

女性心理发育比男性早1~2岁，女性自身的特点影响其心理健康。在认知方面，男性空间知觉能力明显优于女性，但女性触觉、嗅觉、痛觉的感受性高于男性，这就造成女性遇到事情时更加敏感或反应过度；在情绪方面，女性主观体验的情感色彩较浓，也容易接受他人暗示，而男性情感色彩较淡，更偏重于理性思考；在个性特征方面，男性比女性更有自信。男性通常过度高估自己，而女性常常保守估计自己。这些方面都造成了女性比男性的心理压力更大，进而造成了更多的心理问题。

此时期女性个性与社会性的发展特征。

1. 人格发展 围婚期女性由于即将或已经步入婚姻殿堂，人格趋于成熟，能够不断完善自我评价，心理状态较为稳定。

2. 自我意识的发展　此时期女性开始崭新的生活，自我意识获得稳定的同一性，自我意识明显分化。

3. 职业适应和发展　围婚期往往在成年早期，是人生观、世界观稳定的时期。此期女性能较客观地、理智地分析和认识各种社会问题，对人的价值的看法和对生活意义的评价也有自己明确的观念和标准。

（二）心理行为发育

1. 就业、工作心理　大多数围婚期女性根据她们承担的“妻子－母亲”的角色来确立自我，她们的工作成就感此时往往被压抑或影响，而不得已去完成贤妻良母的使命，重新定义自己在生活中的角色定位。有研究表明，一些女性常有通过丈夫的工作来体验“替代性成就”的感觉，将丈夫的工作当作是“两个人的事业”。有的心理学家认为，青春期的“女性—成就”这一得此失彼的角色心理矛盾在成年早期以“母亲—工作”这一新的难以协调的矛盾形式出现。

2. 认知特征　围婚期妇女的认知特征发生了如下变化。

（1）感知觉在青春期发展的基础上获得进一步提高，并达到更为成熟的水平。感知觉的内容更丰富，范围更广泛，感受性更敏锐。

（2）在思维发展上，此时期的抽象性思维占据主导地位，思维的抽象性和概括性已发展到理论型，这是个体思维发展史上一个质变时期。同时，思维的独立性和批判性也有显著的发展。

（3）创造性思维的发展是围婚期女性思维发展的一大特性，主要表现在思维的发散性上。

3. 情绪、情感特征　围婚期妇女的情绪、情感特征发生了新的变化。

（1）情绪平和稳定　成年早期女性的情绪逐渐显现出平衡、和谐和稳定的特点，情绪体验也更深刻，能有意识地控制、避免直接的、冲动性和暴发性的外露，尽可能地以间接方式出现。

（2）社会情感与情操的发展　情操（sentiment）是与正确的价值评价及其社会性需要结合在一起的高级情感体验，是情感成熟的标志，它反映着人们的社会关系和社会生活状况，具有人类特有的社会性。高尚的情操包括道德情操、理智情操和美的情操，这一时期的女性逐渐凸显出婚恋情操，表现出忠贞专一、尊重对方、正确的婚姻观等。

4. 恋爱、婚姻心理　择偶是人类社会生存和发展的需要，也是一个人一生中重要的精神需求和心理归属。结婚是爱情发展进入一个崭新阶段的开始，它标志着女性在心理上基本摆脱了父母，并且改变了对社会的依赖状态，也意味着作为稳定的成人生活的开端。

（1）从择偶对象看，围婚期女性常已有一个理想的“意中人”。

（2）从择偶的行为过程来看，在恋爱开始，女性一般表现为被动型，处于期待、守势获得状态；在恋爱过程中，表现为一种执着、强烈而不动摇的倾向，她们善于用理智控制情感。

（3）从择偶的标准来看，女性侧重于对方的思想品质、健康状况、忠实程度、兴趣爱好和志趣等。

5.意志行为特征 从职业女性有效的从业周期来看，围婚期的职业女性，无论工作还是生活，都更具有不稳定性，此时的压力主要来源于就业压力和竞争压力，她们在工作中渴望自我价值的实现，还会面临情感问题。因此，此时期的女性逐渐锻炼出坚强的意志行为能力。

（1）意志行动的目的性不断发展 从较短近、狭隘的动机逐步向较自觉、远大的动机发展；从较具体、含糊的动机向较抽象、较明朗、社会性倾向的动机发展。

（2）意志品质趋于成熟 围婚期女性逐渐发展出周全、果断、坚韧的品质。

（3）意志力水平提高 逐渐摆脱个人情绪的干扰，能不畏艰难地为既定的目标持之以恒地工作。

第二节 婚前保健

岗位情景模拟

岗位情景：高女士，32岁，准备结婚，体检发现乙型肝炎活动期，高女士非常着急，不知能否如期结婚，前来咨询。针对高女士情况，请为其进行婚前卫生指导。

请思考：1.高女士现阶段是否能结婚？若否，合适的结婚时间应是什么时候？

2.高女士结婚后能否马上备孕？若否，备孕的时间要如何选择？

一、婚前保健的概述、历程及意义

（一）婚前保健概述

1.婚前保健的定义 婚前保健是对准备结婚的男女双方在结婚登记前所进行的保健服务措施，包括婚前卫生指导、婚前医学检查和婚前卫生咨询。婚前保健是以保障母婴安全、防控出生缺陷为核心，以减少遗传病、传染病以及其他严重疾病对婚育的影响为重点，最终达到增强人们自我保健意识，提高婚姻和生活质量，提高出生人口素质的目的。同时也是促进婚姻美满、家庭幸福和生殖健康的基础保健工作，是提高出生人口素质的一级预防措施，是妇幼保健工作的重要组成部分。

2.婚前保健的目的 婚前保健服务的目的最初是预防传染病，重点放在体格检查；20世纪80年代初根据《中华人民共和国婚姻法》，以筛查影响婚育的疾病为主要目的，重点拓展为排查严重遗传性疾病、有关精神病、指定传染病以及影响婚育的其他相关疾病，如重要脏器疾病和生殖系统疾病等。时至今日，婚前保健的目的成为保障健康婚配、防止各种疾病的传播、促进和谐夫妻生活、计划适时生育和提高出生人口素质，要求开展检查、咨询与指导的综合保健服务。

3.婚前保健的特点 婚前保健技术服务工作和一般的医疗工作不同，它有特定的服务对象、法定的服务内容、规范的服务方式和统一的管理方法。可概括为以下几个特点。

（1）服务对象不同于一般患者 婚前保健的服务对象绝大多数是青年男女，工作和学习的负担较重，一般都缺乏自我保健意识，很少会主动提出保健需求。所以要求婚检医护人员服务态度和蔼可亲，健康宣教知识全面，处处方便服务对象，使他们能配合检查、听从指导、满意而归。

（2）婚前医学检查不同于一般体检 婚前医学检查的重点是影响婚育的疾病，包括严重遗传性疾病、指定传染病、有关精神病、重要脏器疾病和生殖器异常。一旦查出问题，往往本人和对方毫无思想准备，特别是涉及双方需改变原订的婚育计划时，就更难接受。婚检医师应娴熟运用人际交流技巧，用热情和关心的态度阐明科学道理，提供解决问题的方法，耐心地进行双向交谈，使之能知情同意。

（3）服务性质不同于一般看病 婚前保健服务充分体现了以预防为主，以保健为中心，主动向群众提供“防治结合”的服务精神。通过婚前医学检查，在大量健康人群中，一般只筛查出少数人患有影响婚育的疾病，医师要为他们提出医学意见，指导其矫治的方法和途径。此外，对所有服务对象都要主动提供婚前卫生指导，介绍性保健、生育保健、新婚节育知识。在卫生咨询中还应帮助他们改变不利于双方和下一代健康的观念和行为，是一项“家庭健康促进”的积极的预防保健措施，而不是消极被动的单纯治病的补救手段。

（4）服务过程不同于一般医疗行为 婚前保健技术服务过程是执行《中华人民共和国母婴保健法》的执法行为，对从业机构和服务人员提出了树立法律意识，提高依法行医水平，规范服务行为的更高要求。所以，婚前保健技术服务必须依法实行统一管理，并达到优质服务的目标。

（二）发展历程

我国婚前保健始于20世纪80年代。随着社会发展，政府对民众生殖健康的重视，以及群众自我保健意识增强和不断提升的需求，婚前保健服务也日臻完善、成熟。时至今日，主要经历了4个发展阶段。

1.第一阶段 20世纪80年代中期，为了保障公民的婚姻美满和家庭幸福，我国政府于1980年9月颁布了《中华人民共和国婚姻法》，规定“直系血亲和三代以内的旁系血亲”和“患有医学上认为不应当结婚的疾病”应禁止结婚。为贯彻落实《中华人民共和国婚姻法》的有关婚配原则，以提高出生人口素质为目的，北京、上海等地相继开始尝试为准备结婚的男女提供婚前体检、婚前咨询服务，以期发现不应当结婚或影响婚育的疾病。公民可自愿接受检查。为了正确引导婚前检查服务，1986年6月，原卫生部及时制订了《婚姻保健工作常规（试行）》和《异常情况分类指导标准（试行），同年，还与民政部联合发出《关于婚前健康检查问题的通知》，使婚前保健工作开始受到各级政府的重视和支持，婚前体检服务得到规范，服务范围逐步扩大。

2.第二阶段 1995年6月1日，《中华人民共和国母婴保健法》颁布，这是我国首部以保护妇女儿童健康、提高出生人口素质为目的的法规。该法明确规定，医疗保健机构应当为公民提供婚前保健服务；婚前保健服务包括婚前医学检查、婚前卫生指导和婚前卫生咨询；男女双方在婚姻登记时，应当持有“婚前医学检查证明”或者“医学鉴定证明”。《中华人民共和国母婴保健法》肯定了婚前医学检查是依法服务，是我国政府维护公民健康权利的有力措施。为了加强婚前保健工作，1996年原卫生部颁布了《婚前保健工作规范》。国务院妇女儿童工作委员会也将婚前医学检查率纳入《中国妇女发展纲要（2001—2010）》，成为考核政府工作的指标。2001年6月《中华人民共和国母婴保健法实施办法》和2002年《婚前保健工作规范（修订）》的颁布，更加明确和细化了婚前保健服务内容以及管理要求，使婚前保健服务机构有法可依、有章可循。至此，各地婚前保健服务蓬勃开展，婚前保健社会影响力显著提升。1998—2000年全国平均婚前医学检查率达63.4%。

3.第三阶段 2003年10月，全国开始实施新的《中华人民共和国婚姻登记条例》。由于该条例不再将“婚前医学检查证明”作为结婚登记的形式要件，而是将婚前健康权利交给公民个人，导致多数人误以为婚前保健被取消。此后，婚前保健由要求、必须转变为倡导、自愿的服务，加之部分人自我保健意识薄弱，婚前保健服务陷入低谷，接受婚前医学检查人数急剧减少，全国婚前医学检查率由2002年的68%骤降至2004年的2.7%。

4.第四阶段 针对婚前保健工作面临的困境，2004年8月，原卫生部下发了《关于免费开展婚前保健咨询和指导的通知》，要求各地医疗保健机构为新婚人群提供免费婚前保健咨询和指导，大力开展公众教育。2005年，国务院妇女儿童工作委员会牵头，联合原卫生部、民政部等7个部门，就公民自觉接受婚前保健、如何做好婚前保健服务等方面问题开展了深入调查研究。并继续将婚前医学检查率纳入《中国妇女发展纲要（2011—2020）》，并作为考核指标之一，以此引起各级政府高度重视和支持。各地府积极行动，相继出台了一系列免费婚前医学检查的新政策。某些省、市结合当地威胁公民健康、母婴安全的主要问题，如某些传染病、地方病高发情况，决定将预防关口前移，规定对婚前人群进行筛查，在婚前检查中增加相应项目，由此获得明显成效。卫生部门与民政部门联手，提供一站式服务，在大力宣传和提供便利的条件下，越来越多的未婚男女意识到婚前保健的重要性，能够主动到医疗机构接受检查。截至2017年，全国婚前医学检出率达61.4%。婚前保健工作逐渐走出低谷。

为强化婚前保健工作，国家卫生健康委员会于2018年4月下发了《关于印发母婴安全行动计划（2018–2020）的通知》，提出“推动免费婚前医学检查和优生健康检查的城乡居民全覆盖”的要求。特别令人鼓舞的是，2020年4月，我国政府颁布《中华人民共和国基本卫生医疗与健康促进法》，明确规定“国家采取措施，为公民提供婚前保健、孕产期保健等服务，促进生殖健康，预防出生缺陷”，再次从法律高度界定婚前保健为出生缺陷综合防治的重要措施。2020年5月，国家卫生健康委员会下发了《关于加强婚前保健工作的通知》，进一步明确婚前保健是母婴保健服务和生育全程服务的重要内容。有关政策文件相继出台，极大地激发了各地政府、卫生行政管理部门以及医务人员的工作热情。各项法律法规逐步落实，以及广大民众健康第一人意识的增强，都成为婚前保健服务可持续发展的坚实基础。

全球许多国家为保障民众的婚育健康做出了多种规定，提供形式各异的婚育医学服务。20世纪前半个世纪，许多阿拉伯语国家就已经提倡婚前医学检查；美国在20世纪30年代制定了强制婚前筛查的法律并付诸实施。各国开展的婚前医学检查服务，基于目的不一，主要有下述几类。

（1）为阻止遗传病延续为主的围婚保健　这类服务主要在有某类遗传病发病率较高的国家，如在地中海贫血高发的希腊、土耳其，规定男女双方在婚姻登记前要接受地中海贫血基因筛查，如果双方均为基因携带者，可以自己决定是否结婚。

（2）防止严重传染性疾病传播的围婚期筛查服务　在美国，以法律形式规定婚前必须接受梅毒、淋病、结核病的筛查。

（3）提供综合围婚期保健服务　在匈牙利，围婚期保健服务延伸到围孕期，即在准备妊娠的前3个月，在此期间每一位公民可以免费接受有经验医师的指导。

（4）围绕减少出生缺陷发生的筛查服务　20世纪80年代，美国有5个州提供了风疹血清抗体筛查；为预防神经管畸形，匈牙利将补充含有叶酸的多种维生素引入围孕期保健等。筛查方式有强制的，也有自愿的。

（三）意义

婚前保健是医疗保健机构为公民提供的依法服务。婚前保健是预防疾病蔓延或延续以及出生缺陷综合防治的重要措施。对提高出生人口素质，保障婚姻质量具有重要意义。

1.维护公民的健康权利 婚前保健是在充分尊重公民隐私权及知情权的原则下，医疗机构提供医学检查、咨询和健康教育服务，公民知情选择婚育。充分体现国家对公民健康权利的维护和尊重。通过婚前医学检查可以发现一些疾病或异常情况，经过婚检医师的咨询指导，做出对双方健康有利的决定。

2.预防疾病对婚育的影响 婚前保健能够发现某些严重遗传性疾病、法定传染病或有关神经精神疾病，是预防影响婚育疾病延续或蔓延的重要关口。针对疾病对婚姻、对方或下一代健康的影响程度，医师会给予咨询指导，提出不宜结婚、暂缓结婚或不宜生育等不同的医学建议。了解男女性生理、心理和卫生保健等方面的知识，有利于建立良好的家庭卫生习惯，促进性生活和谐与性健康。

3.提高公民生殖健康水平 婚前保健能够为服务对象提供性保健、生育保健、避孕节育等生殖健康知识。帮助她们做好婚育的生理和心理准备，顺利度过新婚期。制订适宜的生育计划，为提高婚后生活质量奠定基础。如果发现对性生活有影响或通过性生活传播的疾病，应尽快进行积极的干预，阻止疾病的发展蔓延，以保障健康的婚后生活。而对于健康的双方，辅以健康生活方式指导，为幸福美满家庭创造一个良好的开端。

4.有益于下一代的健康 通过婚前医学检查和婚前卫生咨询可以筛查出一些遗传性疾病和传染病，通过婚前卫生指导和婚前卫生咨询，向新婚对象传播有关预防出生缺陷及孕前保健等生殖健康知识，帮助婚检双方制定出对婚育有利的决策，避免严重遗传病向下一代延续，避免传染病在母婴间的传播。有备而无患，在准备生育之前做好充分的准备，消除隐患，尽可能避免导致出生缺陷的影响因素，创造优生优育的精神和物质条件，对于提高出生人口素质具有积极主动的作用。

5.有益于调节生育计划 通过婚前卫生指导，了解受孕的原理和必备条件，可以根据自己的意愿和计划提出咨询。婚检医师可以根据需求，结合其生理状况和各种社会条件，帮助咨询者制定生育计划，介绍针对性的科学方法，并指导具体实施。既能提高计划受孕的成功率，又能避免计划外妊娠、人工流产等，实现有控制的生育计划。

二、婚前保健的内容与方法

婚前保健包括婚前医学检查、婚前卫生指导和婚前卫生咨询。本节重点介绍婚前医学检查时发现影响婚育疾病提出的医学建议，婚前卫生指导的主要内容和做法，以及婚前卫生咨询的分类和要求。

（一）婚前医学检查

婚前医学检查（premarital medical examination）是医疗机构为男女公民在婚前提供的临

床医学检查。婚前医学检查不同于一般性体检，它围绕有关严重遗传病、传染病，精神病等影响婚育疾病而设计检查项目，针对检查出的疾病提出医学意见并给予咨询和指导。

1.影响婚育的疾病　影响婚育的疾病是指对自身、对方或后代健康有影响的疾病。通过婚前医学检查能够及早发现此类疾病或问题，采取有效预防措施，可以避免疾病对婚姻家庭带来不幸或危害。依据《中华人民共和国母婴保健法》规定，此类疾病主要包括以下几种。

（1）严重遗传性疾病　是指由于遗传因素先天形成，后代再发风险高，医学上认为不宜生育的遗传性疾病。

（2）指定传染病　是指《中华人民共和国传染病防治法》中规定的艾滋病、淋病、梅毒、麻风病及医学上认为影响结婚和生育的其他传染病。

（3）有关精神病　是指精神分裂症、躁狂抑郁型精神病及其他重型精神病。

（4）影响结婚和生育的心、肝、肺、肾等重要脏器疾病及生殖系统发育障碍或畸形等。

2.检查内容及方法　婚前医学检查包括询问病史、全身体检、生殖器官检查、必要的化验及辅助检查，确定有无影响结婚和生育的疾病，针对疾病对婚育的影响提出医学建议。

（1）询问病史　医学检查的第一步。

1）现病史　重点询问目前有无患对婚育有影响的疾病，以及疾病的发生、发展、变化和治疗全过程。

2）既往史　既往健康情况，是否患过影响健康和婚育的疾病，重点是精神病、指定传染病、性病、重要脏器的疾病等。

3）月经史　初潮年龄、月经周期、经期、经量、有无痛经及末次月经日期等，发现影响婚育的妇科疾病。

4）既往婚育史　特别注意有无流产、死胎、早产、死产及生育过先天性病残患儿史。

5）与遗传有关的家族史　以父母、祖父母、外祖父母及兄弟姐妹为主，注意家庭成员中有无遗传性疾病。如已病故要了解其死因，必要时绘制家系谱。

6）家族近亲结婚史　直系或旁系亲属中有无近亲婚配。

（2）体格检查

1）一般项目　包括测量血压、体重、身高、视力、辨色力等；观察身材是否特殊矮小或巨大，是否过胖或过瘦，全身皮肤的颜色、瘢痕等。

2）全身检查　包括有无特殊面容、特殊体态、语言表达及智力状况、精神状态和行为有无失常等。常规内、外科物理检查，包括心、肺、肝、脾、甲状腺、淋巴结、脊柱、四肢等。

3）第二性征及生殖器官检查　由同性别的医师实施。检查女性生殖器官时，原则上进行肛门腹壁双合诊。医师可根据实际情况，征得受检者同意并签字后，进行阴道检查。女性生殖器官检查包括：观察外阴发育及阴毛分布、大小阴唇和阴蒂发育，除处女膜发育异常外，严禁对其完整性进行描述；检查子宫大小、双侧附件情况，有无包块、压痛等，以及是否有阴道纵隔等。男性生殖器检查包括：重点检查生殖器官的发育是否异常或有无肿块，以及有无尿道下裂、静脉曲张等。

（3）辅助检查

1）常规检查项目　必要的检查包括血常规、尿常规、梅毒血清学检测、血转氨酶、乙肝病毒表面抗原、女性阴道分泌物滴虫、假丝酵母菌检查，以及X线胸部摄片（透视）等。女性受检者如已妊娠，应及时告知医师，避免胸部摄片（透视）。通过这些检查，医师可初步判断服务对象是否患某些传染病或性传播疾病。

2）特殊检查项目　医师认为必要或服务对象自愿选择的检查项目。如艾滋病抗体筛查、淋病奈瑟球菌检查、乙肝病毒血清标志物检测、肝肾功能检查、精液和染色体检查、妊娠试验及相关B超、乳腺B超、心电图、智力筛查等。医师要将检查目的、方法、可能的结果详细告知服务受检者，并进行必要的解释。所有检查都应在服务对象自愿选择的基础之上。

3）婚前保健机构还可以提供更多检查项目供服务对象根据需求自行选择。

（4）转诊服务　承担婚前检查的医学机构要与各相关机构建立转诊机制。对不能确诊的疑难病例或本机构检测条件有限时，应提供快捷有效的转诊服务，并对转诊对象进行劝慰和解释。

3.婚前医学建议　婚前保健医师应该综合服务对象的医学检查结果，从有利于本人、对方以及后代健康出发，提出有关婚育的医学建议。服务对象则应认真考虑医师的建议，知情选择婚育。

（1）医学建议分类　根据《婚前保健工作规范（修订）》要求，医学建议包括如下内容。

1）未发现医学上不宜结婚的情形　经过婚前医学检查，未发现影响婚育的疾病或异常情况。这是绝大部分婚前保健对象的医学检查结果。

2）建议不宜结婚　按照《中华人民共和国婚姻法》第七条的规定，即有下列情形之一的禁止结婚：（一）直系血亲和三代以内的旁系血亲；（二）患有医学上认为不应当结婚的疾病。《婚前保健工作规范（修订）》规定，双方为直系血亲、三代以内旁系血亲关系，以及医学上认为不宜结婚的疾病，如发现一方或双方为重度、极重度智力低下，不具有婚姻意识能力；重型精神病，在发病期间有攻击危害行为的，注明“建议不宜结婚”。

3）建议暂缓结婚　发现指定传染病在传染期内、有关精神病在发病期内或其他医学上认为应暂缓结婚的疾病时，注明“建议暂缓结婚”。需要向服务对象解释，不是禁止其结婚，而是在疾病治疗期间或未治愈前一段时间，减少接触，以避免因结婚造成传染病的传播，及避免精神病患者对他人的攻击而提出的建议。

4）建议采取医学措施，尊重受检者意愿　对于可能会终生传染的不在发病期的传染病患者或病原体携带者，如乙型肝炎病毒携带、人类免疫缺陷病毒（即艾滋病病毒）感染等情况。在出具婚前检查医学意见时，应向受检者说明情况，提出预防、治疗及采取其他医学措施的意见。若受检者坚持结婚，应充分尊重受检双方的意愿，注明“建议采取医学措施，尊重受检者意愿”。

5）建议不宜生育　发现医学上认为不宜生育的严重遗传性疾病或其他重要脏器疾病，以及医学上认为不宜生育的疾病的，注明“建议不宜生育”。通常情况下，患病者难于接受，多会从疾病是否对对方、后代健康影响的角度向医师询问。医师应该充分理解患者的心情，进行耐心、详细解释。

6）其他　除《婚前保健工作规范（修订）》规定的上述医学意见外，还有某些影响婚育的情况，医师可以提出建议，如某些遗传病可将致病基因传给男孩，女孩是致病基因携带者，可建议控制下一代性别。若有生殖器官缺陷或疾病者应提出，经治疗后再结婚的建议；若任何一方患无法矫治的严重缺陷，应建议主动向对方说明情况，共同商讨知情选择婚育；若患重要脏器严重疾病或晚期恶性肿瘤者，结婚生育会使病情更趋恶化，甚至缩短其生命期限，应建议慎重考虑婚育。

（2）医学建议处理

1）做好咨询　医师通过咨询达到与服务对象之间的双向知情、共识。医务人员要了解婚前保健对象对生殖健康的认知程度，以及存在的各种问题、疑惑等，有针对性地帮助服务对象，促进他们对婚育做出正确的选择。

2）及时转诊　对于在婚前医学检查时发现的影响婚育疾病或可疑病症，或提出“建议不宜结婚”“建议不宜生育”以及“建议暂缓结婚”的医学建议的服务对象，应该提供转诊服务。转诊前告知服务对象转诊的重要性，给予积极配合。

3）尊重服务对象选择　婚前保健对象有权自主选择婚育，医务人员要给予尊重。有权对医学建议提出异议，可以根据《中华人民共和国母婴保健法》第十一条“接受婚前医学检查的人员对检查结果持有异议的，可以申请医学技术鉴定，取得医学鉴定证明”的规定，向当地医学技术鉴定委员会等机构提出技术鉴定的申请。婚前保健机构和医务人员对婚前保健对象的检查结果应予以严格保密。

（二）婚前卫生指导

婚前卫生指导（premarital health guidance）是医疗保健机构为准备结婚的男女公民，提供以婚育为核心，有关疾病、性与生殖健康等知识的健康教育。医务人员运用有效的宣传手段，在有限时间内将最主要、最基本知识传授给婚前保健人群，以提高他们的自我保健意识。

1.指导内容 《婚前保健工作规范（修订）》规定了婚前卫生指导的主要内容。各地也要结合当地的健康问题、习俗和人群需求开展有针对性的健康教育。

（1）影响婚育的有关疾病的基本知识　重点是提供如传染病、性传播疾病、神经精神疾病及重要脏器严重疾病对婚育影响的知识。

1）传染病　在传染病的隔离期间应暂缓结婚，预防性传播疾病尤为重要。这类疾病若婚前不治疗，婚后不仅会加重病情，更有潜在传播给对方或后代的危险。

2）精神病　是一种对对方有影响的疾病。在发病期间应暂缓结婚。精神病在没有得到有效控制的情形下结婚，不仅加重病情，同时还会伤害对方，服用的药物还会造成后代的畸形。

（2）遗传病的基本知识　普及近亲婚配危害知识，提供最基本及严重、再发风险高的遗传病知识。鼓励群众提供与遗传相关的家族史、血缘关系等信息。

（3）有关性保健和性教育　帮助婚前保健对象获得并正确理解，男女性器官不同的解剖与功能特点、两性性生理及性心理活动的基础知识。促使他们能够正确对待新婚期性生活中可能出现的问题。

（4）避孕及计划生育　新婚期避孕是每一对新婚夫妇都要面临的实际问题。应向新婚夫妇提供新婚期以及婚后不同时期的避孕方法供他们选择，同时介绍各种避孕方法的适应证、禁忌证、使用方法和副作用的知识。

（5）孕前保健知识　婚前保健衔接着青春期和孕前阶段，要告知服务对象适宜的妊娠时机、环境和疾病对后代的影响等孕前保健知识，帮助他们安全受孕，保障后代健康。

（6）生殖健康相关知识　包括基本的性心理、性卫生、性技巧知识，以及孕育健康后代的知识。

2.指导方法　卫生指导应针对当地的经济状况和婚前保健对象的文化程度，采取服务对象易于接受的方式。方式应该与时俱进，比如新媒体等手段。

（1）广泛开展宣传倡导和健康教育　也称大众传播，其优点是可以向多人传递信息。可以利用新媒体或节假日设立咨询台，或在婚姻登记场所设立宣传平台等多种形式，向大众及婚育人群开展宣传教育和咨询指导，引导群众树立“每个人是自己健康第一责任人”的理念，强化父母健康关乎后代健康的意识。

（2）面对面传播与交流　也称人际传播，其优点是传递信息完整、有效。婚前保健人员要结合婚前医学检查、卫生咨询等各种时机与服务对象交流，有针对性地进行健康教育。还可以利用“互联网+”服务平台，提供在线咨询、智能终端等服务，人际传播需要医务人员熟练掌握传播技巧。开展在线婚育健康宣传告知，推动宣传教育关口前移。

（3）制作健康教育材料　婚前卫生指导应用的健康教育材料，应能够适应当地经济发展水平、习俗和人群的教育程度。要针对不同婚育阶段服务对象，提供优质、高品位的教育材料，增强群众获得感。适宜的健康教育材料应该具有下列特点。

1）科学性　要客观、准确地传递信息，保证信息的正确、科学、全面。

2）针对性　根据当地民众对婚前保健认识、可接受性，确定健康教育内容和传播方式及途径。

3）启发性　避免说教式或专业语句，采用通俗、易懂、可接受、新颖的语言，传递科学知识；

4）直观性　卫生指导材料应易于群众接受、可视性强，如电视、录像、互联网等，宣传材料应主题鲜明、重点突出。

5）规律性　健康教育知识传播应遵循人的思维规律，由浅入深，循序渐进。

6）灵活性　针对服务对象不同的文化、习俗、爱好来决定健康教育材料和宣传方式。

（三）婚前卫生咨询

婚前卫生咨询（premarital health counseling）是医师与服务对象就生殖健康、婚育等问题进行面对面的交谈和商讨，以澄清对某些生殖健康问题的认知，解决难于启齿的隐私问题。婚前卫生咨询是每一位服务对象享有的个性化、保密的服务，并贯穿婚前保健全过程的服务。在婚前保健服务成为群众自愿选择，需求日益增强的形势下，婚前卫生咨询显得尤为必要。

1. 咨询类型　根据婚前保健特点和服务对象需求，可以分为普遍性咨询和个性化咨询两种形式。

（1）普遍性咨询　医务人员针对服务对象普遍关心，并与婚育有关的疾病及生殖健康问题，主动提供的咨询。通常与问诊等医疗服务相结合，是所有服务对象都可享有的咨询服务。

（2）个性化咨询　患有影响婚育疾病者可就疾病对个人、婚姻、对方或后代影响，以及各种医学建议向医师咨询。个性化咨询还包括服务对象，针对有婚姻心理障碍、性健康、生育保健、新婚避孕节育等生殖健康问题与医师的交流。个性化咨询需要良好的咨询环境和具有丰富经验的医师。

（3）双方共同咨询　要基于双方知情，能够接受检查结果基础上，解释疾病的危害及医学建议的意义，让他们认识和正确理解检测结果，分析他们的担忧及可行的解决办法，帮助患有疾病的一方认识到保护对方、后代的责任。

2. 咨询内容　婚前卫生咨询需要涉及婚前保健对象在患影响婚育疾病，以及与婚育、性生活有关的问题，主要包括婚前保健对象就对方、后代、家庭等与其相关人群的健康与婚育提出问题的咨询，以及对医学意见有疑义的咨询等。

（1）影响婚育疾病咨询　此类咨询占婚前卫生咨询比例最大。医务人员针对婚前保健对象患有疾病的特点，告知疾病对婚育可能造成的危害，提醒婚前保健对象对自己、对方和后代的健康负责，告知切实的预防措施。

（2）对医学建议咨询　婚前保健对象对“暂缓结婚”“不宜生育”等医学建议不理解、有异议者，可以提出问题。医师首先要肯定婚前保健对象可以结婚或可以生育，鼓励其提出对婚育的考虑，然后耐心讲解其患疾病对婚育可能产生的影响，特别是对婚后性生活、对方健康及某些高发遗传性疾病对后代的影响；提出应将病情告知对方的建议。某些服务对象可能因为医师的建议违背自身的愿望而产生排斥态度，医师应给予尽可能多的解释，鼓励服务对象提出问题，帮助其认识到问题的严重性。

（3）有关生殖健康咨询　婚前保健对象针对性健康、生育保健、新婚避孕节育等生殖健康问题提出异议时，医师给予针对性的解答。这一咨询通常发生在经过婚前医学检查后。此类咨询涉及内容范围广泛，某些情况下还需要深入讨论，医务人员应该给予认真指导。

（4）遗传咨询　婚前卫生咨询的重要部分。在婚前保健时，医师与婚前保健对象共同探讨双方有无遗传疾病的可能性，包括本人及家族情况。对于已患或可能患有遗传疾病的服务对象，医师应就本人及其家庭中有关人员的发病风险，特别是子代再发风险进行科学的估计，帮助他们知情选择婚育，避免遗传病延续。

3.咨询方法

（1）咨询原则　婚前卫生咨询要遵循平等相待、无强迫、对方易接受的原则。医师要充分尊重服务对象的意愿，从当事人的角度出发，耐心、细致地讲明科学道理，使他们对问题的解决变被动为主动。咨询过程要建立在理解与共情基础之上，尊重服务对象提出的任何观点，真诚坦率地对待服务对象。

（2）交流技巧　要获得最佳的婚前卫生咨询效果，需要婚前保健医师熟练掌握人际交流技巧，并自如运用。常用交流技巧包括以下方面。

1）谈话的技巧　咨询者应力求讲普通话，或与咨询对象能够共同接受的语言，要适当重复重要的或不易理解的内容。交谈过程要及时取得反馈，了解咨询对象对交谈内容的理解程度，必要时运用图画、模型等辅助方法，帮助其理解。

2）非语言技巧　人际沟通的滑润剂，包括无声的动姿如面部微笑、目光、坐姿、体态、仪表、服饰等，还包括咨询过程中有声的类语言，如鼻音、叹息，用以表示与对方交谈的反应。

3）倾听的技巧　有效地听取咨询对象讲话是咨询者亲身传播的基本技能之一。咨询者要认真耐心地倾听对方的陈述，可以不断用点头、“是”“嗯”或重复关键词，表示对其的理解，不要轻易打断其讲话，一段时间可以总结对方陈述的要点，学会用鼓励的语言表扬对方。咨询过程中要注意观察对方的表情。

4）提问的技巧　恰当地提出问题，是使咨询向深层次发展的关键。常用的提问类型如下。

①封闭式提问：多用于咨询的开始，如“你家里有遗传病患者吗”“是吗”；对方回答简单，如“有”或“是”。

②开放式提问：主要用于鼓励对方畅谈，是咨询中常用的提问方式，如“你是怎么考虑的”“关于婚前检查你知道多少”；对方回答需要陈述，不是简单地回答是与不是。

③探索式提问：是提炼出主要的问题进一步提问，多用于深入了解时，如“你们决定婚后暂时避孕，为什么”。

④诱导性提问：咨询时应该避免的提问方式，因为诱导式提问是咨询者将希望的答案放在提问中引导对方回答，如“婚后短期不要孩子，你丈夫会不同意吗”。

⑤反馈的技巧：咨询过程中，反馈是十分重要的，咨询医师对咨询对象的认识、感受应经常总结、归纳，充分肯定他们正确的认识，鼓励他们建立有益的健康行为。

三、常见影响婚育疾病指导

根据《中华人民共和国母婴保健法》规定以及疾病分类标准，影响婚育疾病包括严重遗传性疾病、指定传染病、有关精神病，以及影响结婚和生育的心、肝、肺、肾等重要脏器疾病及生殖系统发育障碍或畸形等。

（一）指定传染病与婚育

婚前保健重点检查《中华人民共和国传染病法》中法定传染病，如艾滋病、淋病、梅毒、麻风及医学上认为影响结婚和生育的其他传染病。医师应该明确告知服务对象疾病具有传染给对方或后代的风险，并给予婚育指导。

1. 总体指导原则

（1）《中华人民共和国母婴保健法》规定，“婚前医学检查中对患指定传染病在传染期间内，准备结婚的男女双方应暂缓结婚”。待疾病痊愈，传染性降低或消失后再考虑婚育。

（2）到正规医疗机构接受规范、彻底治疗，特别是性传播疾病，避免私自用药或到非正规医院用药，避免因治疗不利加重病情或重复感染。

（3）患病期间应减少性生活，若有性生活，则要坚持使用安全套，避免传染对方。

（4）感染女性，待疾病痊愈、稳定或感染水平降低后再怀孕，以降低母婴传播风险。若怀孕，应立即采取预防母婴传播措施，以减少后代感染的风险。

2. 重点疾病指导

（1）乙型肝炎病毒感染　因为目前没有有效的药物可以清除感染乙型肝炎病毒

（hepatitis B virus，HBV），多数人感染后将终身携带。因此，乙型肝炎病毒感染者可以正常结婚、妊娠、生育。但应注意夫妻间传播和母婴传播问题。特别是女性感染者怀孕后，可以因母婴传播将病毒传染给新生儿。围产期感染的新生儿，60%~95%将发展成为慢性乙型肝炎病毒携带者。

1）任何一方或双方感染乙型肝炎病毒，考虑将长期携带病毒，婚育医学意见为“建议采取医学措施，尊重受检者意愿”。

2）若一方为感染者，对方检测为抗-HBV阴性，应立即按照免疫规划接种三剂次乙肝疫苗，待体内产生抗体后再结婚为宜。

3）女性感染者检查病毒载量，遵医嘱进行治疗，待病毒载量下降后再怀孕，减少母婴传播风险。

4）女性感染者若怀孕，应加强产前检查，观察肝功能变化以及监测病毒载量。所生婴儿要采取预防母婴传播干预措施，即婴儿出生后12小时内注射乙型肝炎免疫球蛋白（hepatitis B immuno-globulin，HBIG）100U，同时接种乙肝疫苗10μg。之后，按照0、1、6个月免疫程序完成全程乙肝疫苗接种。

5）单项ALT高：首先需结合临床病毒学指标，排除病毒性肝炎的诊断。定期复查谷丙转氨酶，待正常后再婚育。乙肝病毒血清学指标物检测结果与婚育指导见表4-1。

表4-1　乙肝病毒血清学指标物检测结果与婚育指导

HBSAg（表面抗原）	抗-HBs（表面抗体）	HBeAg（E抗原）	抗-HBe（E抗体）	抗-HBc（核心抗体）	婚育指导
-	-	-	-	-	未感染，可婚育
-	+	-	-	-	有抗体，可婚育
+	-	-	-	-	单阳，可婚育。配偶若阴性，建议婚前接种乙肝疫苗。小三阳，若女方感染并怀孕，应检测病毒载量。住院分娩，安全助产。婴儿出生后尽早在12小时内注射乙型肝炎免疫球蛋白100U，同时接种乙肝疫苗10μg，之后，按照0、1、6个月程序，完成接种
+	-		-	+	可婚育。处理同前
+	-		+	+	小三阳，可婚育。处理同前
+	-	+	-	+	大三阳。医学建议：“建议采取医学措施，尊重受检者意愿”。对方若阴性，应婚前注射乙肝免疫球蛋白，同时按照0、1、6个月程序接种乙肝疫苗。女方应暂缓生育，检测病毒载量。如已怀孕，告知母婴传播危害。检测病毒载量，遵医嘱接受抗病毒治疗。住院分娩，安全助产。婴儿出生后尽早于12小时内注射乙型肝炎免疫球蛋白100U，同时接种乙肝疫苗10μg，按照0、1、6个月程序，完成接种
+	-	+	-	-	双阳，处理同前

（2）乙型肝炎　乙肝肝炎患者，即乙型肝炎病毒感染伴肝功能异常者，乙肝病毒复制活跃，传染性极强。

1）急性传染期应住院隔离治疗，“建议暂缓结婚”。

2）在肝功能正常后3~6个月再结婚，婚后要暂缓1年生育。

3）慢性肝炎活动期，应暂缓结婚和生育。待肝功能正常3~6个月后结婚，暂缓生育1年。

4）部分男性慢性肝炎患者可引起阳痿及性功能减退或遗精，可因过频的性生活加重肝脏负担，而引起肝功能异常。

（3）结核病　结核病是由结核分枝杆菌引起的呼吸道慢性传染病，可累及全身多个脏器，可治愈。结核病以肺结核最为多见，通过痰菌传播。若泌尿生殖系统结核，可通过性交方式传播。女性生殖器感染结核，称生殖器结核，又称为结核性盆腔炎。结核病具有传染性，属影响婚育疾病。婚育指导意见如下。

1）任何一方患开放性肺结核，“建议暂缓结婚”。

2）结核病开放期应该及早治疗，否则感染可致男女不孕不育。有效的抗结核药可使大部分新发病患者经过1~1.5年治疗而痊愈，其复发率也很低。可待病情稳定全身状况良好时再结婚。

3）女性患开放性结核，建议暂不怀孕。怀孕不仅加重病情，抗结核药物对胎儿、婴儿也可能造成危害。

4）经X射线胸片检查结核病灶及痰培养结核分枝杆菌阴性，泌尿系统尿培养结核分枝杆菌阴性后，可结婚及生育。

（4）梅毒　梅毒主要传播途径为性传播。梅毒感染妇女怀孕，可以发生流产、死胎、死产、先天梅毒等严重不良妊娠结局。近年来梅毒流行有上升趋势，婚前保健中发现的梅毒病例也逐年增加。梅毒成为婚前保健重点防治的疾病。婚育指导意见如下。

1）任何一方患早期梅毒或复发梅毒“建议暂缓结婚”。经治疗达到临床治愈，且梅毒检测试验滴度下降4倍以上（如由1：16降至1：2），可以结婚。婚后仍需定期复查，直至梅毒检测试验阴转。

2）若既往患梅毒，在排除现症感染后可以结婚。

3）一旦发现，不论处于何种时期，都应立即进行抗梅毒治疗，首选苄星青霉素或普鲁卡因青霉素。治疗期间要避免性生活，若有性生活要使用避孕套。

4）告知对方进行梅毒检测，及早发现，及早治疗。

5）女性感染者，建议经过规范治疗后再怀孕。若已经怀孕，应立即采取抗梅毒治疗等干预措施，预防母婴传播。

（5）艾滋病　艾滋病是通过性接触、血液或血液制品及母婴传播途径传播。感染人类免疫缺陷病毒后有很长的携带期，即没有明显的临床症状，但已具有一定传染性。艾滋病感染妇女怀孕，病毒可以通过怀孕、分娩和哺乳传染胎儿或婴儿，发生母婴传播，若不采取干预措施，母婴传播率可达30%左右。婚前检查是及早发现艾滋病、预防性传播和母婴传播的重要关口。对艾滋病感染者婚育指导意见如下。

1）一旦感染艾滋病病毒后将终身携带，因此，对艾滋病感染者婚育医学意见为“建议采取医学措施，尊重受检者意愿”。

2）评估感染水平，若新近感染或病毒载量处于较高水平，告知双方经性传播以及母婴传播的危害性。建议尽快抗病毒治疗，待病毒载量下降后再结婚。若病毒载量在低水平，可以结婚。但性生活时要使用避孕套。

3）为感染者性伴进行人类免疫缺陷病毒筛查，对其行为进行危险评估，及早发现感染状况。

4）若女方未感染者，建议尽早抗病毒治疗，在病毒载量较低水平时怀孕。若已经怀孕，应立即采取抗病毒治疗等干预措施，预防母婴传播。女方怀孕期间，应尽量避免性生活，若有性生活应该使用避孕套。

5）进行改变危险行为指导，提供有效的避孕措施，避免非意愿妊娠。

（6）淋病　淋病是由淋病双球菌引起泌尿生殖系统黏膜的炎症，主要通过性接触传播，也可通过污染的衣裤、毛巾、浴盆等感染。女性淋病奈瑟球菌感染可经宫颈上行至宫腔及输卵管等盆腔部位，可造成不孕或发生异位妊娠。还可以发生流产、早产、新生儿败血症等不良结局。分娩过程可感染胎儿，引起新生儿淋菌性眼炎，导致失明。男性淋病奈瑟球菌感染治疗不及时也可上行引发前列腺炎影响生育功能，且可因尿道狭窄出现排尿困难。婚育医学意见如下。

1）淋病未治愈前应“建议暂缓结婚”。

2）性伴侣应同时接受检测并进行治疗，治疗时以及结束后2周避免性接触。

3）性生活时使用避孕套，避免经性接触传播。

4）女性患者，应该治愈后再怀孕。若怀孕或在怀孕期间感染淋病，新生儿出生后立即用硝酸银或抗病毒药物点眼。

（7）生殖道沙眼衣原体感染　由沙眼衣原体感染，男性感染后患非淋病性尿道炎，病原体可以抑制受精，造成生育力低下。女性感染后可发生子宫内膜炎、尿道炎，累及输卵管或盆腔感染可造成不孕、宫外孕等。若怀孕可导致胎儿宫内感染，造成流产、早产、死胎等，胎儿出生后可引起新生儿结膜炎、肺炎等。由于该病可因性行为导致对方患病，故属于性传播疾病，而接触被沙眼衣原体或支原体污染的物品也可引起感染。婚育指导意见如下。

1）未治愈前“建议暂缓结婚”，治愈后结婚或开始性行为。一方患病后，另一方也要检查，发现患病后要积极治疗。

2）双方共同治疗，治疗前应该避免性接触。

3）女性感染者应积极治疗，待治愈后再怀孕。

4）本病是可防可治的，预防的关键是要杜绝不洁性交。洁身自爱，不嫖娼、不卖淫，避免婚前性行为和婚外性行为。

（8）尖锐湿疣　尖锐湿疣是最常见的性传播疾病，由人乳头瘤病毒引起。传播途径有不洁性交或接触有人乳头瘤病毒污染的生活用品。女性感染者怀孕可经产道及产后密切接触感染新生儿，导致新生儿咽喉瘤及皮肤黏膜病变。HPV16、18型等高危型感染，与外阴癌、宫颈癌发生密切相关。婚育医学意见如下。

1）任何一方患病，未治愈前“建议暂缓结婚”。待治疗痊愈，病情稳定，6个月以上不复发再结婚。尖锐湿疣彻底治愈后无传染性，不影响怀孕和生育。

2）及早、规范治疗，夫妻同治、治疗期间禁止性生活，是治愈的关键。尖锐湿疣极易复发，定期宫颈检查，防患于未然。

3）女性患者应先治疗，待治愈后再怀孕。妊娠期体内雌激素水平增加、细胞免疫功能降低、盆腔血供丰富等因素，可以加速尖锐湿疣感染后病情发展。胎儿经过产道或在出生后与母亲密切接触，可导致新生儿的病毒感染。故建议治愈后再妊娠。

4）不要随意接触患者的物品，患者使用后的物品要清洗消毒。

5）孕期发现感染者，可局部进行治疗。

（二）严重遗传性疾病与婚育

遗传病是因人体内正常的遗传物质（即染色体或基因）发生异常改变而引起的畸形或病变。严重遗传性疾病是指由于遗传因素先天形成，后代再发风险高，医学上认为不宜生育的遗传性疾病。至今，人类发现的遗传病已达7000多种，包括单基因遗传病、多基因遗传病和染色体病。遗传病一般不影响结婚。对患有严重遗传病者，考虑致病基因延续而影响后代健康，经评估遗传风险，提出“建议不宜生育”或“控制胎儿性别”的医学意见。

1.智力低下（精神发育迟滞） 根据病因，智力低下可分为遗传性智力低下、非遗传性先天智力低下、后天获得性智力低下、社会性智力低下。遗传性智力低下可以由单基因遗传病或染色体病所引起，常伴发其他症状；或者是无异常临床表现，仅表现为智力低下，多为轻型，属多基因遗传。婚育指导原则如下。

（1）重度和极重度智力低下，不具有婚姻意识能力者，不宜结婚。

（2）双方均为遗传性智力低下者，不宜结婚，坚持结婚者不宜生育。

（3）染色体病、单基因遗传病引起的智力低下，按不同类型遗传方式进行遗传咨询和婚育指导。

（4）单纯性智力低下，后代再发风险率>10%者，不宜生育。①女方正常，男方智力低下，后代再发风险率<10%；②女方智力低下，男方正常，后代再发风险率>10%；③男女双方均为智力低下，后代再发风险率50%；④一方为智力低下，已有1名子女为智力低下，再发风险率25%；⑤双方正常，已有1个患儿，再显率<5%；已有2个患儿，再显率>10%。

2.先天性耳聋 先天性耳聋是指胎儿出生前因耳部病变致出生后即有听力障碍；或致聋病源潜存于胚胎期，而迟至幼年或成年才发病者。遗传性耳聋占先天性耳聋的80%，最常见的类型为常染色体隐性遗传（占80%），其次为常染色体显性遗传（占19%），X连锁隐性遗传占1%。

耳聋患者之间婚配的概率很大，因此在进行婚育指导时，首先要区分是先天性耳聋还是后天性耳聋，如果无法鉴别先天或后天致病，一般按先天性耳聋处理。婚育指导原则如下。

（1）常染色体隐性遗传性耳聋

1）双方先天性耳聋患者结婚，子代再发风险率约为17%（指两个相同基因型者通婚）。由于目前从临床上还无法鉴别不同的基因型，因此，先天性耳聋最好不与先天性耳聋通婚，如已结婚，最好不要生育。

2）表型正常的夫妇，如已生育一患儿，说明夫妇双方为相同致病基因携带者，再生育子女，再发风险为25%，不宜再生育。

3）一方为先天性耳聋，另一方正常，且无耳聋家族史，或为后天性耳聋，不限制生育。

（2）常染色体显性遗传性耳聋 任何一方为患者，子代再发风险50%，不宜生育。

（3）X连锁隐性遗传性耳聋 女性患者或致病基因携带者，受孕后进行胎儿性别鉴定，避免生育男孩（男孩发病概率50%）；男性患者不会遗传给男孩，但女孩均为致病基因携带者。

3.先天性心脏病 常见的有房间隔缺损、室间隔缺损、动脉导管未闭、主动脉缩窄及法洛四联症等。遗传方式绝大多数为多基因遗传，少数为常染色体显性遗传或常染色体隐性遗传。婚育指导医学意见如下。

（1）心脏功能不能代偿，发展到难治性充血性心力衰竭阶段，劝阻结婚，坚持结婚者，提出“建议采取医学措施，尊重受检者意愿”的医学意见。

（2）先天性心脏病患者只要心脏代偿功能正常，结婚不必加以限制。由于多数属于多基因遗传，如果患者一、二级亲属中有先天性心脏病患者，子代再发风险高，生育应慎重考虑。由于先天性心脏病可以通过产前诊断发现，患儿出生后可以接受手术治疗，因此应告知患者子代再发风险、产前诊断时机等有关信息，由患者自己决定是否生育。同时也要考虑患者的心脏矫治情况和心功能情况。

4.多发性神经纤维瘤病 遗传方式为常染色体显性遗传。多发性神经纤维瘤患者半数以上伴智力障碍、内分泌障碍，40%可伴神经系统病变，主要为颅内肿瘤致癫痫发作，

3%~4%的患者死于肿瘤恶变。本病为致残性遗传病，预后差，子代再发风险高，婚育指导医学意见为劝阻生育。

5.先天性白内障　遗传方式多数为常染色体显性遗传，也有常染色体隐性遗传者。婚育指导医学意见为结婚不受限制，生育按照不同的遗传方式进行指导。

6.视网膜母细胞瘤　双侧性视网膜母细胞瘤多属常染色体显性遗传，单侧性视网膜母细胞瘤中有10%属常染色体显性遗传，多数属非遗传性。本病是眼球恶性肿瘤之一，恶性程度高，不仅可以致盲，而且病死率高。婚育指导医学意见。

（1）双侧性视网膜母细胞瘤患者最好不结婚，即使结婚也不宜生育。如生育，子女应随访到7岁。

（2）单侧性视网膜母细胞瘤患者中约10%属常染色体显性遗传，子女再发风险高，不宜生育。如有家人发病，应按双侧性原则处理。

（3）单侧性视网膜母细胞瘤大多数属于非遗传性，散发，子代患病率不高，可以结婚和生育，但子女应随访到7岁。

7.血友病　遗传方式为X连锁隐性遗传，属致死、致残性遗传病。婚育指导医学意见为结婚不受限制，女性患者及携带者避免生育男孩。

8.珠蛋白生成障碍性贫血（地中海贫血）　遗传方式为常染色体隐性遗传，往往有家族史。婚育指导医学意见为结婚不受限制，夫妇一方为患者，子女发病风险高，双方均为患者，子女发病风险极高，在妊娠后需接受产前诊断。

（三）有关精神病与婚育

1.精神分裂症　遗传方式为多基因遗传。由于精神分裂症患者在发病期间常丧失责任能力和自控能力，又因服用大量的抗精神病药物，有致胎儿畸形的风险，加之结婚时的心理和生理负担可能加重病情，因此婚育指导医学意见应根据病情，主要有以下几点。

（1）男女双方均为精神分裂症患者，应劝阻婚配。如仍坚持要结婚，则应建议不宜生育，采取绝育或可靠的避孕措施。

（2）精神分裂症在病情发作期有攻击危害行为的，不宜结婚。

（3）对频繁发作、功能明显衰退的患者，应劝阻结婚。

（4）精神分裂症患者处于发病期，应暂缓结婚。

（5）精神分裂症患者病情稳定2年以上，可以结婚，如果一、二级亲属中有精神分裂症患者，不宜生育。

（6）精神分裂症患者病情稳定2年以上，而且一、二级亲属中没有精神分裂症患者，可以结婚生育。

（7）精神分裂症患者病情稳定未满2年，但双方知情，结婚对病情恢复无不利影响的，若坚持结婚，应充分尊重受检双方及其法定监护人的意愿，提出“建议采取医学措施，尊重受检者意愿”的医学意见，告知康复、治疗的建议。

（8）妊娠和分娩可使体内的生理和生化过程发生改变，从而使疾病复发的机会增多，可高达46.6%。因此，仍接受抗精神病药物治疗的对象，应采取可靠的避孕措施。

2.躁狂抑郁症 遗传方式有多基因遗传、常染色体显性遗传和X连锁显性遗传。婚育指导医学意见同样应根据病情，主要有以下几点。

（1）双方均患本病，或一方患本病另一方患其他精神病者，应劝阻婚配，如仍坚持要结婚，则应建议不宜生育，采取绝育或可靠的避孕措施。

（2）躁狂发作时有攻击危害行为的，不宜结婚。

（3）对频繁发作、功能明显衰退的患者，应劝阻结婚。

（4）在发病期内应暂缓结婚。

（5）躁狂抑郁症患者病情稳定1年以上，可以结婚，生育问题按照不同遗传方式进行指导。

（四）生殖系统发育异常与婚育

1.女性生殖器官的发育异常 常见的有处女膜闭锁、先天性无阴道、阴道闭锁、阴道横隔、阴道纵隔、先天性无子宫、始基子宫、子宫发育不良、双子宫、双角子宫、鞍状子宫、纵隔子宫、单角子宫、残角子宫、卵巢发育异常、先天性卵巢发育不全等。生殖器官的发育异常对性生活和生育能力有不同程度的影响，严重者无法进行性生活或没有生育能力。阴道的发育异常通常需要在矫治手术后才能够进行性生活，子宫和卵巢的发育异常则通常影响生育，子宫的发育异常有时能够怀孕，但常导致孕期、产时或产后的病理现象如流产、异位妊娠、子宫破裂等。婚育指导意见需根据具体情况，向男女双方讲清女方的情况对性生活及生育能力的影响及影响程度、是否可以进行治疗、治疗的方法以及治疗后对性生活及生育能力恢复的程度。让他们在充分知情的情况下自己做出是否结婚与何时结婚的决定。

2.真两性畸形 是指性腺包含卵巢和睾丸或卵睾，而染色体性别可以有不同的类型，如46,XY/46,XX、46,XX/47,XXY、46,XY/45,X0、46,XX、46,XY。外生殖器介于两性之间，呈男性、女性或男女性兼有。婚育指导意见为原则上应劝阻结婚，如果双方坚持结婚，必须向男女双方交代清楚：可以通过矫形手术或切除某些性腺后再结婚，但没有生育能力，保留男性生殖器者无性能力，让双方在充分知情的情况下进行决定。由于性发育的异常，这类患者在婚育、身心、生活、学习等诸方面存在一系列问题，必须正确地诊断和处理。

3.假两性畸形 女性假两性畸形，性腺为卵巢、染色体核型为46,XX，外生殖器类似于女性，有男性化表现，乳房不发育。婚育指导意见为外生殖器可进行矫形手术，早期药物治疗可促使女性生殖器官的发育和月经来潮，甚至有受孕和分娩的可能。

男性假两性畸形，性腺为睾丸，染色体核型为46,XY（混合型性腺发育不全为嵌合体），外生殖器类似于男性。根据原社会性别、本人意愿及畸形程度予以矫正，原则上应矫治为女性外生殖器及行人工阴道术为妥，对位于腹股沟或腹腔内的睾丸应该予以尽早切除。婚育指导意见为无生育能力，至于是否结婚、何时结婚的决定，尊重双方在充分知情的情况下的选择。

4.男性生殖器官发育异常　阴茎发育异常包括尿道下裂、尿道上裂、包茎与包皮过长、小阴茎、隐匿阴茎、阴茎弯曲。睾丸发育异常包括隐睾、小睾丸（克氏综合征）、先天性无睾丸。不同类型男性生殖器官发育异常可能会对性生活或生育能力造成一定影响。婚育指导意见与女性生殖器官发育异常的表达相同，需根据具体情况，向男女双方讲清楚男方的情况对性生活及生育能力有什么影响及影响程度、是否可以进行治疗、治疗的方法以及治疗后对性生活及生育能力恢复的程度。让他们在充分知情的情况下自己做出是否结婚与何时结婚的决定。

第三节　新婚期保健

岗位情景模拟

岗位情景：王女士，23岁，新婚，打算和丈夫过几年再要孩子，前来咨询哪种避孕方法更合适。

请思考：1.新婚期避孕原则有哪些？

2.针对王女士情况，咨询人员应推荐她哪些避孕方式？

新婚期（newlywed period）是指从结婚之日起至婚后1年内。此期间，男女双方在心理、生理多方面处于磨合期，可能会产生各种各样的问题。在婚前保健时，医师应为服务对象提供新婚性保健、新婚性卫生和新婚期避孕等有关知识和保健指导，帮助他们顺利度过新婚期。

一、新婚期性卫生

（一）预防泌尿生殖系统感染

新婚期频繁的性活动，增加了男女性器官接触机会，增加了生殖道感染或性传播疾病风险。男方的包皮垢易于细菌的繁殖，而女性外阴、阴唇的皱褶较多，也是细菌生长的场所，且与肛门、尿道接近，都是可能造成感染的条件。新婚期最常见的泌尿生殖系统感染是女性出现急性膀胱炎，也称“蜜月膀胱炎”或“蜜月病”。预防措施如下。

1.保持性器官清洁卫生 性交前后双方清洗外生殖器官；男性要彻底清洗包皮垢；女方养成在性交后排尿习惯，以减少因性交造成尿道口的污染；便后以及清洗外阴时要由前向后擦拭，以免肛门周围细菌污染阴道；避免阴道冲洗；避免月经期性交。

2.性生活适度 不要过于频繁。因为双方外阴反复、多次接触，加之缺乏卫生知识，不能保持外阴清洁，增加了感染的机会。

3.及时就医 出现泌尿生殖道感染症状，如女方排尿不舒服，即尿痛、尿急、尿频，有时伴有血尿、全身不适、发热等，要及时到医院检查，积极彻底治疗，以免病情迁延或复发。应当停止性生活，多喝开水，增加尿量冲洗膀胱。

（二）预防生殖道损伤

新婚夫妇性交时可能发生生殖道损伤等较为严重的情况。多因性交用力过猛、动作粗暴，或心理准备不足、过度紧张等引起。女性可伤及阴道壁、结缔组织甚至直肠、膀胱等邻近器官，可能发生大出血、休克、感染甚至败血症；男性可造成包皮系带损伤，也有发生阴茎折断等严重情况。还可能发生处女膜破裂出血过多、性交晕厥、阴道痉挛、嵌顿包茎等意外情况。

1.发生损伤不要恐慌，立即暂停性交活动，及时就医，医师会针对不同情况给予处理。

2.在性生活时，男方动作要温柔，女方应积极配合，达成协调一致，避免动作粗暴带来损伤。

（三）预防性传播疾病

由于频繁的性交活动，可能使一方已经患有但尚无明显症状的性传播疾病，如沙眼衣原体感染、梅毒、获得性免疫缺陷综合征（艾滋病）等，通过性接触传染对方。

1.男女双方婚前应该到医院进行婚前医学检查，及时发现性传播疾病，经治疗后再结婚。

2.新婚期若发现一方有生殖器溃疡、疱疹、阴道或尿道分泌物异常等情况时，应该避免性生活，及时就医，若有性生活应该使用避孕套。

3.如发现对方有多性伴等危险行为时，可以要求对方进行医学检查，性生活时也要使用避孕套。

二、新婚期性保健

性保健（sexual health care）就是为保护男女性器官和性功能的健康所采取的卫生保健

措施。性保健目的为实现性健康，它不仅与生育和生育控制有关，也和预防艾滋病等性传播疾病侵袭的医疗保健有关，还是性生活质量不断提高的保证。性保健贯穿人的一生，在不同年龄阶段具有不同的重点和内容。

新婚期男女双方对性生活在心理上处于兴奋、期待状态，对性行为还可能存在惧怕、羞涩等心理障碍，亟须得到科学的指导。新婚期性保健正是从了解性器官、性活动及性心理的基础知识入手，帮助服务对象正确认识性生活中可能出现的各种情况，为建立和谐性生活奠定基础。

（一）了解男女不同的性反应

正常情况下，男性和女性的性反应、性功能存在一定的差异，主要表现如下。

1.男性性欲强于女性，性高潮到来早于女性。女性兴奋之前，需要一定的诱导阶段。这是男女性反应的基本差异。

2.男女对各种性刺激的敏感性不一致。男性对视觉刺激敏感，女性则对触觉、听觉敏感。

3.动情部位有差异。男性敏感部位集中在外生殖器及其附近，尤其阴茎头特别敏感；女性敏感区分布较广如阴蒂、阴唇、阴道及其外口周围、大腿内侧、乳房、唇、舌、脸颊，甚至耳朵、颈部、腋部等。

（二）掌握正常性反应周期

一次健康而完整的性功能过程，即从性欲开始被唤起直到平复，称为一个性反应周期；是性器官、神经-内分泌及全身各系统协调一致的连续生理过程。按其发展顺序分为4个阶段，即性兴奋期、性持续期、性高潮期和性消退期。

1.双方要掌握性功能过程中各个时期的特点。有意识地采取积极措施，适应男女间不同的性生理反应，促进双方尤其是女性性功能的正常发挥，使双方在性活动时都得到满足。

2.根据各自的健康状况、精神状态、性欲高低、性冲动出现快慢与程度的不同，逐步摸索性生理规律，建立相互尊重与和谐的性生活。

（三）顺利度过首次性生活

顺利度过首次性交，正确对待性交中出现的各种情况十分关键。最常见的是初次性交会造成女方处女膜破裂，引起不同程度的疼痛和出血，这些均属正常现象，一般应休息2~3天，待处女膜伤口愈后再性交。初次性生活的不良刺激还可能引起女方对性交的厌恶和惧怕，甚至导致心理上的性功能障碍。男子应对自己的性冲动稍加克制，切勿动作粗暴，以免给女方造成精神上的不良刺激和躯体上不应有的损伤。在性交过程中，女方也不应完全处于被动地位，应该主动配合，在双方相互配合下顺利度过首次性生活。

（四）科学认识处女膜

某些人将初次性生活时阴道出血症状，作为判断女方是否为处女的唯一标志，这是极不科学的。正常生理情况下，处女膜因人而异，有厚有薄、有软有硬，处女膜孔也有大有小、有松有紧，所以在性交时会出现各种不同反应。例如，有弹性而松软的处女膜在初次性交时，不一定会裂伤出血；某些女性可以因以往运动或受伤已经造成处女膜破裂，在初次性交时就不会出现出血的情况。故初次性生活时，夫妇都应以科学的态度来对待处女膜问题，纠正错误看法和偏见，以免因处女膜问题引起夫妻间感情危机，甚至造成家庭破裂等悲剧。

（五）掌握好性生活的频度

过度的性生活可以造成身心疲惫，使机体抵抗力下降，易引发疾病，所以在新婚期也要适度性生活。性生活的频度因人种、地区、社会、文化背景以及个人的年龄、健康和心理状态而异，不能一概而论。性要求的频度要从爱护、体谅对方出发，以性生活后双方都不感到疲乏为原则。双方应在性生活实践中选择合适的性交时机，逐步养成入睡前进行性生活的习惯，以便性交后有充分的休息时间，有利于身心健康。

（六）特殊情况就诊指导

国家为鼓励新婚夫妇进行婚前检查已实行免费政策。婚前检查内容除体格检查和化验检查外，还包括婚前教育。教育内容包括男女生理构造、性交卫生及其注意事项、避孕知识。在新婚时期，尤其需要注意避免过度劳累、酗酒情况下未避孕受孕，影响优生优育。当出现以下情况时，需要及时就医。

1. 初次性生活时出血颜色鲜红且量多，可能出现阴道损伤。

2. 女方一直疼痛或无法克服恐惧，双方无法完成阴茎阴道插入，或者即便插入，但多次性生活后疼痛不能缓解。

3. 男方出现勃起功能异常等情况。

4. 出现生殖器官不适症状，如灼热瘙痒、分泌物增多、尿频、尿急、尿痛等。

5. 双方配合良好，男方勃起功能正常，但尝试3次以上仍未性交成功。

三、新婚期避孕

（一）新婚期避孕原则

新婚夫妇在选择避孕方法时要充分考虑以下几点。

1.不影响内分泌及生育功能，停用后生育功能即能恢复，且不影响后代健康。

2.使用方法简便易行，不影响性生活。

3.得到男女双方认可，并且都要学会使用。在使用过程中能相互配合、相互督促。

4.首选复方短效口服避孕药和屏障避孕法。

（二）常用避孕方法

1.复方短效口服避孕药　目前国内外常用的复方短效口服避孕药，是含有低剂量雌激素和孕激素的复合甾体激素制剂。避孕原理是抑制排卵、改变宫颈黏液性状、改变子宫内膜形态、改变输卵管功能等多环节共同作用。具有高效、简便和可逆的优点。正确使用，避孕有效率高达99%。因停药后生育力即可恢复，且不影响性生活，更适合新婚夫妇使用。注意事项如下。

（1）为了保证避孕药的最佳效果，使用者在用药之前要接受医师咨询，咨询内容包括：①排除避孕药的禁忌证。②了解服用避孕药后可能出现的副作用。③避孕药需每天服用，容易漏服，服药者可采取提醒按时服药的措施，如定时提醒等。④掌握漏服药后的补救措施。

（2）新婚初次性交，应用复方短效口服避孕药避孕，应从新婚当月月经来潮后第5天或按照用药说明开始服用避孕药，而非在初次性交时才服用。

（3）婚后短期或1年内不准备妊娠的女性，应用复方短效口服避孕药，可以自行选择开始使用或停用的时间。因药物在体内半衰期短，对生育力没有影响，停药后即可妊娠。

2.屏障避孕　新婚夫妇的性生活较为规律，女性阴道变得较松弛时，可采用屏障避孕方法。屏障避孕包括男、女用避孕套和外用避孕药（避孕栓、避孕药膜、避孕胶冻），外用避孕药也称杀精剂。屏障避孕具有不影响内分泌、随时可以使用的优点。避孕套还具有避孕与预防性传播疾病的双重保护作用。使用中需要注意以下事项。

（1）避孕套或外用避孕药需要每次性生活都坚持使用。同时选择安全期避孕，可以提高避孕效果。

（2）双方都要掌握正确使用方法。如避孕套一定要在阴茎勃起时使用，在未软缩前退出；避孕药膜、栓，放置后需要等待数分钟方可性交等。

（3）避孕套及避孕药膜、栓等需要妥善保存，避免受潮。避免用潮湿的手指拿取药膜，否则会影响药膜的避孕效果。

3.紧急避孕　是指在无保护性交（避孕失败或失误或未采取避孕措施）后一定时间内，采用口服药物或放置宫内节育器，避免非意愿妊娠。该方法是在1个月经周期内，偶然1次无保护性交后采取的补救措施。紧急避孕方法包括无保护性交后72小时内服用紧急避孕药，及5天内放置宫内节育器。新婚夫妇容易发生避孕失败，应该掌握紧急避孕措施，但绝对不能将紧急避孕作为常规避孕措施。在使用过程中要注意以下事项。

（1）紧急避孕药的避孕效果低于常规避孕方法，有研究表明，其避孕率仅为75%~85%，且副作用发生率高。

（2）紧急避孕药越早使用，避孕效果越好。

（3）紧急避孕的周期不应再有无保护性交，因为紧急避孕仅对服药前、最近的一次性交有作用，服药后再次发生的无保护性交没有避孕作用。

4.其他避孕方法 不准备生育或想长期避孕者，应选用长效、安全、简便、经济、稳定的避孕方法，可放置宫内节育器。终身不宜生育的夫妇，可选择绝育手术，也可放置宫内节育器。总之，可根据不同阶段、不同情况，灵活选用各种避孕方法。

5.不建议采用的避孕方法

（1）新婚女性阴道较紧，不宜选用阴道隔膜、宫颈帽避孕方法。

（2）因准备婚礼或新婚期双方体力消耗较大，精神上也易处于激动、紧张的状况，易发生额外排卵，故不宜采用安全期避孕。

（3）长效避孕针停药后生育力恢复缓慢，故不适宜婚后准备短期妊娠者。

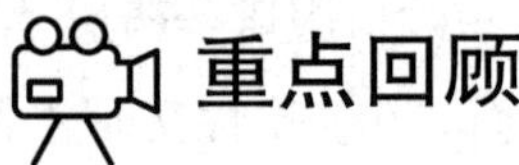

重点回顾

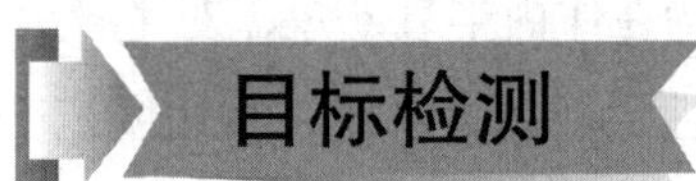

目标检测

一、选择题

1.依据《中华人民共和国母婴保健法》规定，影响婚育的疾病主要包括（　）

A.严重遗传性疾病

B.《中华人民共和国传染病防治法》中规定的指定传染病

C.精神分裂症、躁狂抑郁型精神病及其他重型精神病

D.影响结婚和生育的心、肝、肺、肾等重要脏器疾病及生殖系统发育障碍或畸形等

E.以上都是

2.有关新婚避孕方法的选择原则，错误的是（　）

A.不影响下一代的健康

B.停用后短期内可恢复生育

C.为了万无一失，可以用复杂安全的方法

D.不影响下一代的智力发育

E.以上都是

3.有关婚前卫生咨询，下列说法不正确的是（　　）

A.医护人员与服务对象应该面对面相坐，保持合适的距离

B.咨询包括性及婚育等方面内容

C.医护人员应为服务对象保守秘密

D.可选择某社区对与育龄妇女进行集体培训和集体解答交流

E.医护人员应针对服务对象存在的问题进行个别交谈

二、思考题

1.根据《婚前保健工作规范（修订）》要求，婚前保健医师应该对服务对象提出的医学建议包括哪些内容？

2.医护人员对人类免疫缺陷病毒感染者给予的婚育指导意见有哪些？

三、思想提升

在婚前卫生咨询工作中，经常会出现婚前保健对象对“暂缓结婚”“不宜生育”等医学建议不理解、有异议等现象，作为婚前保健医护人员，应该如何进行有效处理？

第五章　围产期保健

学习目标

1. 掌握孕前期、孕早期保健内容，分娩的临床经过，异常产程的特点；熟悉孕早期女性的身心特点及常见症状和体征，胎儿生长发育监测，孕期用药；了解产前筛查、诊断及妊娠期体重管理，分娩期及产褥期的生理及心理特点。

2. 能正确对备孕夫妇及孕早期女性给予保健指导；能正确对分娩妇女、产褥期妇女及新生儿的喂养给予保健指导。

3. 培养具有爱心、耐心、同理心的职业人才。

第一节　孕前保健

岗位情景模拟

岗位情景：王女士，28岁，有备孕计划，要求做孕前检查及了解孕前保健注意事项，但由于既往有过孕早期胚胎停育史，担心第二次怀孕再次出现胚胎停育，为降低流产风险，现特来咨询。

请思考：1. 针对王女士情况，应怎样进行保健指导？

2. 流产的原因有哪些，如何降低流产发生率？

一、概述

孕前保健是为准备妊娠的夫妇提供健康教育与咨询、健康状况评估、健康指导为主要内容的保健服务。目的在于提高妊娠的计划性，对夫妇的健康状况、治疗措施、生活行为、遗传病资料等做出详细评估，指导适宜妊娠的时机，告知夫妇避免在计划受孕前后接触对胚胎、胎儿有不良影响的因素，从而达到预防出生缺陷、提高出生人口素质和降低妊娠并发症的目的。

二、孕前保健内容

孕前保健包括孕前医学检查、孕前保健指导和孕前咨询。

（一）孕前医学检查

孕前医学检查指对准备妊娠夫妇的健康状况及可能影响生育的疾病进行专项检查。能及时发现影响胚胎发育的不良因素、遗传性疾病、不适宜妊娠的疾病、母婴传播性疾病等，对检查结果提出医学建议，对疾病进行及时治疗，降低流产率、减少胎儿畸形、妊娠期并发症等的发生，降低出生缺陷率和孕产妇死亡率，保障生育健康。

1.详细询问一般情况　包括年龄、月经史、婚育史、既往疾病史、社会学有关问题（如籍贯、教育、职业、经济等）、生活及工作习惯、药物及烟酒接触史、职业毒害（如铅、汞、甲苯、苯、辐射等）接触史、环境污染（生物、物理、化学）、家庭暴力、家族史（特别是遗传病史）。

2.体格检查

（1）一般情况检查　包括体重、身高、血压、脉搏、呼吸、体质指数（BMI）、体温等检查；

（2）系统性检查　包括心血管系统、消化系统、呼吸系统、泌尿系统、生殖、五官、皮肤、毛发等检查。

3.辅助检查

（1）常规检查　血常规、血型（ABO及RH系统）、尿常规、肝肾功能、乙肝两对半、艾滋、梅毒、丙肝检测、TORCH筛查。

（2）生殖系统　女性生殖道病原体（滴虫、真菌、支原体、衣原体、细菌性阴道病、淋球菌）检查、宫颈防癌筛查。男性生殖道病原体（前列腺液支原体、衣原体、淋球菌）检查。

（3）影像学检查　乳腺B超、妇科B超，必要时行乳腺钼靶、CT、MRI等检查。

（二）孕前保健指导

孕前保健指导指对计划妊娠的夫妇提供孕前、孕早期及预防出生缺陷等指导。具体指对备孕夫妇的健康状况、生活习惯、慢性病、遗传性疾病等情况进行评估，指导适宜妊娠时机，尽量避免有害物质的接触，并及时发现对胎儿有不良影响的因素，减少先天缺陷及妊娠期并发症的发生，从而达到提高出生人口素质的目的。

1.身体条件准备　备孕夫妇应该具有健康的身体，如疾病处于活动期（活动性肺结核、活动性肝炎等）或患急性肾炎、甲亢等疾病时，应待疾病治愈后或病情稳定后，在专科医师建议下指导备孕。对患有性传播疾病者，应经过正规专科医师治疗后，在医师建议下指导受孕。

2.培养健康的生活方式 注意合理规律作息；注意合理均衡膳食，不偏食；孕前补充叶酸，预防胎儿神经管畸形；戒烟戒酒，避免烟酒对生殖细胞和胚胎发育的不良影响；避免接触宠物，降低孕妇因感染弓形虫病引起的流产、胎儿畸形及发育迟缓的概率；避免接触有害的污染物质，重金属如汞、铅、砷、镉等，有害气体如一氧化碳，有害化合物如多环芳香烃、亚硝基、苯类、酚类等，高温环境及放射性核素环境对胎儿也有不利影响，应尽量避免。

3.预防感染 备孕前查TORCH，未感染弓形虫的女性应注意尽量避免宠物的接触，无法避免者应加强卫生防护措施；乙肝病毒表面抗体阴性者，建议孕前3个月至半年接种乙肝疫苗；梅毒感染者，应行梅毒正规治疗，待病原体浓度达到血清学稳定后才建议备孕。

（三）孕前咨询

通过孕前咨询能及时发现自然流产的高危因素、遗传性疾病的患者和携带者，通过一系列的预防性措施降低自然流产的再发风险，避免遗传性病患儿的出生，降低自然流产发生率、出生缺陷发生率，提高人群素质和人口质量。

1.自然流产的原因

（1）胚胎因素 胚胎或胎儿染色体异常是早期流产最常见的原因，占50%~60%，中期妊娠流产约占30%，晚期妊娠流产约占5%。染色体异常包括数目异常和结构异常。其中数目异常以三体居多，常见的有13、16、18、21和22-三体；结构异常引起流产的常见原因有平衡易位、倒置、缺失和重叠及嵌合体等。

（2）母体因素

1）全身性疾病 孕妇患全身性疾病，如严重感染、高热疾病、严重贫血或心衰、慢性消耗性疾病、慢性肝肾疾病或高血压，都有可能导致流产。孕妇TORCH感染可导致胎儿流产。

2）生殖器官异常 子宫畸形（发育不良、双子宫、单角子宫、双角子宫、子宫中隔等）、子宫肌瘤（黏膜下肌瘤、肌壁间肌瘤等）、子宫腺肌瘤、宫腔粘连等，均可影响胚胎着床发育而导致流产。宫颈内口松弛、宫颈重度裂伤及宫颈部分或全部切除术后等导致的宫颈功能不全，可增加晚期自然流产风险。

3）内分泌异常 女性内分泌功能异常（黄体功能不全、高泌素血症、多囊卵巢综合征等）、甲状腺功能减退、血糖控制不稳定等，均可导致流产。

4）强烈应激与不良习惯 严重的躯体或心理的不良刺激，如手术、直接撞击腹部、性交过频、过度紧张、焦虑、抑郁、恐惧等精神创伤，均可导致流产。过量饮酒、吸烟、饮咖啡、毒品等，也有可能导致流产。

5）免疫功能异常　包括自身免疫功能异常和同种免疫功能异常。自身免疫功能异常主要发生在抗磷脂抗体、抗 β_2 糖蛋白抗体、狼疮抗凝血因子阳性的患者，少数可发生在抗核抗体阳性、抗甲状腺抗体阳性的患者。临床上可表现为自然流产或复发性流产。同种免疫功能异常者也可能导致流产，可见于自然杀伤细胞（NK cell）的数量或活性异常。

6）辅助性T细胞细胞因子失衡　Th1型细胞因子具有胚胎毒性，不利于早期胚胎的发育；Th2型细胞因子对正常妊娠的维持起重要作用。正常妊娠Th1、Th2两型细胞因子处于动态平衡，维持正常的细胞免疫和体液免疫功能。若两者失衡，可引起流产。

（3）父亲因素　研究证实，精子的染色体异常可导致自然流产。精子畸形率异常增高是否与自然流产有关，尚无明确依据。

（4）环境因素　过多接触放射性和有毒化学物质如砷、铅、甲醛、苯等，均可导致流产。

2.造成出生缺陷的原因

（1）单基因遗传病　疾病发生受一对等位基因的控制，遵循孟德尔遗传定律，但环境因素基本不起作用。根据致病基因的性质和所处的染色体不同，又分为常染色体显性遗传、常染色体隐性遗传、性染色体显性遗传、性染色体隐性遗传。

（2）多基因遗传病　是由两对以上致病基因的累计效应，并联合环境因素所导致的疾病。多基因疾病不遵循经典的孟德尔遗传规律遗传，对疾病再发风险的评估比较复杂，需要根据该病的群体发病率、亲缘关系、遗传度、亲属中已发患者数及病变严重程度来估算再发风险度。一般而言，对于某种多基因遗传疾病，与患者的血缘关系越近，发病风险越高；家族中患病人数越多，发病风险越高；患者的病情越重，家系中的复发风险越高；此外，当某种多基因遗传疾病在人群中的发病存在性别差异时，患者家系中不同性别的人发病概率也不同。

（3）染色体病　指因染色体数目异常或结构异常所致的遗传病。常染色体病患者一般出生后即可表现出较严重的临床症状，如唐氏综合征、18-三体综合征等。性染色体病的表现主要体现在生殖器官或性征，所以常常在发育期或婚育期才被发现。大多数染色体病均呈现散发性而无家族聚集性，具体的再发概率需根据不同的情况分析。

三、孕前风险筛查与评估

孕前风险筛查与评估可以反映妇女常见病在人群中患病的状况和特点，可以有效地发现问题，并对这些疾病进行及时有效的治疗，进而提高妇女生活质量和健康水平，达到提高人口身体素质的目的。

随着人民生活水平的不断提高及生活方式的不断改变，生殖道感染（包括性传播疾病）宫颈癌和乳腺癌现已成为中国妇女常见病的防治重点。

女性生殖道感染是指由多种细菌、真菌、病毒、衣原体、支原体和原生生物发生在女性生殖器官的一组感染性疾病，包括外阴、阴道、宫颈、子宫、输卵管、卵巢、盆腔腹膜及盆腔结缔组织的炎症。它可导致不孕症、宫外孕、宫颈癌、流产、早产等疾病的发生，严重影响女性健康。生殖道感染（reproductive tract infection，RTI）包括性传播疾病（sexually transmitted diseases，STD）、内源性感染和医源性感染；具体包括非特异性外阴炎、滴虫阴道炎、外阴阴道假丝酵母菌病、细菌性阴道病、老年性阴道炎、衣原体感染、急性宫颈炎、盆腔炎、淋病、生殖器疱疹、尖锐湿疣、梅毒等。

（一）非特异性外阴炎症

【基本概念】

非特异性外阴炎症是由物理、化学等非病原体因素所致的外阴皮肤或黏膜的炎症。

【病因】

由于外阴部暴露于外，并与尿道、肛门和阴道相邻，因此易发生感染，以小阴唇的感染最为常见。多与阴道分泌物、经血、尿液、粪便刺激有关；尿瘘和肛瘘患者的尿液或粪便、糖尿病患者的糖尿刺激、穿紧身化纤内裤、局部潮湿等均可引起非特异性外阴炎。

【临床表现】

外阴皮肤瘙痒、疼痛、烧灼感，于活动、性交、排尿及排便时加重。检查见外阴充血、肿胀、糜烂，常有抓痕，严重者形成溃疡或湿疹。慢性炎症可使皮肤增厚、粗糙、皲裂，甚至苔藓样变。

【治疗】

治疗原则为消除病因，保持局部清洁、干燥，局部应用抗生素。

1. 病因治疗　积极寻找病因，若发现糖尿病应及时治疗糖尿病，若有尿瘘、粪瘘应及时行修补术。

2. 局部治疗　可用1%聚维酮碘液或1∶5000高锰酸钾液坐浴，每日2次，每次15~30分钟。坐浴后涂抗生素软膏。急性期还可选用微波或红外线局部物理治疗。

（二）滴虫阴道炎

【基本概念】

滴虫阴道炎是由阴道毛滴虫引起的常见阴道炎症，也是常见的性传播疾病。

【病原体】

阴道毛滴虫适宜在温度25~40℃、pH 5.2~6.6的潮湿环境中生长，在pH 5以下或7.5以上环境中则不生长。月经前、后阴道pH发生变化，月经后接近中性，故隐藏在腺体及阴道皱襞中的滴虫于月经前、后常得以繁殖，并引起炎症发作。滴虫可以消耗或吞噬阴道上皮细胞内的糖原，阻碍乳酸生存，使阴道pH升高。滴虫不仅寄生于阴道，还常侵入尿道、尿道旁腺，甚至膀胱、肾盂以及男性的包皮皱褶、尿道或前列腺中。约60%患者合并细菌性阴道病。阴道毛滴虫能吞噬精子，影响精子在阴道内存活，可导致不孕。该病有两种传播方式，一种是经性接触直接传播，是主要的传播方式；另一种是间接传播，如经公共浴池、浴盆、浴巾、游泳池、坐式便器等传播。

【临床表现】

1.症状 主要是阴道分泌物增多及外阴瘙痒，可伴灼热、疼痛、性交痛。若合并尿道感染，可有尿频、尿痛，有时可见血尿。

2.体征 妇科检查见阴道黏膜充血，严重者散在出血点，甚至宫颈有出血斑点，形成“草莓样”宫颈，白带呈稀薄脓性、黄绿色、有臭味，常呈泡沫状。

【诊断】

在阴道分泌物中找到滴虫即可确诊。取分泌物时阴道窥器不涂润滑剂，分泌物取出后应及时送检并注意保暖，否则滴虫活动力减弱，影响辨认。

【治疗】

治愈此病需要全身用药，主要治疗药物为甲硝唑及替硝唑。

1.全身用药 初次治疗可选择甲硝唑2g，单次口服；或替硝唑2g，单次口服；或甲硝唑400mg，每日2次，共7天。治愈率可达95%。甲硝唑用药期间及停药24小时内，替硝唑用药期间及停药72小时内禁止饮酒，哺乳期用药不宜哺乳。用药期间可出现胃肠反应，如恶心、呕吐、食欲减退等。若出现皮疹、白细胞减少、头痛，建议停药。

2.性伴侣的治疗 滴虫阴道炎主要经性接触传播，性伴侣应同时进行治疗，并告知患者及性伴侣治愈前应避免无保护性交。

3.治疗失败的处理 因滴虫阴道炎患者再发感染率很高，可考虑对此类女性在最初感染3个月后重新进行筛查。若为初次治疗失败，可重复甲硝唑400mg，每日2次，连用7天；或替硝唑2g，单次口服。若治疗仍失败，给予甲硝唑2g，每日1次，连用5天或替硝唑2g，每日1次，连用5天。

4.注意事项 为避免重复感染，内裤及洗涤用的毛巾应煮沸5~10分钟以消灭病原体，并应对性伴侣进行治疗。

（三）外阴阴道假丝酵母菌病

【基本概念】

外阴阴道假丝酵母菌病（vulvovaginal candidiasis，VVC）曾称外阴阴道念珠菌病，是由假丝酵母菌引起的常见外阴阴道炎症。

【病原体】

80%~90%病原体为白假丝酵母菌，10%~20%为光滑假丝酵母菌、近平滑假丝酵母菌、热带假丝酵母菌等。酸性环境适宜假丝酵母菌生长，此类感染患者阴道pH多在4.0~4.7，通常小于4.5。

白假丝酵母菌为机会致病菌，10%~20%的健康妇女阴道有此类真菌寄生，但菌量极少，不引起症状。当全身及阴道局部细胞免疫能力下降时，如应用广谱抗生素、妊娠、糖尿病、大量应用免疫抑制剂以及接受大量雌激素治疗、穿紧身化纤内裤及肥胖等，假丝酵母菌大量繁殖，才出现症状。其发生机制可能与抑制阴道乳酸杆菌生长、阴道组织内糖原及酸度增加、局部温度及湿度增加有关。常见的传染途径有内源性传染、性交传染和接触感染衣物间接传染。

【临床表现】

1. 症状 外阴瘙痒，灼痛，尿痛，性交痛，阴道分泌物增多呈豆腐渣样改变。

2. 体征 妇科检查见外阴红肿，常伴有抓痕，严重者可有皮肤皲裂，阴道黏膜红肿，小阴唇内侧及阴道黏膜见白色块状分泌物附着，擦除后可见红肿黏膜面或糜烂或浅表溃疡。

3. 临床分类 根据VVC发生频率、临床表现、微生物学、宿主情况，临床将其分为单纯性外阴阴道假丝酵母菌病和复杂性外阴阴道假丝酵母菌病（表5–1）。

表5–1 VVC临床分类

	单纯性VVC	复杂性VVC
发生频率	散发或非经常发作	复发性
临床表现	轻到中度	重度
真菌种类	白假丝酵母菌	非白假丝酵母菌
宿主情况	免疫功能正常	免疫功能低下或应用免疫抑制剂或未控制的糖尿病、妊娠

4. 临床分度 根据VVC的评分标准，VVC的临床表现分为轻、中、重度。评分≥7分为重度VVC，评分<7分为轻、中度VVC。评分标准见表5–2。

表5–2 VVC评分标准

评分项目	0	1	2	3
瘙痒	无	偶有发作，可被忽略	能引起重视	持续发作，坐立不安
疼痛	无	轻	中	重
阴道黏膜充血、水肿	无	轻	中	重
外阴抓痕、皲裂、糜烂	无	—	—	有
分泌物量	无	较正常稍多	量多，无溢出	量多，有溢出

【诊断】

在分泌物中找到假丝酵母菌即可确定。pH测定具有重要鉴别意义，若pH<4.5可能为单纯假丝酵母菌感染；若pH>4.5可能存在混合感染，尤其是合并细菌性阴道病的混合感染。

【治疗】

治疗原则是消除诱因，根据患者情况选择局部或全身抗真菌用药。

1.消除诱因　及时停用广谱抗生素、雌激素及皮质类固醇激素，积极治疗糖尿病，勤换内裤，用过的内裤、盆及毛巾均应用开水烫洗。

2.单纯性VVC的治疗　用2%~4%的碳酸氢钠溶液或洁尔阴洗液清洗外阴及阴道，阴道纳入咪康唑栓剂、克霉唑栓剂，每晚1粒，3~7天为一疗程；或制霉菌素栓剂，每晚1粒，10~14天为一疗程。

3.复杂性VVC的治疗　初始治疗若为局部治疗，延长治疗时间为7~14天，若口服氟康唑150mg，则第4天、第7天各加服1次；巩固治疗可口服氟康唑150mg，每周1次，连续6个月。

（四）细菌性阴道病

【基本概念】

细菌性阴道病（bacterial vaginosis，BV）是阴道内正常菌群失调所致的混合感染，以带有鱼腥臭味的稀薄阴道分泌物增多为主要表现。

【病因】

正常阴道菌群以乳杆菌占优势。当阴道内乳杆菌减少，其他微生物大量繁殖，主要有加德纳菌，还有其他厌氧菌等，可导致阴道酸碱度改变，常发生在体内性激素水平改变、妊娠期、广谱抗生素、免疫抑制剂应用者，频繁性交、反复阴道灌洗者也可导致菌群失调。

【临床表现】

1.症状　分泌物增多呈鱼腥臭味。

2.体征　妇科检查见阴道黏膜无明显充血等炎症表现。阴道壁见呈灰白色、均匀一致、稀薄状分泌物，但容易从阴道壁拭去。

【诊断】

根据Amsel临床诊断标准，下列4项满足3项即可诊断细菌性阴道病。

1.线索细胞（clue cell）阳性。

2.阴道壁见匀质、稀薄、灰白色阴道分泌物。

3.阴道分泌物pH>4.5。

4.胺试验（whiff test）阳性。

【治疗】

治疗选用抗厌氧菌药物，主要有甲硝唑、替硝唑、克林霉素。甲硝唑可抑制厌氧菌生长而不影响乳杆菌生长，是较理想的治疗药物。

1.全身用药 首选甲硝唑400mg，口服，每天2次，共7天；替硝唑2g，口服，每天1次，共5天；克林霉素300mg，口服，每天2次，共7天。

2.局部用药 甲硝唑制剂200mg，每晚1次，共7天；2%克林霉素软膏阴道涂抹，每次5g，每晚1次，共7天。

（五）宫颈炎

【基本概念】

宫颈炎症是育龄妇女最为常见的疾病，可分为急性和慢性两种。急性宫颈炎多与急性子宫内膜炎或阴道炎同时发生，临床主要以慢性宫颈炎多见。

宫颈炎的常见病原体多为淋球菌、沙眼衣原体、葡萄球菌、链球菌、大肠埃希菌、滴虫、念珠菌等。

【病理分型】

慢性子宫颈管炎根据病理可分为宫颈管内黏膜炎、宫颈肥大、宫颈息肉。

1.宫颈内黏膜炎 炎症发生于子宫颈管内的黏膜及黏膜下组织。于宫颈口可见脓性分泌物及宫颈口发红充血和子宫颈肥大。

2.宫颈肥大 宫颈组织长期充血、水肿，腺体和间质增生及腺体中液体潴留形成的囊肿，使宫颈呈不同程度的肥大（常大于3cm），并随着纤维结缔组织的增生，宫颈的硬度增大。

3.宫颈息肉 炎症的长期刺激，使宫颈管的黏膜自基底层增生，因子宫有排除异物的倾向，使增生的黏膜逐渐向颈管外口突出而形成息肉。一个或多个不等，直径一般在1cm以下，色红，质脆软，易出血，蒂细长并附着于颈管壁。

【临床表现】

主要症状为白带增多，但由于所感染的病原体种类、程度、范围不同，其白带的量、颜色、性质和气味也不同，可为黄色黏液、脓性液或血性白带，也可出现性交后出血。若炎症发展到子宫骶韧带及盆腔结缔组织，可有腰、骶部疼痛或下腹坠痛，并于月经期、排便或性交时加重。检查时可见到宫颈糜烂、肥大、息肉、裂伤或腺体囊肿等病变。

【诊断】

宫颈糜烂是最常见的慢性宫颈炎，根据糜烂面的大小可分为三度。

1.轻度 糜烂面积占整个宫颈面积的1/3以内。

2. 中度 糜烂面积占整个宫颈面积的1/3~2/3。

3. 重度 糜烂面积占整个宫颈面积的2/3以上。

也可根据糜烂面的深浅程度可分为单纯型、颗粒型和乳突型。

宫颈糜烂与早期宫颈癌在外观上难以鉴别，需做宫颈脱落细胞检查，必要时做活检以确诊。

【处理】

1. 宫颈糜烂 治疗前必须做宫颈脱落细胞检查，除外宫颈癌后方可治疗。主要有以下两种方法。①物理疗法：是最常用的有效的治疗方法，包括电疗、冷冻治疗、激光治疗、微波治疗等。注意急性期为禁忌；月经后3~7天内进行；在创面愈合期（4~8周）禁盆浴、性交和阴道冲洗。②药物治疗：将1∶5000的高锰酸钾溶液冲洗阴道后，用10%~20%硝酸银液涂于糜烂面上，每周上药1次，每个疗程2~4次。此方法目前使用较少，许多新药目前正在试用中。

2. 宫颈息肉 行息肉摘除术，并将摘下组织做病理检查。

3. 宫颈管黏膜炎 可根据宫颈管分泌物培养及药敏试验选择抗生素或物理治疗。

4. 宫颈腺囊肿 如果囊肿较小且无症状可不予处理；若较大或合并感染，可采用微波或激光治疗。

四、孕前生育与遗传优生咨询

遗传咨询（genetic counseling）由医师向咨询对象解答有关孕育中的遗传疾病问题。特别适用于有遗传性疾病或染色体异常的育龄男女，能够确定其是否可能患有遗传病，推算后代再发风险，并提出医学指导意见。

遗传咨询分为婚前咨询、产前咨询（出生咨询）和一般性咨询（再发风险咨询）。孕前生育与遗传优生咨询主要指婚前咨询，主要针对某些遗传病是否影响婚配和后代健康进行评测。能及早发现遗传病患者、高危家庭并采取预防措施，是提高出生人口素质的重要措施。对于近亲结婚，确诊为遗传病或先天畸形患者及其家属，连续发生不明原因疾病的家庭成员，高龄（大于35岁）妊娠者，这些具有高遗传风险情况的服务对象，应该重点咨询。

方法包括采集家族病史、观察症状、临床检查、确定诊断、家系分析、绘制家系谱、遗传风险评估、提出医学指导意见等。

1. 采集遗传病史 是遗传咨询成功的关键。包括：①现病史和既往病史，即目前或以往是否患遗传病或有相关的遗传病症状。②生育史，指有无分娩过染色体异常儿、先天缺陷患儿、有无多次原因不明流产、死胎、早产史，若生育过一个患儿，则需要排除如母亲妊娠期使用药物、是否接触过X线等影响因素。③家族史，包括家族中有无遗传病患者、是否近亲结婚等，对发病者的直系亲属及三代旁系亲属都要问及。

2.观察症状 一般来说，常见的可能为遗传性疾病的体征包括精神状态异常、智力低下，特异面容、五官异常，先天聋（哑），先天性视力低下，先天性眼畸形，先天性四肢、足、手畸形伴功能异常，先天性头颅畸形、小头或大头，发育迟缓、体矮、先天性骨骼畸形，四肢震颤、痉挛、麻痹、共济失调，肌张力异常、过高或过低，肌肉萎缩或假性肥大，肌肉萎缩多表现在四肢、肩胛部、腰部，假性肥大多表现在四肢，严重贫血久治无效，非感染性肝脾大，皮肤病变或颜色异常、久治无效，尿异味等。另外，某些没有明显症状，但为原发闭经或继发闭经者，第二性征不发育或两性畸形者，睾丸小伴第二性征发育不良、少精、无精者等，多不排除患遗传病的可能，需要进一步检查诊断。

3.临床检查 ①染色体检查：主要针对染色体疾病、多发畸形、习惯性流产、原发闭经等患者。染色体检测包括外周血染色体、绒毛染色体、羊水细胞染色体。②生化检查：针对单基因遗传病，如遗传代谢性疾病、遗传内分泌病以及性器官发育不全等。③免疫学检测：可用于检测先天免疫缺陷疾病、ABO血型不合、Rh因子等。④内分泌检查：可以检测甲状腺疾病、性器官发育不良等。⑤X线检查：可诊断遗传代谢性疾病、骨骼畸形、内脏畸形。⑥超声检查：适用于体表、内脏畸形以及胎儿心脏检查。⑦智商测定：适用于智力低下者。⑧基因检查：通过对患者的基因组DNA进行直接或间接分析，可以诊断是否患有遗传病。基因检查是对分子水平已明确改变的遗传病做出的进一步诊断。

4.确定诊断 诊断遗传病时应考虑：①遗传病往往有家族史，例如显性遗传病，往往每代都有患者；患隐性遗传病的夫妇，可能连续出生两个同样疾病的患儿。②某些显性遗传病明显没有家族史，向上追溯几代也无同病患者，夫妇双方都正常，却生育出遗传病患儿。这是由于患儿父母的生殖细胞中遗传物质发生突变的结果，或一对隐性致病基因携带夫妇，生育了一个显性遗传病患儿。③有些病虽然有很明显的家族发病倾向，其原因可能是生活环境所致。如生活在相同的环境中一家人，因饮食中缺乏维生素A，可致多个家庭成员患夜盲症，但这类家族性疾病并不是遗传病。④有些遗传病患者虽然致病基因已经存在，但不是出生时就有明显的症状，而是经过一段时间，甚至几年或几十年才出现症状。例如，肝豆状核变性发病多在15~20岁，遗传性舞蹈病一般在30~40岁发病。

5.推算后代再发风险 多通过家系分析、绘制家系谱方法进行推算，是遗传咨询的核心。通过详细的家系调查，运用遗传学理论，对一个家系中成员的基因型以及基因传递规律进行分析，预测子代各种基因频率，估计风险，指导婚育，减少遗传病发生。各种遗传病对后代的影响不同，根据所患疾病的遗传规律，指导双方能否婚配，能否生育健康子女等。为慎重起见，对于严重遗传病的诊断、婚育意见，要经过遗传专家的指导，医务人员要将相关资料进行整理后存档，与咨询者建立随访关系，进行监护。

第二节　孕期保健

岗位情景模拟

岗位情景：陈女士，37岁，自然受孕5周，最近恶心、呕吐、食欲缺乏，因为近期有点感冒，担心吃药对胎儿发育有影响，加上高龄，胎儿畸形发生概率有所升高，现特来咨询孕期注意事项。

请思考：1.针对陈女士情况，对于高龄孕妇应该怎样进行保健指导来降低胎儿畸形率发生？

2.孕期怎样进行胎儿监测及孕期用药需注意什么问题？

一、孕早期女性的身心特点

孕早期是指从妊娠开始到妊娠13周末前，是胎儿各器官发育形成的重要时期。

（一）孕早期母体的生理心理特点

1.孕早期母体的生理特点　妊娠期母体在解剖、生理生化发生的变化是十分明显的，主要是为了适应胎儿生长发育的需要，并为分娩做好准备。

孕早期孕妇的体重增加不明显，在孕早期子宫以体部和底部增长为主，随着妊娠时间延长，子宫从原来的“梨形”慢慢增长，在妊娠12周时子宫变成“球形”，并开始超出盆腔的范围。妊娠不同时期体重增长构成见表5-3。妊娠后，孕妇阴道黏膜变厚，充血水肿，呈紫蓝色，分泌物增多，呈白色糊状。阴道上皮细胞含糖原增加，乳酸含量增多，使阴道pH降低，不利于细菌生长，有利于防止感染。由于妊娠影响，宫颈血管增生及水肿，宫颈的腺体增生肥大，使得子宫颈明显变软充血而呈紫蓝色。内膜增厚、腺体增生，黏液分泌量增多，在宫颈管内形成黏液栓，可防止细菌进入宫腔。输卵管组织变软，黏膜有时呈蜕膜样改变。卵巢体积较非妊娠期略增大，停止排卵。卵巢中的妊娠黄体产生的雌激素和孕激素维持妊娠，在妊娠10周左右黄体功能完全由胎盘取代，黄体开始萎缩。妊娠最初几周，孕妇常感乳房发胀，有刺痛或触痛，妊娠8周后乳房明显增大。乳头增大变黑，易于勃起。乳晕颜色加深，外围的皮脂腺肥大形成结节状隆起。母体的血容量从妊娠6~8周开始增加，每分钟心排出量自妊娠第10周开始增加，但在妊娠早期变化不明显。妊娠早期常有食欲缺乏、恶心、呕吐、偏食及唾液分泌增多等现象，数周后多自愈。增大的子宫可压迫膀胱，引起尿频。胃肠道蠕动减弱，易引起胃肠胀气和便秘。

表 5-3　妊娠不同时期体重增长构成情况

体液及组织	累计重量增长（g）			
	孕10周	孕20周	孕30周	孕40周
胎儿	5	300	1500	3400
胎盘	20	170	430	650
羊水	30	350	750	800
子宫	140	320	600	970
乳腺	45	180	360	405
血液	100	600	1300	1450
血管外体液	0	30	80	1480
母体储存（脂肪）	310	2050	3480	3345
合计	650	4000	8500	12500

2. 孕早期孕妇的心理特点　妊娠期是育龄女性孕育生命的一个重要时期，无论从生理还是心理都发生了一系列变化，形成了孕妇独特的、复杂多样的心理特点和心理问题。孕早期孕妇容易出现焦虑、抑郁、强迫、敌对、恐惧等心理健康问题。妊娠期母体对胚胎的免疫排异反应及免疫耐受性需要一个调整过程，特别是在妊娠早期，激素水平明显变化引起早孕反应，几乎每一位孕妇都有不同程度的焦虑，因早孕反应使得孕妇进食减少，从而担心营养素摄入不足影响胎儿发育。部分孕妇对怀孕、分娩可能有不同程度的恐惧心理。这个阶段孕妇的主要表现为情绪不稳定，容易接受暗示，依赖性增强。由于保健意识的增强，一些孕妇会担心环境、职业等有害因素是否会对胎儿造成影响，担心发生不良的妊娠结局如流产、异位妊娠等，特别是曾经有这种经历的孕妇。

二、孕早期女性的常见症状和体征

（一）妊娠呕吐

妇女妊娠后，内分泌系统发生变化，最早和最突出的表现就是恶心、呕吐、厌食等妊娠反应，程度因人而异。妊娠剧吐不同于一般的早孕反应，表现为孕妇持续出现恶心、呕吐，不能进食，明显消瘦，自觉全身乏力。

对于妊娠反应较重的孕妇，应注意多饮水，多吃青菜和水果，可以少食多餐。在口味上选择适合自己口味的食品。适当吃营养丰富的瘦肉、动物肝脏等。家属要对孕妇给予精神支持和鼓励，帮助孕妇消除对妊娠的恐惧感，安慰孕妇早孕反应很快就会过去，以缓解妊娠带来的焦虑。

由于妊娠早期胚胎才开始形成发育，所以不需要增加很多营养，一般不会影响胎儿的发育。如果发生妊娠剧吐，长期饥饿可引起血压下降、尿量减少，使体内动员大量脂肪，引起酮症酸中毒及电解质紊乱，严重时甚至会损害肝肾功能，影响胚胎发育，必须及时诊治。

（二）阴道流血

妊娠早期出血，主要原因包括先兆流产、流产、异位妊娠、葡萄胎等。

1.先兆流产 阴道少量出血，有可能伴有腹痛或轻微腰酸，也可能不伴腹痛，阴道无组织物排出。

（1）原因 胚胎畸形，孕妇患有某些急性疾病、精神因素或内分泌功能问题，如黄体功能不全等。

（2）处理 及时就诊，行B超检查，如果胚胎是正常的（胎囊完整，可见胎芽，可闻胎心搏动等），症状消除后可继续妊娠。胚胎种植也可引起少量出血，常见的是在受孕14天左右出现很少量出血，无任何不适，1~2天后自行消失，这种情况不需要处理。除非是习惯性流产或明确黄体功能不全，不建议轻易使用孕酮保胎治疗，常规监测孕酮没有太大意义。

2.难免流产 阴道出血增多，多于正常月经量，同时出现阵发性下腹疼痛，有时可见阴道有组织物排出。

（1）原因 早期自然流产有近70%~80%的可能是胚胎染色体异常，是优胜劣汰的自然选择，诊断明确时不应继续保胎。

（2）处理 及时到医院就诊，以明确是否流产完全、有无感染，必要时清宫，避免自行处理不当造成阴道大出血、休克甚至危及生命。

3.见红和阴道流血 妊娠后不应该有阴道流血，少量断断续续的流血称见红，如有见红但无腹痛或腹痛轻微，可以先注意休息，并及时去医院就诊，排除异位妊娠，了解胚胎发育是否良好，流产是否可以避免，以确定治疗方案。

4.异位妊娠 是指受精卵着床在除宫腔内以外的地方，最常见的是输卵管妊娠，由于输卵管的管腔很小，壁很薄，受精卵不能很好地发育而引起流产，或是孕囊增大后引起输卵管破裂，出现腹腔大出血、休克，甚至死亡。一般在早孕期40~60天多见，早孕反应及妊娠试验与正常妊娠一样，常出现阴道出血、腹痛，妇科检查子宫增大不明显，有时可发现附件有包块，β-hCG的测定以及阴道B超检查对诊断有所帮助。如果异位妊娠破裂，出现剧烈腹痛、晕倒、休克等症状，必须及时送往医院手术治疗，否则易出现生命危险。

5.葡萄胎 是一种良性滋养细胞疾病。主要表现为：早孕反应重，子宫增大比停经孕周大，有阴道出血，有的患者还会掉出像葡萄样的组织，通过B超可以明确诊断，明确诊断以后应及时住院行清宫术，如果一次宫腔不能清理干净，术后5~7天再次清宫，每次刮宫物必须送病理检查，术后要定期随访β-hCG，注意避孕，有10%左右的良性葡萄胎会发展成为侵蚀性葡萄胎，术后随访十分重要。

三、孕早期保健内容

（一）从生理、心理及社会适应各方面提供保健指导

1.孕早期保健 妊娠早期是胚胎及胎儿发育至关重要的时期，环境中各种有害因素将对胎儿的生长发育造成严重影响。对于育龄期妇女，出现月经推迟、不规则阴道出血或出现恶心、呕吐、乏力等症状均应考虑妊娠的可能，可通过尿妊娠试验初步诊断。如为阳性，应及时开始孕产期保健，特别是既往有不良妊娠结局的妇女，更应尽早就诊。及时摒弃不健康的生活方式，如吸烟、饮酒、药物滥用等。使孕妇了解妊娠早期对胎儿发育的重要性，避免使用对胚胎有害的药物，避免接触放射线及有毒有害物质。正确认识早孕反应，不必过分担心妊娠早期营养不足对胚胎的影响，整个妊娠早期，孕妇体重正常增加不足1kg，胎儿体重仅10g左右，对营养物质的需求量较少，但应保证维生素、优质蛋白质的摄入，特别应注意叶酸的补充。

2.适时开展产前筛查及产前诊断 产前筛查及诊断能及时发现有缺陷的患儿，对于降低出生缺陷发生率有重要意义。产前筛查应根据当地的疾病流行病学特征和现有的医疗资源，合理开展检查，如TORCH的筛查、唐氏综合征筛查（包括血清标记物、超声颈部透明层厚度测量），以及其他染色体疾病和先天感染性疾病的筛查。

（二）发现高危孕妇，进行专案管理

在妊娠早期进行第一次产前检查时，应采用适合本地区的高危因素筛查表进行筛查，注意详细询问病史，及时发现有危险因素的孕妇，并根据现有的医疗条件，指导孕妇合理转诊。对出现合并症、并发症的孕妇应及时诊治或转诊。必要时请专科医师会诊，评估是否适于继续妊娠。

（三）开展健康教育，以利孕妇在整个孕期保持健康的生活方式

1.孕期锻炼 不同运动对妊娠的影响不一样，而且孕妇生理及形体上所发生的变化使其不能安全地从事某些体育运动。没有妊娠并发症或合并症的孕妇在孕期开始或坚持规律的适当的锻炼，不会对胎儿造成危害。孕妇应该避免有可能造成腹部受伤、跌倒、关节张力过大及高度紧张的运动，以及接触性运动、灵活性技巧运动。适当进行户外运动可以放松心情，呼吸新鲜空气。

2.孕期烟酒的影响 烟酒对胎儿的生长发育有影响。酒精可以自由通过胎盘，酗酒或

狂饮会影响胎儿生长发育，如低体重儿、胎儿酒精综合征及远期对行为、精神、智力的不良影响。孕妇吸烟与胎儿宫内猝死、胎盘早剥、胎膜早破、异位妊娠、前置胎盘、早产、流产、低体重儿、先天性唇腭裂、子痫前期的发病率增加有关。应向孕妇告知孕期吸烟对胎儿发育带来的危害并强调在孕期任何阶段戒烟均有益，在孕妇既往吸烟而在近期戒烟，应予提供戒断辅助治疗，包括心理、行为治疗等；并避免被动吸烟。如果难以戒烟，就尽量减少吸烟量，控制在每天5支以下。

3. 孕期吸毒 研究表明，孕期经常吸食大麻，新生儿体重平均减少131g。吸食大麻的母亲所生婴儿，性格怯弱、活动技巧差的比例增加。孕妇吸毒有可能导致出现新生儿海洛因撤药综合征，早产、极低体重儿、窒息、肺炎、新生儿出血等合并症常是主要死亡原因。

4. 孕期旅行 孕妇长时间坐飞机，会显著增加静脉血栓发生的风险。在机舱内适当活动、做提高小腿肌张力的活动、避免大量喝水及穿弹力袜可以减少静脉血栓发病风险。乘汽车应正确使用安全带，孕期正确使用安全带对孕妇非常重要，安全带应该跨越妊娠子宫的上方或下方，不应该直接跨越妊娠子宫；建议使用三点固定式安全带，其中一条应置于妊娠子宫下方跨越大腿，另一条置于子宫上方，跨越对角肩。

5. 孕期免疫接种 黄热病是通过蚊子传播的，如果孕妇面临暴露于黄热病感染的风险比接种黄热病疫苗后可能会对胎儿造成的风险更大，应考虑接种黄热病疫苗，但接种时间应在妊娠6个月以后。孕妇感染疟疾会增加孕妇死亡、胎儿流产、胚胎停止发育、低体重儿、早产、死胎的发病风险。妊娠并不是预防接种的禁忌，一般死疫苗或灭活疫苗、类毒素、多糖类疫苗如口服脊髓灰质炎疫苗可以在孕期接种，但是活疫苗接种是妊娠期禁忌，关于世界卫生组织关于妊娠期预防接种的相关疫苗的建议见表5–4。

表5–4 妊娠期接种疫苗的建议

疫苗名称	孕期是否能使用	注释
卡介苗	否	活疫苗
霍乱	否	安全性尚未确证
甲肝	是，如果有指征	安全性尚未确证
乙肝	是，如果有指征	
流感	是，如果有指征	安全性尚未确证
日本乙型脑炎	否	
麻疹	否	接种3个月后再妊娠
脑膜炎	是，如果有指征	仅在有高风险感染可能时
腮腺炎	否	接种3个月后再妊娠
口服脊髓灰质炎糖丸	是，如果有指征	
灭活脊髓灰质炎疫苗	是，如果有指征	

续表

疫苗名称	孕期是否能使用	注释
狂犬病风疹	否	
风疹	否	
伤寒	是	安全，但是不推荐
水痘	否	
天花	否	
黄热病	是，如果有指征	尽量避免，除非高度危险
破伤风	是，如果有指征	
白喉	是，如果有指征	

每次产前检查时，应给孕妇提问的机会，建卡病例于门诊保管，方便患者下次就诊。告知患者所有检查结果，通过健康教育班进行信息交流及孕期宣教，并提供循证信息。

初查孕12周之前，建立围产保健手册。首次检查内容及项目较多，具体检查内容如下。

（1）问病史　仔细询问此次妊娠过程，末次月经准确日期，以便推算预产期；妊娠早期行需行超声检查，目的是确定宫内妊娠及胎儿数，排除异位妊娠和滋养细胞疾病，估计孕龄。停经35日时宫腔内见到圆形或椭圆形妊娠囊（gestational sac，GS）；妊娠6周时可见胚芽和原始心管搏动。后续可根据测量胎儿头臀长度（crown–rump length，CRL）估算孕周，矫正预产期。孕早期有无早孕反应、发热及服药史，有无阴道出血、心悸、下肢水肿等症状。详细了解月经及既往孕产状况，过去身体状况；做过何种手术；孕妇年龄及职业（是否接触有毒有害物质）；丈夫身体状况；对有死胎死产史、胎儿畸形史及有遗传病家族史的孕妇，应在医师的指导下做必要的产前诊断。

（2）全身检查　进行常规体格检查，注意测量血压、体重，检查甲状腺、心脏及乳房发育情况。

（3）妇科阴道内诊检查　顺序从外至内了解内外生殖器的发育状况，生殖器有无感染、畸形，子宫发育大小与孕周是否相符，卵巢、输卵管是否有异常，还可以尽早发现宫外孕、葡萄胎等异常妊娠。

（4）辅助检查　查血常规、血型、尿常规、阴道分泌物检查、乙肝五项、肝肾功能、梅毒、HIV。

四、产前筛查

通过对孕妇进行一些简便、经济、无创的检查，从而识别出胎儿可能患某一特定疾病的高危孕妇，再对这些高危孕妇进行后续的诊断性检查，从而减少先天性畸形儿的出生。目前广泛应用的产前筛查的疾病有唐氏综合征筛查、神经管畸形筛查和胎儿结构畸形筛查。

（一）非整倍体染色体异常

大约有8%的受精卵是非整倍体染色体畸形的胎儿，其中50%在妊娠早期流产。存活下来但伴有染色体异常者占新生儿的0.64%。以唐氏综合征为代表的染色体异常是产前筛查的重点。检查分为孕妇血清学检查和超声检查，据筛查时间可分为孕早期和孕中期筛查。

1.妊娠早期筛查 妊娠早期筛查的方法包括孕妇血清学检查、超声检查或者二者结合。常用的血清学检查的指标有β-hCG和妊娠相关血浆蛋白A（pregnancy-associated plasma protein A，PAPP-A）。超声检查的指标有胎儿颈项透明层和胎儿鼻骨。联合应用血清学和NT的方法，对唐氏综合征的检出率在85%~90%。但NT检测者需经过专门技术培训，建立相应的质量控制体系。

2.妊娠中期筛查 通常采用三联法，即甲胎蛋（AFP）、绒毛膜促性腺激素（hCG）和游离雌三醇（E_3）。唐氏综合征患者AFP降低、hCG升高、E_3降低，根据三者的变化，结合孕妇年龄、孕龄等情况，计算出唐氏综合征的风险度。当风险阈值设定为35岁孕妇的风险度（妊娠中期为1∶280）时，阳性率约为5%，能检出60%~75%的唐氏综合征和部分其他非整倍体染色体畸形。

还有四联筛查，如应用AFP、hCG或β-hCG、E_3和抑制素（inhibin A）四个指标进行筛查。还有超声检测胎儿颈项透明层、长骨长度等指标结合在一起的筛查方案。

3.染色体疾病的高危因素 可使胎儿发生染色体风险增加的高危因素如下。

（1）孕妇年龄大于35岁的单胎妊娠。妊娠中期发生21-三体综合征的风险为1∶280，发生非整倍体畸形的风险为1∶132；在妊娠晚期发生21-三体的风险为1∶384，发生非整倍体畸形的风险为1∶204。

（2）孕妇年龄大于31岁的双卵双胎妊娠。在双卵双胎中，其中一胎发生21-三体的风险比单胎高，风险约为1∶190。

（3）夫妇中一方染色体易位。下一代发生异常的风险应根据异常染色体的位置、父母性别差异等具体分析。由于有部分异常胎儿流产或死亡，存活的异常胎儿发生的风险低于理论风险。在平衡易位中，子代发生异常的风险在5%~30%，伴有不孕症的患者，由于不孕症易导致胚胎发育停滞或死胎，存活子代发生异常的风险为0~5%。

（4）夫妇中一方染色体倒置。子代发生染色体异常的风险取决于异常染色体位置、倒置染色体的大小等。新生儿出生后检测到染色体异常的风险在5%~10%。

（5）夫妇非整倍体异常。21-三体或47，XXX的女性和47，XXY的男性具有生育能力，子代出现非整倍体的风险为30%。男性为21-三体或47，XXY者往往不孕。

（6）前胎常染色体三体史。曾妊娠过一次常染色体三体的妇女，再次妊娠发生染色体畸形的风险约为1∶100，或更高（根据年龄计算）。

（7）前胎X染色体三体（47,XXX或47,XXY）者，多余的X染色体可能来自母系或父系，再次发生染色体非整倍体畸形的风险也为1∶100。前胎为47,XYY或45,X者，再次妊娠发生畸形的风险不增加，因为多余的Y染色体来自于父系，父系的错误很少重复。

（8）前胎染色体三倍体。复发的风险为1%~1.5%。

妊娠早期反复流产的主要原因之一是非整倍体畸形，夫妇染色体畸形（如易位、倒置）亦可导致妊娠早期流产。因此，建议检测夫妇的染色体。

产前超声检查发现胎儿存在严重的结构畸形，不管孕妇的年龄或血清学筛查是否异常，该胎儿发生染色体畸形的风险大大提高。

（二）神经管畸形

1.血清学筛查 约95%的神经管缺陷（neural tube defects，NTDs）患者无家族史，但90%患者的血清和羊水中的AFP水平升高，因此，血清AFP可作为NTDs的筛查指标。筛查应在妊娠14~22周进行，中位数的倍数（multiple of the median，MOM）为单位。如果以2.0MOM为AFP正常值的上限，筛查的阳性率为3%~5%，敏感性至少90%，阳性预测值为2%~6%。影响孕妇血清AFP水平的因素包括孕龄、孕妇体重、种族、糖尿病、死胎、多胎、胎儿畸形、胎盘异常等。

2.超声筛查 99%的NTDs可通过妊娠中期的超声检查获得诊断，而且3%~5%的NTDs患者因为非开放性畸形，羊水AFP水平在正常范围，因此，孕妇血清AFP升高但超声检查正常的患者不必检查羊水AFP。

3.高危因素 神经管畸形无固定的遗传方式，但存在高危因素，对高危人群妊娠期要重点观察，加强产前筛查和诊断。

（1）神经管畸形家族史 约5%的NTDs有家族史。如果直系亲属中有一位NTDs患者，胎儿发生畸形的风险为2%~3%，如果患者>1人，风险相应增加。

（2）暴露在特定的环境中 妊娠28日内暴露在特定的环境下，可能导致NTDs。1型糖尿病患者的高血糖可能是NTDs的高危因素。高热可使NTDs的发病风险升高6倍。某些药物，如抗惊厥药卡马西平和丙戊酸使畸形的风险明显增加，甲氨蝶呤、异维A酸等可能与无脑儿或脑膨出等发病有关。

（3）与NTDs有关的遗传综合征和结构畸形 某些遗传综合征包括有NTDs的表现，如Meckel-Gruber综合征、Roberts-SC海豹肢畸形、Jarco-Levin综合征、脑积水-无脑回-视网膜发育不良-脑膨出综合征（hydrocephalus-agyria-retinal dysplasia-encephalocele syndromes，HARDE）。

（4）NTDs高发的地区　如中国东北地区、印度等的发病率约为1%，在低发地区为0.2%。饮食中缺乏叶酸是NTDs的高发因素。

（5）在NTDs患者中发现，抗叶酸受体抗体的比例增高。

（三）胎儿结构畸形筛查

在妊娠18~24周期间，通过超声对胎儿的各器官进行系统筛查，目的是发现严重致死性畸形无脑儿、严重脑膨出、严重开放性脊柱裂、严重胸腹壁缺损并内脏外翻、单腔心、致死性软骨发育不良等疾病。建议所有孕妇在此时期均进行一次系统胎儿超声检查，胎儿畸形的产前超声检出率为50%~70%。漏诊的主要原因为：①超声检查受孕周、羊水、胎位、母体腹壁薄厚等多种因素的影响，许多器官可能无法显示或显示不清。②部分胎儿畸形的产前超声检出率极低，如房间隔缺损、室间隔缺损、耳畸形、指/趾异常、肛门闭锁、食管闭锁、外生殖器畸形、闭合性脊柱裂等。③部分胎儿畸形目前还不能被超声发现，如甲状腺缺如、先天性巨结肠等。

（四）先天性心脏病

大部分的先天性心脏病（congenital heart defects）无遗传背景，发病率约为0.7%。有条件的单位可在妊娠18~24周行先天性心脏病的超声筛查，四腔心切面、左心室流出道及主动脉长轴切面、右心室流出道及肺动脉长轴切面检查可筛查出大部分严重的先天性心脏畸形。但是，部分心脏血流异常，特别是发育不良或闭锁等疾病往往在妊娠晚期出现。某些单纯性瓣膜病变无法产前诊断，如室间隔缺损、房间隔缺损等。因此，对于怀疑心脏血流异常的高危胎儿，如左（右）心脏发育不良、主动脉狭窄、主动脉瓣或肺动脉瓣狭窄等，在妊娠20~22周常规心脏超声心动图检查后，在妊娠晚期应该复查。

五、产前诊断

产前诊断指在胎儿出生前应用各种方法诊断胎儿是否患有某种遗传病或先天畸形的一种手段。产前诊断对提高人口素质、减少出生缺陷率十分必要。随着细胞学、分子生物学等医学领域的发展，产前诊断技术也得到了迅猛的发展。

（一）产前诊断适应证

1. 35岁以上的高龄孕妇。
2. 产前筛查后的高危人群。
3. 曾生育过染色体病患儿的孕妇。
4. 产前检查怀疑胎儿患染色体病的孕妇。

5.夫妇一方为染色体异常携带者。

6.孕妇可能为某种X连锁遗传病基因携带者。

7.其他，如曾有不良孕产史者或特殊致畸因子接触史者。

（二）有创伤性检查

1.绒毛细胞检查 适用于孕早期，以8~11周为宜。在B超监测下，经腹壁或宫颈取材。取到的绒毛组织可直接或经培养后，进行绒毛细胞染色体核型分析，从而进行染色体病的确诊。但绒毛组织活检有引起流产的可能。

2.羊水细胞检查 羊水检查在孕中期进行，以16~21周为宜。经羊膜腔穿刺术，采集羊水，收集胎儿脱落细胞，进行细胞培养、染色体核型分析，达到产前诊断的目的。羊水细胞检查被认为是目前最常用和最安全可靠的产前诊断方法。

3.脐血细胞检查 在孕18~24周进行，经皮脐静脉穿刺抽取胎儿血液检查。抽取胎儿血液可进行胎儿染色体检查，确定胎儿血型，诊断β-地中海贫血、血友病等遗传病。

4.胎儿镜检查 通过内镜在宫腔内直接观察胎儿体表、形态，并可进行组织活检。白化病可经胎儿镜检查确诊。

（三）无创伤性检查

有创性检查会有造成流产、胎儿畸形、宫腔感染的危险，对孕妇和胎儿有一定的创伤性，不适用于广泛筛查，因此，临床上应用各种无创伤性检查，对大部分孕妇进行产前筛查是十分必要的。

1.超声检查 是目前最常用的无创性检查，对肢体畸形、先天性心脏病、神经管畸形等病变有很好的诊断价值。

2.血液检查 胎儿的某些病变可引起孕妇血液中一些生化学的改变，如怀有唐氏综合征胎儿的孕妇，其血清中的甲胎蛋白（AFP）水平降低、人绒毛膜促性腺激素（hCG）水平升高。通过检测孕妇血清的AFP和hCG可对唐氏综合征进行产前筛查。

3.胎儿细胞 母血富集胎儿细胞，通过母血检测胎儿细胞是近年来发展起来的一项新型检查技术。妊娠期间，胎儿血液中的一些红细胞和淋巴细胞可经胎盘进入母体血循环系统。母血中少量的胎儿细胞经富集、分离后，通过PCR或FISH等方法进行产前诊断。目前可应用于一些已知突变性质的基因病和染色体病的诊断。

六、妊娠期体重管理

妊娠期需监测孕妇体重变化。较理想的增长速度为妊娠早期共增长1~2kg；妊娠中期及晚期，每周增长0.3~0.5kg（肥胖者每周增长0.3kg），总增长10~12kg（肥胖孕妇增长

7~9kg）。凡每周增重小于0.3kg或大于0.55kg者，应适当调整其能量摄入，使每周体重增量维持在0.5kg左右。

（一）热量

热量是能量之源，妊娠期间每日至少应增加100~300kcal热量。蛋白质、脂肪、糖类在人体内氧化后均可产生热能，应按适当比例进食，其中蛋白质占15%，脂肪占20%，糖类占65%。我国汉族饮食习惯，热量主要来源于粮食，占65%，其余35%来自食用油、动物性食品、蔬菜和水果。

（二）蛋白质

我国营养学会提出在妊娠4~6个月期间，孕妇进食蛋白质每日应增加15g，在妊娠7~9个月期间，每日应增加25g。若在妊娠期摄取蛋白质不足，会造成胎儿脑细胞分化缓慢，导致脑细胞总数减少，影响智力。优质蛋白质主要来源于动物，如肉类、牛奶及奶制品、鸡蛋、鸡肉和鱼，能提供最佳搭配的氨基酸，尤其是牛奶。

（三）糖类

糖类是机体主要供给热量的食物。孕妇主食中糖类主要是淀粉，妊娠中期以后，每日进主食0.4~0.5kg，可以满足需要。

（四）微量元素

除了铁，几乎所有的微量元素均可在日常的食物中得到补充。

1.铁　妊娠4个月后，约有300mg铁进入胎儿和胎盘，500mg铁储存在孕妇体内，有需要时合成血红蛋白。我国营养学会建议孕妇每日膳食中铁的供应量为28mg，因很难从膳食中得到补充，故主张妊娠4个月开始口服硫酸亚铁0.3g，每日1次。

2.钙　妊娠晚期，孕妇体内30g钙储存在胎儿内，其余大部分钙在孕妇骨骼中存储，可随时动员参与胎儿生长发育。妊娠期增加钙的摄入，以保证孕妇骨骼中的钙不致因满足胎儿对钙的需要而被大量消耗。我国营养学会建议自妊娠16周起每日摄入钙1000mg，于妊娠晚期增至1500mg。

3.锌　也是蛋白质和酶的组成部分，对胎儿生长发育很重要。若孕妇于妊娠后3个月摄入锌不足，可导致胎儿生长受限、矮小症、流产、性腺发育不良、皮肤疾病等。推荐孕妇于妊娠3个月后，每日从饮食中补锌20mg。孕妇血锌正常值为7.7~23.0μmol/L。

4.碘　妊娠期碘的需要量增加，若孕妇膳食中碘的供给量不足，可发生胎儿甲状腺功能减退和神经系统发育不良。我国营养学会推荐在整个妊娠期，每日膳食中碘的供给量为175μg，提倡在整个妊娠期服用含碘食盐。

5.硒 是谷胱甘肽氧化物酶的重要组成部分。若孕妇膳食中硒缺乏，会引起胎儿原发性心肌炎和孕妇围产期心肌炎。

6.钾 妊娠中期后，孕妇血钾浓度下降约0.5mmol/L。若血钾过低，临床表现和非妊娠期相同，引起乏力、恶心、呕吐、碱中毒。

（五）维生素

参与机体重要的生理过程，是生命活动中不可缺少的物质，主要从食物中获取，分为水溶性（B族维生素、维生素C）和脂溶性（维生素A、D、E、K）两类。

1.维生素A 又称为视黄醇。我国推荐每日膳食中孕妇视黄醇当量为1000μg。维生素A主要存在于动物性食物中，如牛奶、动物肝等。若孕妇体内缺乏维生素A，孕妇可发生夜盲症、贫血、早产，胎儿可能致畸（唇裂、腭裂、小头畸形等）。

2.B族维生素 尤其是叶酸供给量应增加。我国推荐孕妇每日膳食中叶酸供给量为0.8mg，特别是在妊娠前3个月。妊娠早期叶酸缺乏，容易发生胎儿神经管缺陷畸形。叶酸的重要来源是谷类食品。最好在妊娠前3个月口服叶酸5mg，每日1次。

3.维生素C 为形成骨骼、牙齿、结缔组织所必需。我国推荐孕妇每日膳食中维生素C供给量为80mg。多吃新鲜水果和蔬菜，建议口服维生素C 200mg，每日3次。

4.维生素D 主要是维生素D_2和D_3。我国推荐孕妇每日膳食中维生素D的供给量为10μg。维生素D以鱼肝油含量最多，其次为动物肝、蛋黄、鱼。若孕妇缺乏维生素D，可影响胎儿骨骼发育。

七、胎儿生长发育监测

胎儿生长发育监测（surveillance on fetal growth and development）指对胎儿的生长发育指标进行连续的测定，以便及时了解胎儿生长发育过程中出现的异常，进行针对性的干预，防止胎儿不良预后的发生。临床上常用指标有孕妇体重增长、宫底高度（简称宫高）、腹围（abdominal circumference，AC），以及超声测量的胎儿径线如头臀长（crown-rump length，CRL）、双顶径（biparietal diameter，BPD）、头围、AC、股骨长、肱骨长等。在早期通过测量胎儿径线，核实孕周对孕中、晚期判定胎儿生长是否正常十分重要。

1.孕5~12周 根据B超测孕囊（GS）和头臀长（CRL）。孕周（W）=平均胚囊直径（cm）+4；孕周（W）=CRL（cm）+6.5。体外授精-胚胎移植可将移植时间减去17~19天，作为末次月经时间。

2.孕13~26周 根据双顶径、股骨长推算孕周。

3.孕晚期 易发生因胎盘功能不全引起胎儿生长受限（fetal growth restriction，FGR），在孕28周后，胎儿每周体重增长200g左右；在孕34周前，通过加强营养，静脉给予营养物质，可纠正一部分FGR。

八、胎儿生长受限

出生体重低于同胎龄体重第10百分位数的新生儿称为小于孕龄儿（small for gestation age，SGA）。并非所有出生体重小于同孕龄体重第10百分位数者均为病理性的生长受限。SGA包含了健康小样儿，这部分SGA除了体重及体格发育较小外，各器官可无结构异常及功能障碍，无宫内缺氧表现。

胎儿生长受限（fetal growth restriction，FGR；intrauterine growth retardation，IUGR）指胎儿应有的生长潜力受损，估测胎儿体重小于同孕龄第10百分位的SGA。对部分胎儿的体重经估测达到同孕龄的第10百分位，但胎儿有生长潜力受损，不良妊娠结局的风险增加，可按照胎儿生长受限进行管理，严重的FGR指估测的胎儿体重小于同孕龄第3百分位。

低出生体重儿指足月胎儿出生时的体重小于2500g。

【病因】

母亲营养供应、胎盘转运和胎儿遗传潜能等都可能影响胎儿生长发育，病因复杂，主要危险因素如下。

1.母体因素

（1）营养因素　孕妇偏食、妊娠剧吐以及摄入蛋白质、维生素及微量元素不足，胎儿出生体重与母体血糖水平呈正相关。

（2）妊娠并发症与合并症　妊娠并发症如妊娠期高血压疾病、多胎妊娠、胎盘早剥、过期妊娠、妊娠期肝内胆汁淤积症等，妊娠合并症如心脏病、肾炎、贫血、抗磷脂抗体综合征、甲状腺功能亢进、自身免疫性疾病等，均可使胎盘血流量减少，灌注下降。

（3）其他　孕妇年龄、地区、体重、身高、经济状况、子宫发育畸形、吸烟、吸毒、酗酒、宫内感染、母体接触放射线或有毒物质及孕期应用苯妥英钠、华法林等。

2.胎儿因素　生长激素、胰岛素样生长因子、瘦素等调节胎儿生长的物质在脐血中降低，可能会影响胎儿内分泌和代谢。胎儿基因或染色体异常、结构异常等。

3.胎盘因素　帆状胎盘、轮廓状胎盘、副叶胎盘、小胎盘等胎盘各种病变导致子宫胎盘血流量减少，胎儿血供不足。

4.脐带因素　单脐动脉、脐带过长、脐带过细（尤其近脐带根部过细）、脐带扭转、脐带打结等。

【分类及临床表现】

胎儿发育分三阶段。①第一阶段（妊娠17周之前）：主要是细胞增殖，所有器官的细胞数目均增加。②第二阶段（妊娠17~32周）：细胞继续增殖并增大。③第三阶段（妊娠32

周之后）：细胞增生肥大为主要特征，胎儿突出表现为糖原和脂肪沉积。胎儿生长受限根据其发生时间、胎儿体重以及病因分为3类。

1.内因性均称型FGR 一般发生在胎儿发育的第一阶段，因胎儿在体重、头围和身长三方面均受限，头围与腹围均小，故称均称型。其病因包括基因或染色体异常、病毒感染、接触放射性物质及其他有毒物质。

2.外因性不均称型FGR 胚胎早期发育正常，至妊娠晚期才受到有害因素影响，如妊娠期高血压疾病等所致的慢性胎盘功能不全。

3.外因性均称型FGR 为上述两型的混合型。其病因有母儿双方因素，多因缺乏重要生长因素如叶酸、氨基酸、微量元素或有害药物影响所致，在整个妊娠期间均产生影响。

【诊断】

FGR的准确诊断，应基于准确核对孕周，包括核实母亲月经史、相关的辅助生殖技术的信息，以及早孕或中孕早期的超声检查。根据各项衡量胎儿生长发育指标及其动态情况，结合子宫胎盘的灌注情况及孕妇的产前检查结果，尽早诊断FGR。

1.临床指标 测量子宫底高度，推测胎儿大小，简单易行，可用于低危人群的筛查。子宫底高度连续3周测量均在第10百分位数以下者，为筛选FGR指标，预测准确率为13%~86%。妊娠26周后宫高测量值低于对应标准3cm以上，应疑诊FGR；宫高低于对应标准4cm以上，应高度怀疑FGR。

2.辅助检查

（1）超声监测胎儿生长 ①测量胎儿头围、腹围和股骨，并根据本地区个性化的胎儿生长曲线估测胎儿体重（estimated fetal weight，EFW）。估计胎儿体重低于对应孕周胎儿体重的第10百分位数以下或胎儿腹围（abdominal circumference，AC）小于对应孕周腹围的第10百分位数以下，需考虑FGR，至少间隔2周复查1次，减少FGR诊断的假阳性。②腹围/头围比值（AC/HC）：比值小于正常同孕周平均值的第10百分位数，有助于估算不均称型FGR。③羊水量与胎盘成熟度：需注意胎盘形态、脐带插入点、最大羊水深度及羊水指数。④筛查超声遗传标记物：推荐所有的FGR进行详细的胎儿解剖结构检查，评估有无出生缺陷。

（2）彩色多普勒超声检查脐动脉血流 所有超声估计体重或胎儿腹围测量低于正常第10百分位数以下的胎儿都需进行脐动脉多普勒血流检测，了解子宫胎盘灌注情况。

（3）抗心磷脂抗体的测定 研究表明，抗心磷脂抗体（ACA）与部分FGR的发生有关。

【处理】

1.寻找病因 对临床怀疑FGR孕妇应尽可能找出可能的致病原因。及早发现、监测有无合并妊娠期高血压疾病。行TORCH感染检查、抗磷脂抗体测定。吸烟孕妇戒烟。超声检查排除胎儿结构异常，必要时采用介入性产前诊断技术进行胎儿染色体核型分析、基因芯片、二代测序等细胞及分子遗传学检测。

2.治疗 FGR的治疗原则是：积极寻找病因，改善胎盘循环，加强胎儿监测，适时终止妊娠。

（1）一般治疗 目前缺乏充分的证据支持卧床休息、常规吸氧、增加饮食对治疗FGR有效。

（2）药物治疗 尚未证实补充孕激素、静脉补充营养和注射低分子肝素对治疗FGR有效。

（3）胎儿健康状况（fetal well-being）监测 FGR一经诊断应开始严密监测。理想的FGR监测方案是综合应用超声多普勒血流、羊水量、胎心监护生物物理评分和胎儿生长监测方法，全面评估监生长受限的胎儿。监测应从确诊为FGR开始，每2~3周评估胎儿生长发育。在多普勒血流正常的胎儿中，只要监护结果可靠，监护的频率通常为每周1次。如果多普勒血流发现异常，需要更加严密监护，考虑增加大脑中动脉及静脉导管血流监测，每周2次NST或BPP。随着胎盘功能减退，脐动脉多普勒血流可表现为S/D比值升高、舒张末期血流缺失或倒置。若出现舒张末期血流倒置和静脉导管反向“a”波，围产儿死亡率高，预后差。

3.产科处理

（1）继续妊娠指征 胎儿状况良好，胎盘功能正常，妊娠未足月、无合并症及并发症者，可以在密切监护下妊娠至38~39周，但不应超过预产期。

（2）终止妊娠指征 必须综合考虑FGR的病因、监测指标异常情况、孕周和新生儿重症监护的技术水平。

FGR出现单次胎儿多普勒血流异常不宜立即终止妊娠，应严密随访。若出现脐动脉舒张末期血流消失，可期待至≥34周终止妊娠；出现脐动脉舒张末期血流倒置，则考虑期待至≥32周终止妊娠。若32周前出现脐动脉舒张末期血流缺失或倒置，合并静脉导管血流异常，综合考虑孕周、新生儿重症监护水平，完成促胎肺成熟后，可考虑终止妊娠。

孕周未达32周者，应使用硫酸镁保护胎儿神经系统。若孕周未达35周者，应促胎肺成熟后再终止妊娠，如果新生儿重症监护技术水平不足，应鼓励宫内转运。

（3）分娩方式选择 FGR胎儿对缺氧耐受力差，胎儿胎盘贮备不足，难以耐受分娩过程中子宫收缩时的缺氧状态，应适当放宽剖宫产指征。①阴道分娩：FGR孕妇自然临产后，应尽快入院，加强胎心监护。排除阴道分娩禁忌证，根据胎儿情况、宫颈成熟度及羊水量，决定是否引产及引产方式。②剖宫产：单纯的FGR并非剖宫产指征。胎儿病情危重、产道条件欠佳或有其他剖宫产指征时，应行剖宫产结束分娩。

4.预防 对于既往有FGR和子痫前期病史的孕妇，建议从孕12~16周开始应用低剂量阿司匹林至36周，可以降低再次发生FGR的风险。存在≥2项高危因素的孕妇，也可建议于妊娠早期开始服用小剂量阿司匹林进行预防，其中高危因素包括：肥胖、年龄>40岁、孕前高血压、孕前糖尿病（1型或2型）、辅助生殖技术受孕史、多胎妊娠、胎盘早剥病史、胎盘梗死病史。因母体因素引起的FGR，应积极治疗原发病，如戒除烟酒、毒品等，使FGR风险降到最低。

九、胎动计数

通过胎动计数（fetal movement counting）可了解胎动出现时间，每天胎动的次数，继而对胎儿的安危做出初步的判断。胎动的存在通常表明胎儿的情况良好，但在早期孕妇自数胎动的减少对于预测胎儿宫内窘迫的阳性预测值很低，只有2%~7%，因此建议孕妇在28周以后开始注意胎动的情况。

胎动是由胎儿自己的肌肉运动引起的，在胚胎的后期即表现出运动活性，并随着胎儿的发育发生变化。通常，胎动可以分为诱发和自然产生的，自发的胎动可能是大脑或脊髓触发的当神经系统成熟后，肌肉开始对刺激产生反应。尽管在超声监测下7周的胚胎已经出现胎动，而初产妇通常在孕20周能感知到胎动，经产妇在孕18周左右可感觉到胎动。随着胎儿的长大，到孕晚期胎儿的动作幅度明显增大，孕妇感觉胎动更为明显。

对于月经不规律且妊娠早期没有行B超确定胎龄的孕妇，初次感知胎动的时间可以帮助用于胎儿孕周的粗略估计。计数胎动应观察1.5小时，胎动减少表明胎儿可能受损，需进一步检查评估胎儿的情况。计数胎动仍是最古老、最简单的评估胎儿安危的手段。妊娠28周后，胎动计数<10次/2小时或减少50%者，提示胎儿缺氧可能。虽然胎动计数作为监测胎儿安危的方法已广泛应用，但其准确性仍较为局限。

十、孕期用药

胎儿处于发育过程，各器官发育未完善，孕妇用药可直接或间接地影响胎儿，大多数药物可通过胎盘直接作用于胎儿，因此妊娠期用药要十分慎重。孕妇如用药不当，对孕妇、胎儿、新生儿均可产生不良影响，孕期应尽量减少药物应用。临床上应遵循“妊娠期没有特殊原因不要用药”的原则，尤其在妊娠早期。准备妊娠的生育期妇女用药也应慎重。另外，孕妇健康有利于胎儿的正常生长发育，患有慢性疾病者应在孕前进行治疗。

如孕妇已用了某种可能致畸的药物，应根据用药种类、用药时的胎龄、时间长度和暴露剂量等因素，综合评估危害程度，提出咨询建议。在对药物暴露的妊娠期和哺乳期妇女进行咨询或选择药物时，需要查阅动物实验和人体试验的结果。

（一）孕妇用药的基本原则

孕期用药需遵循以下原则：①用药必须有明确的指征，避免不必要的用药；②根据病情在医师指导下选用有效且对胎儿相对安全的药物；③应选择单独用药，避免联合用药；④应选用结论比较肯定的药物，避免使用较新的、尚未肯定对胎儿是否有不良影响的药物；⑤严格掌握剂量和用药持续时间，注意及时停药；⑥妊娠早期若病情允许，尽量推迟到妊娠中晚期再用药。

（二）药物的妊娠分类

美国食品和药物管理局（FDA）根据药物对动物和人类具有不同程度的致畸危险，将其分为5类。

A类：临床对照研究中，未发现药物对妊娠早期、中期及晚期的胎儿有损害，其危险性极小。

B类：临床对照研究中，药物对妊娠早期、中期及晚期胎儿的危害证据不足或不能证实。

C类：动物实验发现药物造成胎儿畸形或死亡，但无人类对照研究，使用时必须谨慎权衡药物对胎儿的影响。

D类：药物对人类胎儿有危害，但临床非常需要，又无替代药物，应充分权衡利弊后使用。

X类：对动物和人类均具有明显的致畸作用，这类药物在妊娠期禁用。

（三）用药时的胎龄

用药时胎龄与损害性质有密切关系：①受精2周内，孕卵着床前后，药物对胚胎影响为“全”或“无”：“全”表现为胚胎早期死亡导致流产；“无”则为胚胎继续发育，不出现异常。②受精后3~8周，是胚胎器官分化发育阶段，胚胎开始定向分化发育，受到有害药物作用后，即可能产生形态上的异常而出现畸形，称为致畸高度敏感期，具体地说，如神经组织于受精后15~25日，心脏于21~40日，肢体和眼睛于24~46日易受药物影响。③受精后9周至足月，是胎儿生长、器官发育、功能完善阶段，仅有神经系统、生殖器和牙齿仍在继续分化，特别是神经系统分化、发育和增生是在妊娠晚期和新生儿期达最高峰。在此期间受到药物作用后，由于肝酶结合功能差及血-脑屏障通透性高，易使胎儿受损，可表现为胎儿生长受限、低出生体重和功能行为异常。

在相同致畸剂量下，短暂暴露很少致畸，而长期慢性暴露使致畸风险显著增加，因此妊娠期用药尽可能缩短用药时间。通常暴露剂量越大，对胚胎和胎儿的危害越大，由于胚胎对有害因子较成人敏感，当暴露剂量尚未对母体有明显影响时，可能已经对胚胎产生不良影响。因此，用药咨询需要考虑用药的时间长度和暴露剂量，综合分析。

第三节　分娩期保健

岗位情景模拟

岗位情景： 李女士，30岁，初次怀孕，现孕38周，平时定期产检，未发现异常，目前无阴道流血、腹痛等症状。现对将面临的分娩过程有害怕的心理。现特来咨询如何减轻分娩疼痛，是否可以选择剖宫产。

请思考： 针对李女士的情况，如何进行保健指导？

分娩期保健是从临产开始到胎儿娩出期间的各种保健措施及处理，虽然这段时间较短，但是非常重要且复杂，是保证母婴安全的关键时期。本节将从分娩期生理与心理特点、产时保健、舒适分娩、分娩镇痛、新生儿早期基本保健技术这几个方面进行阐述。

一、分娩期生理与心理特点

（一）分娩期生理特点

在妊娠期，由于胚胎、胎儿生长发育的需要，以及胎盘分泌的激素的参与下，在神经-内分泌的影响下，母体各系统发生了一系列适应性的生理变化。分娩期某些系统或器官的生理变化对母儿会发生突出的影响，稍有疏忽可能由生理变化转为病理变化，给母儿带来极大危害，需适时加强保健。所以，了解分娩期母体生理的变化有助于做好分娩期的保健工作。

1.分娩期子宫变化及保健　分娩期子宫下段是由子宫峡部在妊娠期逐渐伸展拉长而形成，分娩期其长度可达7~10cm，肌壁变薄成为软产道的一部分。当宫缩时，子宫下段被动扩张。由于子宫肌纤维的缩复作用，子宫上段肌壁越来越厚，而下段肌壁被牵拉越来越薄，由于子宫上下段的肌壁厚薄不同，在两者间的子宫内面形成一环状隆起，称为生理缩复环。如胎先露部下降受阻，子宫收缩过强，子宫体部肌肉增厚变短，子宫下段肌肉变薄拉长，在两者间形成环状凹陷，称为病理缩复环。此时，随着子宫下段高度扩张，不仅分娩受阻，也是子宫先兆破裂的表现。产时子宫破裂一般都发生在子宫下段，可导致母、婴死亡。待产时必须仔细观察产程进展，及早处理头盆不称等各种因素，防止子宫病理性缩复环的出现，以免对母儿造成重大伤害。

2.分娩期循环系统变化及保健　在妊娠期末期，心脏容量约增加10%，心排出量在孕32~34周达到高峰，左侧卧位则心排出量较未孕时约增加30%。在此基础上，分娩期第一产程，每当子宫收缩时，约有500ml血液增加到周围血循环内，使回心血量亦增加，心脏负荷明显加重。随产程进展，心排出量呈阵发性增加。第二产程，产妇随子宫收缩用力向下屏气，肺循环压力增高，腹压加大，使内脏血液涌向心脏；第二产程时腹肌和骨骼肌的收缩使周围阻力增加，产妇的心搏量和心排出量进一步增加，使第二产程心脏负荷达最重阶段。第三产程，胎儿娩出后，腹内压降低，子宫收缩，血液暂时淤滞在内脏血管，回心血量骤减。当胎盘排出后，胎盘血循环中断，子宫收缩时，大量血液又参与血循环中。短短时间内血流动力学的急剧变换，使心脏负担处于加重状态。孕妇如有心脏功能不全，在分娩期易诱发心衰。医务人员应注意了解孕妇的主诉及观察心脏情况，了解孕妇的心脏适应能力，指导孕妇克服宫缩的阵痛感，指导产妇在产程中的饮食、休息，以及如何利用宫缩战胜这一较重的体力消耗过程，减少不必要的体力消耗，进行更有效的生产，使分娩顺利完成。

在分娩过程中，子宫壁血管、脐带及胎盘等在宫缩时受到挤压，胎儿出现暂时性缺氧，缺氧刺激其迷走神经兴奋，使胎心率减慢。一般来说，在宫缩停止15秒内胎心即可恢复正常，一个健康的胎儿不会受此暂时缺氧的危害。但若较长时间不能恢复正常胎心，则提示胎儿宫内窘迫，严重者可能发生新生儿窒息。所以，分娩期应勤听胎心，有条件的医院应做胎心电子监护，了解宫缩与胎心率的关系，及时对症处理。必要时缩短第二产程。

3.分娩期血压变化及保健　分娩期血压随分娩各期循环系统变化亦有生理性改变。第一产程，由于子宫收缩使回心血量增加，血压可随之升高5~10mmHg。第二产程，产妇随宫缩屏气，内脏血涌向心脏，血压较第一产程更明显升高，可升高25~30mmHg，但在宫缩间歇期应恢复原状。第三产程，因母体的胎儿血循环停止，腹内压骤然下降，血压也恢复为原来水平。待产和接产时，在各产程均需测量血压，一般每2~4小时一次，如发现升高，观察应更密切，并于产后1~2小时再测一次，以便识别生理变化或病理范围，有利于及时处理。

4.分娩期呼吸系统变化及保健　产程进展过程中，由于子宫收缩及娩出胎儿的需要，母亲的氧耗量增加，约等于孕末期两倍。母儿需氧量增多，表现在呼吸频率、深度、节律及通气量均受影响，而且产生某些特征性的呼吸。妊娠期，由于子宫增大，膈肌上抬，胸廓活动加大，呼吸一般以胸式为主，气体交换保持不变；呼吸次数每分钟20次以内，呼吸较深。分娩期产妇多表现为浅表、快速呼吸，每分钟呼吸次数增加，以缓解分娩应激和产痛。医务人员应认真指导孕妇，如何通过正确的呼吸方式消除紧张情绪，增加通气量，促进母体血氧供给。如果采用快而深的呼吸，虽然能增加每分通气量，但可出现过度通气，使血中二氧化碳急剧排出，引起一过性脑血管痉挛，致脑缺血，可使孕妇出现头晕、四肢末端麻木等不适。有研究表明，产妇呼吸过度，于第二产程会有明显的血氧饱和量降低，血pH下降。因此主张在规律宫缩前后采用深慢呼吸，以加强母、儿氧供。一般第一产程宜缓慢呼吸，经鼻缓慢吸气，经口用3秒钟时间缓慢呼出，呼气终末最好处于松弛状态。第二产程以屏气呼吸为特点，指导产妇在屏气明显能耐受时开始加腹压，闭口不漏气，宫缩高峰期保护会阴的手掌感到有抵抗。当胎头着冠时，充分吸气，经鼻呼气，使盆底肌、肛提肌不过分紧张，有利于减少产道损伤及继发感染机会。

5.分娩期消化系统变化及保健 分娩期胃肠平滑肌仍然处于低张力状态，胃的排空时间延长，结肠蠕动减弱，排空推迟。分娩期饮食宜进高热、易消化的流食或半流食。不能进食者，应酌情静脉输液。

6.分娩期泌尿系统变化及保健 分娩期输尿管轻度扩张和平滑肌张力降低依然存在，且妊娠后期膀胱三角区位置偏高，输尿管口间组织增厚，产程进展时，胎头下降挤压膀胱均可致尿液瘀滞、排尿困难。应鼓励产妇每2~4小时排尿一次，以免膀胱过度充盈，影响子宫收缩及胎头下降。因为胎头下降压迫所致排尿困难者，要特别警惕头盆不称所致的难产。如6~8小时小便不能自解者，应予以导尿。

（二）分娩期心理特点

在孕期，许多心理和生理的变化交织在一起，形成孕妇独特的行为特征和心理应激，随着临产逐渐加重并延续到产时。分娩虽然是一自然生物学过程，然而在人类，分娩往往构成重大的应激事件，尤其对初产妇更容易出现一些心理变化，分娩期孕妇的心理状态主要表现为以下方面。

1.恐惧和焦虑 多数初产妇由于无分娩经验，对即将来临的分娩感到紧张及不安，他们害怕分娩疼痛、担心胎儿发育异常、怕暴露身体、怕产时大出血、怕难产而又改做剖宫产、怕产钳助产对胎儿造成危害，有些人受封建思想影响，重男轻女，从而怕生女孩等。

2.陌生和孤独 产房的陌生环境、医务人员的冷漠，使产妇得不到关心和照顾，兼之连续数小时的宫缩痛，使产妇一直处于强烈不安的紧张状态，易感到孤独、恐惧和焦虑，形成恶性循环。

3.悲伤情绪 有些产妇因自身疾病、胎儿畸形或死胎必须终止妊娠，可感到悲伤痛苦。此时他们最需要的是一个有同情心的倾听者，发泄他们愤怒、无助和悲伤的情绪，从而缓解他们超负荷的心理压力。

产妇对分娩的恐惧和焦虑心理，可以使中枢神经系统发生功能紊乱、内分泌失调，体内儿茶酚胺分泌增加，使子宫收缩乏力，产程异常。这种心理状态会影响正常的饮食摄入，且分娩又消耗大量体力，最终导致电解质紊乱、酸碱平衡失调，可导致胎儿窘迫。强烈的宫缩疼痛更加重产妇的焦虑不安情绪，往往在分娩期大喊大叫，体力过多消耗，极易疲劳，致使产程延长，难产率增高，分娩并发症及产后出血增加。

有调查证实，孕妇在分娩期有恐惧感者占98%；住院有心理负担和希望改善病房环境的占82%，100%的孕产妇期望家属在身旁陪伴而得到鼓励和安慰。由上说明，分娩期保健中针对精神心理因素对分娩的影响采取有效措施势在必行。而且分娩期保健不应在分娩发动后才开始进行，应该在孕期举办多种形式的科普教育，提高孕妇对分娩这一自然生物学过程的认识，充分做好做母亲的思想准备，临产后尽早、适时地对产妇进行心理护理，消除其紧张焦虑情绪。医务人员的态度应亲切、热情，扎扎实实地做好待产和接生工作，让产妇有安全感。还应该积极创建和完善家庭化产房，顺应产妇的心理需要，增强产妇顺利分娩的信心，以减少产科异常情况的发生，进一步提高产科质量。目前，在全国推行的有“导乐”陪伴分娩及助产陪伴分娩。它是一种以产妇为中心，有利于提高产时服务质量，促进母婴安全的服务模式。

二、产时保健

随着我国经济水平的发展，人民生活水平提高，政府高度重视安全分娩，推行孕期保健住院分娩、科学接生，及时发现分娩过程中的异常，保障母婴安全，降低孕产妇及胎婴儿患病率、致残率及死亡率。为保证安全分娩，提供合适的产时保健，我们应全面了解孕产妇的情况，掌握正常分娩的临床经过，及时处理异常分娩。

（一）分娩的临床经过

1.先兆临产　分娩发动之前，往往出现一些预示孕妇不久将临产的症状，称为先兆临产。

（1）不规律宫缩　宫缩持续时间短且不恒定，间歇时间长且不规律，宫缩强度不增加，常在夜间出现，而于清晨消失，且局限于下腹部轻微胀痛，不伴有宫颈管短缩、宫口扩张，给予镇静剂能将其抑制。

（2）胎儿下降感　由于胎先露部下降、入盆衔接使宫底降低，初产妇多有胎儿下降感，感到上腹部较前舒适，进食量增多，呼吸较轻快，下降的先露部可压迫膀胱引起尿频。

（3）见红　临产前24~48小时内（少数一周内）可见阴道少量血性分泌物，多因宫颈内口附近的胎膜与该处的子宫壁分离，毛细血管破裂所致。若阴道流血量较多，超出平时月经量，应考虑是否为病理性产前出血，常见原因有前置胎盘或胎盘早剥。

2.临产　临产开始的标志为有规律的子宫收缩且逐渐增强，持续30秒以上，间歇5~6分钟，同时伴随进行性宫颈管消失、宫口扩张和胎儿先露部下降。用镇静剂不能抑制宫缩。

3.总产程及产程分期 分娩全过程即总产程，指规律性的子宫收缩开始至胎儿胎盘娩出为止的全过程，临床上分为如下三个产程。

（1）第一产程 又称宫颈扩张期。从规律性宫缩开始至宫口开全（10cm）。初产妇平均需11~12小时，经产妇需6~8小时。其中从规律宫缩到宫口开大3cm叫潜伏期，宫口扩张速度是平均每2小时开大1cm，最慢速度为每4小时开大1cm。宫口扩张3~10cm的过程为活跃期，其中又分为加速阶段：宫口扩张3~4cm；最速阶段：宫口扩张4~9cm；减速阶段：宫口扩张9~10cm。宫口扩张速度是平均每1小时开大2cm，最慢速度为每1小时开大1cm。胎先露下降分为潜伏期、加速期和急速下降期。先露下降的潜伏期相当于宫颈扩张的潜伏期加活跃期的加速阶段，平均每小时下降0.14cm；先露下降的加速期相当于宫颈扩张活跃期的最速阶段，平均每小时下降0.87cm；先露下降的急速下降期相当于宫颈扩张活跃期的减速阶段加第二产程，平均每小时下降2.16cm。

（2）第二产程 又称胎儿娩出期。从宫口开全到胎儿娩出。未实施硬膜外麻醉者，初产妇最长不应超过3小时，经产妇不应超过2小时；实施硬膜外麻醉者，可在此基础上延长1小时，即初产妇最长不应超过4小时，经产妇不应超过3小时。值得注意的是，第二产程不应盲目等待至产程超过上述标准才进行评估，初产妇第二产程超过1小时即应关注产程进展，超过2小时必须由有经验的医师进行母胎情况全面评估，决定下一步的处理方案。

（3）第三产程 又称胎盘娩出期，指从胎儿娩出到胎盘娩出。需5~15分钟，最长不超过30分钟。

4.临床表现

（1）规律宫缩 产程开始时，宫缩持续时间较短（约30秒）且弱，间歇期较长（5~6分钟）。随着产程进展，持续时间渐长（50~60秒或更长），且强度不断增加，间歇期渐短（1~2分钟）。

（2）宫口扩张 通过肛诊或阴道检查，可以确定宫口扩张程度。当宫缩渐频且不断增强时，宫颈管逐渐短缩直至消失，宫口逐渐扩张。宫口扩张于潜伏期速度较慢，进入活跃期后扩张速度加快。

（3）胎膜破裂 随宫缩继续增强，子宫羊膜腔内压力增加到一定程度时，胎膜自然破裂。破膜多发生在宫口将近开全时。

（4）排便感 宫口开全后，宫缩较前增强，当胎头降至骨盆出口压迫骨盆底组织时，产妇有排便感，不自主地向下屏气。随着产程进展，会阴渐膨隆和变薄，肛门松弛。于宫缩时胎头露出于阴道口，在宫缩间歇期，胎头又缩回阴道内，称为胎头拨露，直至胎头双顶径越过骨盆出口，宫缩间歇时胎头也不再缩回，称为胎头着冠。此后会阴极度扩张，产程继续进展，娩出胎头，胎体随之娩出。

（5）胎盘排出　胎儿娩出后，子宫底降至脐平，产妇感到轻松，宫缩暂停数分钟后重又出现。当子宫体变硬呈球形、阴道口外露的一段脐带自行延长、阴道少量流血时，表明胎盘已剥离，即将排出。

（二）异常产程的类型

1.潜伏期延长　大多数医院用16小时作为潜伏期的最大时限，即超过12小时为潜伏期延长，8小时无进展为潜伏期停滞。

2.活跃期延长　活跃期超过8小时为活跃期延长。

3.活跃期停滞　宫口扩张4小时无进展，经过处理宫口仍未开全而最终以剖宫产结束分娩者。

4.宫颈扩张延缓　初产妇活跃期宫颈扩张最速阶段宫颈扩张速率<1.2cm/h或经产妇<1.5cm/h者。

5.胎先露下降延缓　初产妇先露下降急速期先露下降速度<1.0cm/h或经产妇<2.0cm/h者。

6.胎先露下降停滞　宫口扩张减速期后胎先露下降1小时以上无进展者。

7.第二产程延长　未实施硬膜外麻醉者，初产妇第二产程超过2小时，经产妇超过1小时者。

8.滞产　总产程超过24小时者。

（三）产程中母儿安全的监测

在整个分娩过程中，母亲和胎儿都要经受严峻的考验，潜伏着许多意想不到的危险，如果没有严密观察，会造成一些不良结局。因此，在产程中对母儿的监测十分重要。

1.母亲方面

（1）一般情况　定时测量血压、脉搏、呼吸。体温、脉搏、呼吸每日测2次，血压每2小时测1次。子痫前期者应根据病情测量血压，注意其血压变化，有无头痛、视物模糊、胸闷等自觉症状。观察产妇的一般情况，尤其有合并症时更为重要。

（2）宫缩情况　潜伏期宫缩每5~6分钟1次，持续25~30秒，强度 ± ~+；活跃期早期可达每3~4分钟1次，持续30~40秒，强度 ± ~+；活跃期末期及第二产程宫缩可达1~2分钟一次，持续40~60秒，强度++。如果宫缩间隔时间长、持续时间短且强度不够，即表现为宫缩乏力，则常常是难产的先兆，应警惕。

（3）胎先露下降情况　通过腹部的四步触诊检查了解胎位、胎先露下降及枕位。WHO推荐五分法了解先露高低，即了解胎肩与耻骨联合上缘的距离，如两者之间为五横指以上，表明胎头浮动；三横指为胎头衔接，大约刚达坐骨棘水平；如仅一横指或胎肩已抵耻骨联合上缘，则胎头已达S^{+3}以下。根据枕部及额部高低，了解胎头俯屈情况，如枕部高于额部为仰伸，枕部低于额部为俯屈良好。腹部检查有疑问时应进行阴道检查。

（4）阴道检查　包括：外阴、阴道的发育情况，有无水肿、肿物、静脉曲张，弹性如何，阴道有无纵隔、横隔、瘢痕等；宫颈退缩及扩张情况，宫颈软硬度及厚薄，有无水肿、瘢痕及赘生物；胎膜存否，如未破膜羊膜囊厚薄、张力；宫口处有无异常如脐带、前置血管、胎盘等；胎先露位置高低、枕位，先露有无变形，颅骨重叠程度，胎头水肿（产瘤）大小、张力等；骨盆的大小；宫缩时先露下降情况。

2.胎儿方面

（1）胎心监护　入室均做入室试验，正常者第一产程内至少每小时听取胎心1次，对宫缩强、子痫前期、过期妊娠、胎儿宫内发育受限等母胎高危因素者，应每半小时听取胎心1次，每次听1分钟，或可间断用胎心监护仪监护。除胎心率、心律、性质及心音强度外，尚应注意宫缩前后的变化。正常于活跃晚期复查一次胎心监护。第二产程要勤听胎心，每5~10分钟听1次，高危孕妇可连续胎心监护，以便及早发现异常。

入室试验判断标准（AT）如下。

1）反应型　20分钟内胎心有两次加速，幅度>15次/分，持续>15秒；虽无加速但胎心基线率及基线变异度正常；正常基线率伴早期减速和加速。

2）可疑型　正常基线率无加速伴变异度减低；基线率异常，无加速；可变减速，但无危险因素。

3）危险型　异常基线率，变异度降低伴重复晚期减速；重度可变减速（减速≤60次/分，持续≥60秒）；基线回升慢，呈抛物线状；减速期变异差；心动过缓（心率≤100次/分）；延长减速。

（2）羊水性状及羊水量　羊水粪染是胎儿缺氧时反射性地引起肠蠕动亢进，肛门括约肌松弛，胎粪排人羊水中所致。因此，黑绿色Ⅲ度污染的羊水提示胎儿缺氧。羊水过少也提示胎盘功能不良。

（3）胎儿头皮血pH测定　是直接反映胎儿情况的有效方法。pH 7.20~7.24为病理前期值，pH<7.20提示胎儿存在酸血症，pH<7.15为胎儿严重窘迫的危险信号。PaO_2<20mmHg提示胎儿缺氧，$PaCO_2$>40mmHg提示胎儿二氧化碳潴留。

（4）胎儿颅骨重叠　此现象的出现说明试产时间已较长，并有明显头盆不称。

变形（–）指颅骨正常，骨缝分开；变形（+）指骨缝紧贴，但无重叠；变形（++）指骨缝重叠<0.5cm，手指压之可复位；变形（+++）指骨缝重叠>1cm，指压不复位。

（5）胎头水肿　头盆不称时，胎头下降缓慢或停滞致使胎头软组织长时间受产道挤压引起血液循环障碍而出现的水肿。胎头颅骨过度重叠与严重胎头水肿同时存在时，易误诊为胎头位置已很低。

（四）营养支持

分娩是一正常的生理过程，一般要历经10个小时，体力消耗很大。产妇如果不饮水或不进食，可导致脱水、酸中毒、电解质紊乱，影响胎儿的安危，所以要关注产程中产妇的饮食。

产妇在宫缩时往往要通过过度换气来缓解疼痛，常使口出异味、口唇干裂，因此，要准备温度适宜的水或饮料，用小壶或吸管饮用，湿润嘴唇。产程中不主张静脉输液补充营养，应鼓励产妇进食。食物要富营养，易消化，清淡的半流食或流食，如牛奶、面条、馄饨、鸡汤等，既可补充营养又可补充体力。

（五）产程的保健

1.第一产程的保健　第一产程时间最长，且随着产程的进展宫缩会越来越频。初产妇从未感受过这种疼痛，感觉难以忍受且没有尽头，常会紧张焦虑。如不注意支持可能会导致身心疲惫，影响宫缩而致产程延长。因此，支持和帮助主要从正确对待宫缩着手，宫缩带来疼痛也带来希望，应该想到每次宫缩就是胎儿向目的地前进了一步。

（1）第一产程早期宫缩还不是很强时，多与产妇交流、沟通，告之分娩有关的基本知识、产程的经过、产痛的原因及作用。

（2）医务人员应该用友善、亲切、温和的语言，消除其恐惧感；丈夫的陪伴可唤起产妇积极的反应，缓解其孤独感。

（3）教会产妇各种减痛的方法，如呼吸按摩、松弛肌肉、分散注意力、暗示和想象以及微弱宣泄、温水浴等。

（4）鼓励产妇多变换体位，选择适合自己的舒适体位，如站、蹲、走、坐位，避免平卧位，尽量多走动，以利于胎头下降，缩短产程。

（5）鼓励产妇正常进食，最好为流食和半流食，摄入足够水分，以补充热量，保持体力，并提醒产妇勤排尿。

（6）不断告之产程进展情况，并不断给予鼓励，以增强自然分娩的自信心。如产程进展不顺利，及时给予处理。

（7）必要时对于无禁忌证产妇予以药物分娩镇痛，提高分娩舒适度，减轻宫缩痛对产程的不利影响。

2.第二产程的保健　此时宫口已开全，产道充分扩张，宫缩痛减轻。由于胎头直接压迫直肠，使产妇在宫缩时有不由自主的排便感。此期最重要的是让产妇学会正确屏气，合理用力，调动腹直肌和肛提肌的力量帮助胎儿顺利娩出。

（1）无屏气感时坚持活动（立、走、蹲、坐），有屏气感时指导向下屏气的方法。

（2）产妇向下屏气用力用得好时，可见胎头明显下降，会阴明显扩张，此时应不断给予及时鼓励。

（3）当胎头即将娩出时，产妇应张嘴哈气，避免用力过猛致胎头娩出过快造成会阴撕裂。

（4）躺着分娩是最不符合生理的一种姿势，主张自由体位如坐式、蹲式、站立或跪着分娩。

3.第三产程的保健 胎儿娩出后宫缩暂停，几分钟后，随着轻微的疼痛胎盘剥离排出。

（1）胎儿娩出后，产妇已十分疲乏，此时可嘱咐产妇休息，注意产妇的血压、脉搏及阴道出血情况。

（2）胎盘排出后应检查胎盘、胎膜的完整性及产道有无裂伤，并注射催产素预防产后出血。

（3）检查新生儿有无异常，若有异常应及时处理，但要避开产妇，以免增加其精神负担。

（4）胎儿娩出后应尽早趴在母亲胸前，让产妇与新生儿早接触和早吸吮。

4.产后的保健

（1）产后在产房内观察2小时。观察产妇一般情况，子宫收缩、宫底高度、宫腔内有无积血、膀胱是否充盈、阴道流血量、会阴阴道有无血肿等。每半小时测量血压、心率，无异常者送休养室。

（2）分娩结束后，可让产妇与新生儿多接触，并与丈夫一起回忆分娩过程，畅谈分娩经验，让夫妇共同分享正面的感受，可补充产妇遗忘的内容。

（六）母儿危险因素的筛查及处理

1.母亲方面 以下情况的出现常预示有可能发生头位难产，应及时处理。

（1）潜伏期延长 即潜伏期超过12小时，常因精神紧张、过度疲劳、宫缩无力所致，少数患者因轻度头位异常所引起。在有潜伏期延长倾向时（6~8小时）即应处理。

1）先予镇静剂休息，如哌替啶100mg肌内注射或地西泮10mg静推（慢推）或肌内注射。

2）休息后如产程进展，很快进入活跃期，可观察进展情况。

3）休息后无进展，则应做阴道检查，如无头盆不称，宫口已开大2cm以上，可行人工破膜。如羊水少且有Ⅱ度以上污染者，可诊断胎儿宫内窘迫（胎粪型），放宽剖宫产指征。如羊水清，量不少，则可观察产程进展。

4）破膜后观察半小时，若产程仍无进展，则可用催产素静脉滴注（浓度为2.5单位加入5%或10%葡萄糖500ml，从每分钟8滴开始）加强宫缩，专人守候，严密监测产程及胎儿情况。

5）如4~6小时仍无进展，则可剖宫产。

（2）活跃期宫颈扩张延缓或停滞 活跃期平均宫口开大<1cm/h或持续2小时以上无进展，均表示产程进展异常，主要与骨盆狭窄、头盆不称、继发宫缩乏力有关，应及时寻找原因并积极处理。

1）阴道检查了解宫颈扩张情况，有无头盆不称，宫口开大6cm前多因骨盆入口异常所致，宫口开大6cm以后常因中骨盆狭窄所致。如有头盆不称则可行剖宫产。

2）如无头盆不称则人工破膜，无胎儿宫内窘迫则观察2小时，如宫口开大速度≥2cm/h，则大多数可阴道分娩。

3）宫颈水肿者，可予以阿托品0.5mg+0.5%普鲁卡因（无过敏者）10ml宫颈封闭。

4）破膜后观察半小时，宫缩仍不好则可静滴催产素加强宫缩，如2小时内宫口无进展或扩张速度仍<1cm/h，存在相对头盆不称，可剖宫产分娩。

5）如活跃期宫口2小时无进展，又伴随胎先露下降停滞，1小时以上无进展，大部分需剖宫产分娩。

（3）胎头下降延缓或停滞 如在活跃期晚期胎头下降速度<1cm/h为下降延缓，如1小时不降为停滞。大多为骨盆中下段有阻力所致。应做阴道检查，如有明显头盆不称，需考虑以下情况。

1）骨缝明显重叠，产瘤大，可产生先露入盆的假象，必须结合腹部检查胎头在耻骨联合水平上的剩余部分，才能判断胎头最大横径是否真正入盆。

2）如羊水已破而先露与宫口不能紧贴，并伴有宫颈水肿变厚，表示产程停止多由于枕位异常所致。若有严重胎头位置异常，如高直后位、前不均倾位、额位、颏后位，则以剖宫产结束分娩。

3）如无头盆不称，则人工破膜后静滴催产素加强宫缩；如先露最大径线达坐骨棘水平，则有可能阴道分娩。

4）如先露仍居坐骨棘以上，有轻度枕位异常时可手转胎头，先露下降至坐骨棘水平以下则等待阴道分娩，如回转失败或先露不降则剖宫产。

（4）第二产程延长 如骨盆中下段阻力大，先露双顶径在坐骨棘水平或以上，胎头变形重，骨盆入口处仍可触及胎头大径，应行剖宫产。如无明显头盆不称，胎头颅骨最低点达S^{+2}以下，则可阴道助产。

（5）产程延长的产妇常会出现烦躁不安、体力衰竭，有时伴有严重失水，表现为口干、唇裂、皮肤失去弹性，甚至体温升高，严重者可出现电解质紊乱和酸碱平衡失调。查体可发现肠胀气、尿潴留，甚至出现血尿，腹部出现病理性缩复环、子宫下段拉长、宫底升高等体征。如产程超过20小时，这些症状更明显，应尽早结束分娩。如宫口未开全、短时间内不能分娩者，应以剖宫产为宜。

2.胎儿方面 产程中胎儿要经受严峻的考验，当子宫收缩时，子宫螺旋小动脉进入绒毛间隙的血流缓慢甚至停滞，胎儿此时处于缺氧状态。随着宫缩逐渐减弱，于子宫间歇期血流完全恢复。一个正常的胎儿完全能够代偿宫缩时的缺氧而不会出现胎心率的减速。反之，如出现胎儿心率减速或羊水胎粪污染，则表明胎儿缺氧较严重，需尽快分娩。

（1）一般处理 胎儿窘迫有时原因不明，最好的治疗方法就是让胎儿离开低氧或缺氧的环境。在寻找原因、做出决断的同时，应先给予一般的处理。

1）吸氧 给母亲吸氧有助于改善胎儿的缺氧状况，但应注意给氧方法，避免长时间高浓度吸氧。应间断低流量给氧，反复进行。

2）改变体位 侧卧位或半卧位可使子宫收缩加强而收缩频率减少，有利于子宫胎盘循环。改变产妇体位对松解脐带受压也是有效措施。

3）调节子宫收缩 若子宫收缩不协调为高张性宫缩或子宫收缩过强，如为催产素应用引起者应立即停用，可采用β受体激动剂和硫酸镁等宫缩抑制剂，如安宝100mg+5%葡萄糖溶液500ml静脉滴注，每分钟8滴开始，根据宫缩情况调整滴数，直到宫缩被抑制，或孕妇心率过快不能耐受，或孕妇心率已达140次/分时停用；也可用硫酸镁15g+5%葡萄糖溶液1000ml静脉滴注，2g/h左右。这样可减少宫缩对胎儿的压力，恢复绒毛间隙和脐血流量，改善胎儿缺氧。

（2）胎心监护 以下情况提示胎儿窘迫。

1）早期减速（ED） 频繁的早期减速，至低于100次/分，表示胎儿缺氧，应严密观察图形变化情况。

2）晚期减速（LD） 频度超过宫缩的20%，与胎儿酸中毒、新生儿窒息有密切关系，表示胎儿危险，应尽快分娩。

3）变异减速（VD） 因脐带受压所致，若持续出现、频度超过宫缩的30%，或其减速最低达到60次/分、持续超过60秒，即重度VD或不典型VD，表示胎儿窘迫，应立即分娩。

4）胎心率基线变异减少或消失 胎心率基线变异振幅<5次/分，频率≤2次/分，如同时伴有LD、重度VD，心动过速或心动过缓，表示胎儿危险，应立即分娩，并做好新生儿复苏的准备。

5）持续心动过速或心动过缓 胎心率基线>180次/分或<120次/分，在排除母亲发热或药物因素影响后，如并发减速和胎心率基线变异下降，表示胎儿严重缺氧。

6）延长减速（PD） 表示脐带受压时间长，胎儿缺氧严重，应立即变换体位，如减速超过60秒不能缓解或反复出现，应尽快终止妊娠。

7）持续正弦曲线 可能提示免疫性母胎血型不合、胎母或胎儿-胎盘输血症使胎儿贫血或胎儿窘迫，应立即终止妊娠。

（3）羊水污染类　羊水粪染是胎儿缺氧时，反射性引起肠蠕动亢进，肛门括约肌松弛，胎粪排入羊水中所致。根据胎粪污染羊水的程度可分为Ⅲ度。

1）Ⅰ度　羊水呈淡绿色，质薄。

2）Ⅱ度　羊水呈黄褐色，质较厚，可污染胎儿皮肤、胎膜及脐带，预示胎儿有急慢性缺氧。

3）Ⅲ度　羊水呈深绿色，质厚呈糊状，可污染胎膜、脐带及胎盘，胎儿缺氧可能会失代偿。

均匀草黄色粪染的羊水无肯定的临床意义，是在孕期中偶尔出现的少量排便所致；黑绿色大量粪染的羊水有诊断意义，若再伴有羊水过少，提示严重的胎儿缺氧，应尽快结束分娩。

（4）胎儿头皮血pH测定　产程中发现胎心率异常或羊水胎粪污染，有条件时可采胎儿头皮血测pH、$PaCO_2$、PaO_2等血气分析，如pH<7.20，$PaCO_2$>60mmHg，PaO_2<10mmHg，可诊断胎儿有酸中毒，应立即结束分娩。但该方法对新生儿缺血缺氧性脑病的阳性预测值仅为3%，应用较少。

三、舒适分娩

（一）陪伴分娩

1.陪伴分娩　是指一个专人在产时及产后给孕产妇持续的生理上的支持帮助及精神上的安慰鼓励，使其顺利完成分娩过程。有助产士陪伴，也有导乐（Doula）陪伴，导乐为有生育经验的、有爱心、乐于助人的妇女。

2.陪伴者的作用　大多数产妇为初产妇，多无分娩经验，因此她们对分娩充满了恐惧，担心分娩不顺利，怕胎儿发生意外。陌生的医院环境，周围待产妇的哭叫和呻吟，个别医务人员的语言刺激以及自身宫缩的疼痛，使产妇产生巨大的恐惧感、紧张感及焦虑不安。这种不良的情绪使其体内儿茶酚胺分泌增加，导致子宫收缩乏力，产程异常。因此，分娩时妇女有着复杂的需求，除了分娩的安全性和丈夫的爱与陪伴外，她们还需要持续的安慰、鼓励和尊重。陪伴者的作用是产时保健的重要支持。陪伴者能在产程的全过程中给产妇提供全面的支持。

3.医护人员陪伴与丈夫陪伴的作用比较　医护陪伴者与丈夫应共同承担产时支持的职责，两者不可缺一。丈夫陪伴有其独特的作用，他知道产妇的爱好，可给予她爱抚和关心，在一定程度上缓解了产妇的紧张心理，减少了产妇的孤独感。丈夫的作用是其他人不能替代的。但是由于他们对分娩知识的了解一般较少，面对妻子痛苦的表情、异常的身体变化时可以变得焦虑不安、无所适从，无法以平静的态度及客观的方式去安慰、帮助产妇，并感到无助和窘迫。这种紧张与担忧加重了产妇的恐惧情绪。为了弥补丈夫陪伴分娩的不足，使产妇在分娩过程中不仅得到丈夫的亲密无间的关爱与体贴，而且能消除其紧张恐惧感，树立其自然分娩的信心，除了产前接受健康教育外，还需要有一位“第三者”——医务人员陪伴。医务人员能以客观的态度观察产妇，以科学的方式指导产妇，以和善的言行鼓励产妇。而且，丈夫的压力减少了，可以较轻松地体验妻子的分娩过程。

4.陪伴者在产程不同阶段给予的帮助

（1）第一产程早期　如无禁忌证，尽可能鼓励产妇多走动，使胎头下降，缩短产程；多变换体位，如站、蹲、走，尽量避免平卧位，因为这是最不符合生理的体位；泡温水澡（胎膜未破）或淋浴（胎膜已破），以放松身体，缓解疼痛；摄入足够的水分（补充能量），少量多次进食，吃高热量易消化食物，全力排尿（充盈膀胱可影响宫缩）；不断表扬和鼓励产妇；不断解释疼痛的生理基础及减轻疼痛的方法，疼痛时产程变化的情况；指导产妇做深呼吸使其安静与放松，并减轻疼痛；用手抱住产妇或握住产妇手，用温毛巾帮其擦脸，按摩背部；提醒眼睛睁开，观察周围环境，以分散对疼痛的注意力；分娩开始时，多数产妇会紧张，恐惧表情不断增加，这时陪伴者要解释分娩是一个非常自然的生理过程，是人体的一种自然功能。陪伴者可指导产妇做深呼吸使其平静和放松。产程进展时，陪伴者可问产妇有何需求，不断地给予其鼓励，决不责备或不管产妇。背痛是常见的表现，背部按摩在任何时候都是受欢迎的。如果疼痛持续而剧烈，可让其侧卧、蹲在地板上或坐在马桶上。陪伴者轻轻地帮产妇按摩脊柱两侧，从肩部到臀部；拇指按摩从颈部两侧自内向外到肩部。如产痛明显，可提供各种分娩镇痛措施。

（2）第一产程晚期　此时宫缩更强，间隔更短，产妇会出现颜面发红、阴道血性分泌物、腿及臂抖动或恶心等症状，陪伴者更应全身心地给予支持和鼓励。这时，产妇的丈夫可能受到惊吓也需要陪伴者的支持和解释。如果陪伴者能说明发生的情况，则可以消除其疑虑。

（3）第二产程　无屏气感时，坚持活动（立、走、蹲），有屏气感时，指导向下屏气的方法；改变体位，选择产妇感到最便于用力、最舒适的体位，尽量避免平卧位；多喝饮料；指导正确呼吸、屏气；不断地鼓励、表扬产妇。

（4）产后　分娩结束后，可让产妇和新生儿多接触。产后在产房观察2小时后，无异常情况，则陪送母子到休养室。产后第二天与夫妇一起回忆分娩过程，让夫妇分享感受。

（二）自由体位

胎儿在母体内是与母体纵轴一致的，分娩时随着产程的进展，胎头沿着骨盆轴向下，受地心引力的作用，胎头直接压迫宫颈有利于宫颈扩张，可加速产程的进展。待产过程中主张自由体位，如骑在靠背椅上、站立靠在丈夫身上、跪或坐在床上、蹲在地上等。分娩时也可采取多种体位，如坐式、蹲式、半卧位，也可跪着分娩。产妇应多变换体位，寻找最适合自己的舒适的体位，不但可以减轻疼痛，还有利于胎头下降，使产程进展更顺利、更快。

（三）分娩镇痛

详见以下“分娩镇痛”部分。

四、分娩镇痛

分娩是妇女生命中重要的里程碑，分娩的经历可影响一生，其分娩过程中所承受的疼痛及心理应激是造成产后乃至远期心理疾病的重要诱因。分娩疼痛是客观事实，有生理和心理学基础。分娩镇痛不仅能支持产妇的心理健康，而且还有利于增强自然分娩的信心。所以近年来分娩镇痛更多地在临床中开展。分娩镇痛的目的是有效缓解疼痛，同时可能有利于增加子宫血流，减少产妇因过度换气而引起的不良影响。产妇自临产至第二产程均可实施分娩镇痛。

（一）疼痛的原因

第一产程疼痛主要来自宫缩时子宫肌缺血缺氧和宫颈扩张时肌肉过度紧张，通过交感神经由胸神经10、11、12后段传递至脊髓。第二产程疼痛还包括来自胎头对盆底、阴道、会阴的压迫，通过骶神经2、3、4的感觉纤维传递至脊髓。另外，产妇紧张、焦虑可导致害怕－紧张－疼痛综合征。

（二）分娩镇痛的基本原则

分娩镇痛的基本原则包括：①对产程影响小；②安全，对产妇及胎儿不良作用小；③药物起效快，作用可靠，给药方法简便；④有创镇痛应由麻醉医师实施并全程监护。

（三）分娩镇痛种类

1.非药物镇痛

（1）产前教育　产痛与精神紧张相关，因此产前应进行宣教，使产妇了解分娩有关知识、产程经过，强调分娩是一个自然的生理过程，有足够的心理支持，获得产妇的主动配合。

（2）心理劝导　肌肉放松训练、分散注意力、自由行走及温水浴等，可减轻疼痛。

（3）呼吸镇痛　第一产程早期，胸式呼吸深而慢，宫缩开始和结束时用鼻吸气，用口呼气，间歇期停止。

（4）按摩　压迫两侧髂前上棘和（或）耻骨联合及两侧腰部。

（5）陪伴分娩　给予产妇精神、心理、生理、体力全方位的支持。

（6）针灸镇痛　可针刺合谷、内关、足三里等穴位。

（7）电磁刺激　采用神经电刺激仪以减轻孕妇疼痛。

以上方法可单独应用或联合药物镇痛法等应用。

2. 全身阿片类药物麻醉　可以通过静脉注射或肌内注射间断给予，也可以通过患者自控性镇痛。阿片类药物主要作用是镇静，可以产生欣快感，但镇痛效果有限，而且有可能导致产妇恶心、呼吸抑制、胃肠道排空延长、胎心变异减少、新生儿呼吸抑制等。常用阿片类药物包括哌替啶、芬太尼、瑞芬太尼、纳布啡等。

3. 椎管内麻醉镇痛　通过局麻药作用达到身体特定区域的感觉阻滞，包括腰麻、硬膜外麻醉或腰-硬联合麻醉。其优点为镇痛平面固定，较少引起运动阻滞，易于掌握用药剂量，可以长时间保持镇痛效果。但麻醉平面过高可导致严重呼吸抑制。其他并发症还包括低血压、局麻药毒性反应、过敏反应、麻醉后头痛、神经损伤、产时发热、第二产程延长等。由于其作用和并发症，麻醉医师除了掌握麻醉技术外，还应熟悉并发症的紧急处理。实施硬膜外麻醉时，第二产程初产妇最长不应超过4小时，经产妇不应超过3小时。

五、新生儿早期基本保健技术

（一）一般处理

新生儿出生后置于辐射台上擦干、保暖。

（二）清理呼吸道

新生儿娩出后，应迅速清除口、咽及鼻内的黏液，用吸球吸去气道黏液及羊水，或用吸引器、吸痰管等吸引。必要时可直接用气管插管将黏液吸出，保证呼吸道通畅。当确定气道通畅仍未啼哭时，可用手抚摸新生儿背部或轻拍新生儿足底，待新生儿啼哭后，即可处理脐带。

（三）新生儿阿普加评分及脐动脉血气pH测定的意义

阿普加评分（Apgar评分）是用于快速评估新生儿出生后一般状况的方法，由5项体征组成，包括心率、呼吸、肌张力、喉反射及皮肤颜色。5项体征中的每一项授予分值为0分、1分或2分，然后将5项分值相加，即为Apgar评分的分值（表5-5）。1分钟Apgar评分评估出生时状况，反映宫内的情况，但窒息新生儿不能等1分钟后才开始复苏。5分钟Apgar评分则反映复苏效果，与近期和远期预后关系密切。脐动脉血气代表新生儿在产程中血气变化的结局，提示有无缺氧、酸中毒及其严重程度，反映窒息的病理生理本质，较Apgar评分更为客观、更具有特异性。

我国新生儿窒息标准：①1或5分钟Apgar评分≤7，仍未建立有效呼吸；②脐动脉血气pH<7.15；③排除其他引起低Apgar评分的病因；④产前具有可能导致窒息的高危因素。以上①~③为必要条件，④为参考指标。

表5-5　新生儿Apgar评分法

体征	0分	1分	2分
心率	0	<100次	≥100次
呼吸	0	浅慢，不规则	佳，哭声响亮
肌张力	松弛	四肢稍屈曲	四肢屈曲，活动好
喉反射	无反射	有些动作	咳嗽，恶心
皮肤颜色	全身苍白	身体红，四肢青紫	全身粉红

（四）处理脐带

正常新生出生后即可断脐。剪断脐带后在距脐根上方0.5cm处用丝线、弹性橡皮圈或脐带夹结扎，残端消毒后无菌纱布包扎，注意扎紧以防脐带出血。

（五）其他处理

其他处理包括新生儿体格检查，将新生儿足底印及母亲拇指印留于新生儿病历上，新生儿手腕带和包被标明性别、体重、出生时间及母亲姓名。帮助新生儿早吸吮。

第四节　产褥期保健

岗位情景模拟

岗位情景： 张女士，28岁，孕1产1，现顺产后2个月，母乳喂养，但觉母乳喂不饱宝宝，同时产后发现打喷嚏时有漏尿现象。现前来就诊、咨询。

请思考： 1.针对张女士情况，怎样进行保健指导？

2.如何帮张女士进行产后康复？

一、产褥期生理及心理特点

从胎盘娩出至产妇全身各器官除乳腺外恢复至正常未孕状态所需的一段时期，称产褥期，通常为6周。产褥期为女性一生生理及心理发生急剧变化的时期之一，多数产妇恢复良好。产褥期保健的目的是防止产后出血、感染等并发症发生，促进产后生理功能的恢复。

（一）产褥期生理特点

产褥期母体的变化包括全身各个系统，以生殖系统变化最为显著。

1.生殖系统的变化

（1）子宫　产褥期子宫变化最大。在胎盘娩出后子宫逐渐恢复至未孕状态的全过程称为子宫复旧。分娩结束时，子宫底在脐下1~2横指处，以后由于肥大的肌纤维缩小，水肿及充血现象消失，子宫逐渐缩小。宫底每日下降1~2cm，至产后1周在耻骨联合上方可触及，于产后10日降至骨盆腔内，腹部检查触不到宫底，6~8周后恢复至未孕时的大小。宫口于产后2~3日仍可容纳2指，产后1周后宫颈内口关闭，宫颈管复原。产后4周宫颈恢复至非孕时形态。分娩时宫颈外口常发生轻度裂伤，使初产妇的宫颈外口由产前圆形（未产型）变为产后“一”字形横裂（已产型）。

（2）阴道　分娩后阴道腔扩大，阴道黏膜及周围组织水肿，阴道黏膜皱襞因过度伸展而减少甚至消失，致使阴道壁松弛及肌张力低。阴道壁肌张力于产褥期逐渐恢复，阴道腔逐渐缩小，阴道黏膜皱襞约在产后3周重新显现，但阴道至产褥期结束时仍不能完全恢复至未孕时的紧张度。

（3）外阴　分娩后外阴轻度水肿，于产后2~3日内逐渐消退。会阴部血液循环丰富，若有轻度撕裂或会阴侧切缝合，多于产后3~4日内愈合。

（4）盆底组织　在分娩过程中，由于胎儿先露部长时间的压迫，使盆底肌肉和筋膜过度伸展致弹性降低，且常伴有盆底肌纤维的部分撕裂，产褥期应避免过早进行重体力劳动。

2.乳房的变化　妊娠期孕妇体内雌激素、孕激素、胎盘生乳素升高，使乳腺发育、乳腺体积增大、乳晕颜色加深，为泌乳做好准备。当胎盘剥离娩出后，产妇血中雌激素、孕激素及胎盘生乳素水平急剧下降，抑制下丘脑分泌的催乳素抑制因子释放，在催乳素作用下，乳汁开始分泌。婴儿每次吸吮乳头时，来自乳头的感觉信号经传入神经到达下丘脑，通过抑制下丘脑分泌的多巴胺及其他催乳素抑制因子，使腺垂体催乳素呈脉冲式释放，促进乳汁分泌。吸吮乳头还能反射性地引起神经垂体释放缩宫素，缩宫素使乳腺腺泡周围的肌上皮收缩，使乳汁从腺泡、小导管进入输乳导管和乳窦并喷出，此过程称为喷乳反射。

吸吮及不断排空乳房是保持乳腺不断泌乳的重要条件。由于乳汁分泌量与产妇营养、睡眠、情绪和健康状况密切相关，应保证产妇休息、足够睡眠和营养丰富饮食，并避免精神刺激至关重要。若此期乳汁不能正常排空，可出现乳汁淤积，导致乳房胀痛及硬结形成；若乳汁不足可出现乳房空软。

3.循环及血液系统的变化　胎盘剥离后，子宫胎盘血液循环终止且子宫缩复，大量血液从子宫涌入产妇体循环，加之妊娠期潴留的组织间液回吸收，产后72小时内，产妇循环血量增加15%~25%，应注意预防心衰的发生。循环血量于产后2~3周恢复至未孕状态。

产褥早期血液仍处于高凝状态，有利于胎盘剥离创面形成血栓，减少产后出血量。纤维蛋白原、凝血酶、凝血酶原于产后2~4周内降至正常。血红蛋白水平于产后1周左右回升。白细胞总数于产褥期较高，可达（15~30）$\times 10^9$/L，一般1~2后周恢复正常。淋巴细胞稍减少，中性粒细胞增多，血小板数量增多。红细胞沉降率于产后3~4周降至正常。

4.消化系统的变化　妊娠期胃肠蠕动及肌张力均减弱，胃液中盐酸分泌量减少，产后需1~2周逐渐恢复。产后1~2日内产妇常感口渴，喜进流食或半流食。产褥期活动减少，肠蠕动减弱，加之腹肌及盆底肌松弛，容易便秘。

5.泌尿系统的变化　妊娠期体内潴留的多量水分主要经肾脏排出，故产后1周内尿量增多。妊娠期发生的肾盂及输尿管扩张，产后需2~8周恢复正常。在产褥期，尤其在产后24小时内，由于膀胱肌张力降低，对膀胱内压的敏感性降低，加之外阴切口疼痛、产程中阴部受压迫过久、器械助产、区域阻滞麻醉等，均可能增加尿潴留的发生。

6.内分泌系统的变化　产后雌激素及孕激素水平急剧下降，至产后1周时已降至未孕时水平。胎盘生乳素于产后6小时已不能测出。催乳素水平因是否哺乳而异，哺乳产妇的催乳素于产后下降，但仍高于非孕时水平。吸吮乳汁时催乳素明显增高；不哺乳产妇的催乳素于产后2周降至非妊娠时水平。

月经复潮及排卵时间受哺乳影响。不哺乳产妇通常在产后6~10周月经复潮，在产后10周左右恢复排卵。哺乳产妇的月经复潮延迟，有的在哺乳期间月经一直不来潮，平均在产后4~6个月恢复排卵。产后较晚月经复潮者，首次月经来潮前多有排卵，故哺乳产妇月经虽未复潮，却仍有受孕可能。

7.腹壁的变化　妊娠期出现的下腹正中线色素沉着，在产褥期逐渐消退。初产妇腹壁紫红色妊娠纹变成银白色陈旧妊娠纹。腹壁皮肤受增大的妊娠子宫影响，部分弹力纤维断裂，腹直肌出现不同程度分离，产后腹壁明显松弛，腹壁紧张度需在产后6~8周恢复。

（二）心理特点

产妇在产褥期的心理特点，与其在妊娠期的心理状态、对分娩经过的承受能力、环境以及社会因素（包括对婴儿的抚养、个人及家庭的经济情况等）有关。此外，产妇的性格倾向、生活经历、夫妻间以及和家庭成员间的关系，也有重要的影响。产后节育产妇的心理变化可能更为复杂，由于更多担心婴儿能否存活，所以情绪变化非常敏感，甚至对以后的性生理和内分泌都可能造成影响。常见的心理特点有以下几种。

1. 情绪不稳定 可能因产妇产后体内的雌激素和孕激素水平下降，与情绪活动有关的儿茶酚胺分泌减少，体内的内分泌调节处在不平衡状态，使情绪很不稳定。还可能因晚上需要频繁夜起喂奶、安抚哭闹的婴儿导致睡眠不足，喂养导致的一些问题等，导致情绪不稳定。

2. 焦虑心理 特别对于初产妇，无生产及生育经验，内心会存在各种疑虑，担心产后恢复问题、婴儿哭闹的原因、婴儿吃的奶量是否足够、气候变化时给婴儿增减衣物是否合适等。

3. 依赖心理强 产妇由于分娩时体力消耗过大，产后比较疲劳，体质比较虚弱，对照顾新生儿不感兴趣，多依赖护士及家属帮助照顾，适当的活动也不想做，不利于产后的恢复。

4. 忌口心理 这种心理在农村产妇中尤为多见。由于受传统习俗的影响，再加上产妇营养卫生知识的缺乏，某些地方产妇只吃传统小米稀饭加鸡蛋，其他食物都要忌口。这就造成了一些产妇食欲不振、微量元素缺乏、乳量不足等。

5. 失望心理 主要是婴儿性别不理想造成的。由于受家庭环境及传统观念的影响，部分产妇还存在生男孩时高兴，生女孩时闷闷不乐，又怕丈夫、公婆嫌弃，思想压力较大。

6. 惧怕母乳喂养 由于担心喂奶会影响体型美，或者对初次哺乳时的疼痛产生惧怕心理而拒绝哺乳，这些都不利于婴儿的健康成长。

7. 心理失衡 妊娠时她们是家庭的重点保护对象而备受关爱，分娩后全家人的心思多转移到婴儿身上，所以产妇易感到备受冷落，心理失衡。

二、产后42天健康检查

（一）产妇

1. 了解妊娠期情况，有无妊娠期合并症及并发症；了解分娩期情况，分娩是否顺利，有无分娩期并发症；了解产褥期基本情况，母乳喂养情况，有无异常的症状等。

2. 进行体格检查，测量体重、血压，进行盆腔检查，了解子宫复旧及伤口愈合情况。

3. 对孕产期有合并症和并发症者，如妊娠期高血压疾病、贫血、糖尿病等应当进行相关检查，提出诊疗意见。

4.提供喂养、营养、心理、卫生及避孕方法等指导。产后42天健康体检未发现异常者，可恢复性生活，但应当避孕。哺乳者以工具避孕为宜，不哺乳者可选用口服避孕药。对高危产妇已不宜再妊娠者，应做好避孕，必要时可行绝育手术。剖宫产者如果再次妊娠，至少严格避孕2年。

（二）婴儿

1.了解婴儿出生前后基本情况，喂养及预防接种情况。

2.测量体重和身长，进行全面体格检查，如发现出生缺陷，应当做好登记、报告与管理。

3.对有高危因素的婴儿，进行相应的检查和处理。

4.了解新生儿先天性疾病的筛查结果，指导相应的治疗。

5.检查新生儿的脐带情况：脐带是否脱落，脐周是否有红肿及分泌物。

6.提供婴儿喂养和儿童早期发展及口腔保健等方面的指导。

三、产褥期营养

根据产褥期生理特点提供合理的膳食营养。产褥期妇女既要逐步补偿妊娠、分娩时所消耗的营养素储备，促进各器官、系统功能恢复，又要分泌乳汁哺育婴儿。因此，产褥期和哺乳期所需要的能量和各种营养成分较孕妇要高。如果供给的营养不足，将会影响母亲健康，影响乳汁分泌量并减低乳汁质量，影响婴儿的生长发育。如果产妇营养过剩，则可导致产后肥胖。

因此，合理膳食对乳母是非常重要的。在哺乳期间，乳母的膳食安排要注意以下几点。

1.食品多样化

（1）要注意食品的多样化　应该尽量做到食物种类齐全，各种食品都要吃；不要偏食，数量要相应地增加，以保证能够摄入足够的营养素。

（2）粗细要搭配　如多吃些杂粮、豆类食品，这样做可保证各种营养素的供给，还可使蛋白质起到互补作用，提高蛋白质的营养价值。

2.多食含钙丰富的食品　乳母钙的需要量大，需要特别注意补充。乳及乳制品（如牛奶、酸奶等）含钙量高，并且易于吸收利用，每天应供给一定数量。小鱼、小虾含钙丰富，可以连骨带壳食用。深绿色蔬菜、豆类也可提供一定数量的钙。

3.预防贫血　应多摄入含铁高的食物，如动物的肝脏、肉类、鱼类、某些蔬菜（油菜、菠菜等）、大豆及其制品等。

4.摄入足够的新鲜蔬菜、水果和海藻类　新鲜蔬菜和水果含有多种维生素、无机盐、纤维素、果胶、有机酸等成分，海藻类还可以供给适量的碘。这些食物可增加食欲，防止便秘，促进泌乳，是乳母每天膳食中不可缺少的食物，每天要保证供应500g以上。乳母还要多选用绿叶蔬菜。

5.清淡饮食 少吃盐和盐渍食品、刺激性食物（如某些香辛料）和污染食品。母亲吸烟、饮酒、喝咖啡或长期服用某些药物，可通过乳汁影响婴儿的健康，特别需要加以注意。

6.注意烹调方法 对于动物性食品，如畜、禽、鱼类的烹调方法以煮或蒸为最好，少用油炸。需要特别注意经常供给一些汤汁以利泌乳，如鸡汤、鸭汤、鱼汤、肉汤，或以豆类及其制品和蔬菜制成的菜汤等，这样既可以增加营养，又能补充水分、促进乳汁分泌。烹调蔬菜时，注意尽量减少维生素C等水溶性维生素的损失。

7.合理膳食 对于轻体力劳动的妇女，哺乳期应摄入约3000kcal的热能，蛋白质、脂肪、糖类的供热比为蛋白质占13%~15%，脂肪占27%，糖类占58%~60%。按照我国习俗，在产后一个月中不难达到上述要求，甚至有人每天食用很多鸡蛋，但在一个月后，就回到孕前水平，应该将这些优质食品分散在哺乳期几个月中，这样才能有利于保证乳汁质量和婴儿的生长发育。

在注意营养的同时，还要注意科学活动和适当的锻炼，以维持正常合理的体重，避免由于过量的摄入而导致肥胖。

四、母乳喂养与哺乳期保健

（一）母乳喂养的指导

母乳富于营养、易消化，是婴儿最理想的食物，应该提倡母乳喂养。早期持续的母婴接触能增加母乳喂养的时间和效率，所以产妇应在产后短时间内开始哺乳，因此在新生儿出生后提倡“三早”。即早接触，出生后30分钟内和母亲皮肤与皮肤的接触；早吸吮，出生后30分钟内趴在母亲胸部寻找乳头，开始吸吮；早开奶，出生后1小时之内母亲给新生儿正式喂奶。

为什么要“三早”呢？因为成功的母乳喂养需要来自母亲、婴儿双方面的共6个生理反射，而“三早”正有助于这些反射的建立。

婴儿方面的三个反射包括：①觅食反射，在婴儿的面颊或上唇用手指或食物逗引，会将头转向刺激的方向，用嘴觅食；②吸吮反射，将物品置于婴儿口中时，婴儿会含住，并做有节奏的吸吮；③吞咽反射，婴儿吸出乳汁或其他液体后，能够协调地吞咽到食管、胃，而不是流入气管。

这些反射是人类的本能，于妊娠32~36周时逐渐建立，因此，一个成熟的婴儿在出生时就具备了这些反射，尤其是吸吮反射，在出生后的10~30分钟最强，30分钟后减弱，要到第二天才恢复。抓住新生儿出生后1小时的清醒期，练习和巩固这些反射，将有助于母乳喂养的成功。此外，早开奶还可使婴儿得到滴滴珍贵的初乳，获得丰富的营养物质和大量的抗体。

母亲方面的三个反射包括：①泌乳反射，婴儿的动作、啼哭及母婴的皮肤接触等刺激，尤其是婴儿吸吮乳头的刺激传入中枢神经系统后，使脑垂体释放催乳素；分娩时胎盘排出后，性激素水平发生变化，刺激脑垂体释放催产素的同时，也促进催乳素的释放。催乳素经血循环作用于乳腺细胞使之泌乳。②立乳反射，乳头肌肉受到刺激而收缩，造成乳头勃起、变硬，便于含接。③喷乳反射，吸吮的刺激通过乳头和乳晕上的神经感觉末梢传入脑垂体，使催产素释放，催产素不但有促进子宫收缩、减少出血的作用，还有促进乳腺导管肌肉收缩的作用，使已分泌的乳汁从输乳管开口排出。这种反射强烈时，乳汁可从乳头喷射出来。

分娩后的每位母亲都具有这三种反射。接收的刺激越多，反射就越强烈。婴儿吸吮乳头是最强烈的刺激。早吸吮、早开奶可促进母亲及早分泌乳汁和排出乳汁，而乳汁的排出再增加泌乳，造成一个良性循环，母亲也可减少乳汁的淤积及乳腺炎的发生。

实行“三早”可使婴儿吸吮吞咽能力得到锻炼，获得更多的初乳，减少出生后最初几天的体重丢失，促进胎便的排出，使母亲子宫复旧，减少产后出血，使乳汁排出通畅，减少乳腺炎的发生，增加乳量等，还可增进母子感情，促进母婴身体健康。

护理人员必须在产妇喂奶的第一天进行现场指导。

1.喂奶的姿势　正确的喂奶的姿势是成功母乳喂养和预防乳房受伤的必要条件。

（1）哺乳时抱婴儿姿势　婴儿的头和身体呈一条直线，身体贴近母亲，使婴儿头和颈部得到支撑。婴儿贴近乳房，鼻子对着乳头，下颏贴乳房。如果是刚出生的新生儿，则应托着他的臀部。

（2）哺乳时托住母亲乳房的方式　产妇手贴在乳房下的胸壁上，食指托住乳房，拇指在上方。注意手指不要离乳头太近。

（3）婴儿正确含接姿势　用乳头轻触婴儿的嘴唇，直到婴儿嘴张大，很快地把婴儿移向乳房，让其下唇在乳头的下方（下唇外翻），呈鱼唇状。使婴儿舌呈勺状环绕乳头及乳晕，面颊鼓起呈圆形。含接时可见到上方的乳晕比下方多，乳晕的下方几乎包完。婴儿有慢而深的吸吮，能看到吞咽动作，听到吞咽的声音。

（4）母亲哺乳姿势　可采用卧位、坐位、站式及环抱式（双胞胎）哺喂婴儿。

除分娩最初几天可采取半卧位哺喂外，一般应采用坐位哺乳，哺乳的同时足下垫一小凳。应注意，勿妨碍鼻部呼吸；吸空一侧乳房再吸另一侧，尽量让婴儿吸奶到满足为止；后吸另一侧，下次喂哺时应先吸。据报道，有效吸吮最初4分钟可获得80%乳量，10分钟几乎达到100%，但存在个体差异。一般而言，每次哺乳时间为6~20分钟，应以吃饱为度，哺乳完毕，应先用食指轻压婴儿下颏，待放松乳头后再轻轻拔出，切忌在口腔负压情况下强行拔出乳头，以免造成乳头破损；哺乳后可挤出少许乳汁均匀地涂在乳头上，对乳头有保护作用。然后将婴儿竖直抱起，头紧靠在母亲肩上，用手掌轻拍其背部1~2分钟，帮助其呃出吞下之空气，婴儿放在床上时先应侧卧位。

2.喂奶的次数 新生儿出生最初几天要频繁有效的吸吮20次左右。按需哺乳，指在婴儿需要下的母乳喂养，哺乳不要限定时间，婴儿有需要时、母亲胸部有胀感时都应该喂奶。

3.婴儿的需要

（1）婴儿饥饿可表现为睡梦中眼球运动，有吸吮动作，张嘴寻找，甚至啼哭。

（2）当婴儿睡眠时间过长时，应唤醒喂奶，乳汁分泌不足时，更应频繁哺乳。

（3）重视夜间哺乳，夜间乳汁分泌多于白天，夜间喂奶可促进乳汁分泌，且抑制排卵。

4.产妇了解乳汁充足的指标 喂奶时听到吞咽声，婴儿吸吮时有乳汁流出的感觉，每日喂奶前乳房丰满，喂奶后乳房柔软，婴儿24小时换6块以上尿布，每日有多次软便或1次多量的软便，两次喂奶之间婴儿满足、安静。

5.婴儿体重监测指标 每日增加18~30g，每周增加125~210g，每月增加0.5~1kg。

6.保证充足的乳汁 充分、频繁、有效的吸吮可以保证充足的乳汁，充足的营养和适当的休息有利于乳汁分泌。自信心是必要的，充分认识到母乳喂养是正常、自然的生理过程。要坚持母乳喂养，尤其在产后2周和6周时可能出现相对的母乳不足，只要坚持母乳喂养，克服代乳品的干扰，勤喂乳就能度过这一困难期。

7.乳房护理 乳房护理包括热敷、按摩和挤奶等，以减轻乳房胀痛，维持乳汁的持续分泌。

当乳房胀痛、泌乳不畅时，产妇可在喂奶前半小时热敷双侧乳房，按摩乳房。按摩乳房的方向是由乳房的外周向乳头方向做环形按摩，以利于乳汁的排出，然后让婴儿吸吮。如母婴暂时分离，可用手或吸奶器把乳汁挤出。用手挤奶时，将拇指放在乳晕上沿，其余四指放在乳晕下沿，同时往后向胸壁方向挤压，便可见到乳汁被挤出来。

8.母乳储存的条件 无法直接哺乳时，可将乳汁吸出，储存于储奶袋中，20~30℃保存不超过4小时，4℃不超过48小时。-15~-5℃可保存6个月。

9.哺乳期常见乳房疾病防治

（1）乳头皲裂

1）原因 未能掌握正确的哺乳技巧，多因婴儿含吮姿势不正确，未将乳晕含入口腔所致；或因吸吮完毕后，口腔仍处于负压状态时即强行拔出乳头。

2）处理 要做好乳房局部清洁、护理，每次喂奶后可用羊脂油涂抹，保持乳头的柔润。要纠正婴儿的吸吮姿势，避免由于不正确的吸吮造成反复的乳头皲裂。要穿戴棉制的宽松内衣和乳罩，应继续坚持哺乳。如因乳头皲裂的疼痛影响哺乳时，可使用吸奶器和特制的乳头防护罩。

（2）乳管阻塞

1）原因 为乳汁淤积所致，乳房中有硬块。常见于不经常哺乳、不完全吸空乳房以及乳房受压而引起乳汁淤积。

2）处理 针对这种情况进行乳房湿热敷、按摩、拍打和抖动乳房，疏通淤积的乳汁。哺乳时先喂患侧，哺乳同时按摩患侧乳房，每次哺喂时应改变姿势，利于各部分乳汁引流排空。让婴儿正确含接，有效吸吮。如婴儿因某种原因不肯吸奶时，则将奶挤出或吸出。

（3）乳腺炎

1）原因 通常由于乳头皲裂、乳腺管阻塞等原因引起。

2）处理 尽早使用吸奶器，在没有发生乳腺脓肿时，吸出的乳汁可以继续喂哺，如出现乳腺脓肿，吸出的乳汁应该丢弃。如果乳房局部表现红、肿、热、痛等急性炎症过程，应及时到医院就诊，在医师的指导下进行抗感染治疗。

（二）特殊情况下的母乳喂养

1.母亲方面

（1）心脏病 心功能Ⅰ、Ⅱ级的产妇可以实行母乳喂养，心功能Ⅲ、Ⅳ级产妇不实行母乳喂养。

（2）肾脏疾病 肾功能不全、产后恢复不良，不宜母乳喂养。

（3）糖尿病 哺乳的母亲，葡萄糖大量被利用于产生乳汁需要的能量和供乳糖合成作为基质，在妊娠期有糖尿病、产后血糖正常者，可以母乳喂养，所以鼓励哺乳。

（4）感染性疾病

1）肝炎 ①甲型肝炎（HAV）：急性伴有黄疸时，可暂缓母乳喂养；②乙型肝炎（HBV）：根据2013年《乙型肝炎病毒母婴传播预防临床指南（第1版）》指出，孕妇HBeAg阳性母乳喂养并不增加感染风险。因此，正规预防后，不管孕妇HBeAg是否阳性，其新生儿都可以母乳喂养，无需检测乳汁中有无HBV DNA。

2）艾滋病（AIDS） 原则上母亲是AIDS，婴儿不应母乳喂养。

3）母亲的其他感染性疾病 如活动性结核、水痘、乳房单纯疱疹，人类嗜T细胞淋巴性病毒Ⅰ型或Ⅱ型感染，近期布鲁菌病、流感病毒、巨细胞病毒感染等，均不适合母乳喂养，但可在积极治疗后恢复母乳喂养。

（5）母亲服用药物、吸烟、饮酒和酗酒　需要权衡药物的副作用和进入乳汁的浓度，并寻找合适的替代药物。乳母服用高血压药物时，应考虑高血压药物对乳汁分泌的影响及药物进入乳汁后哺喂婴儿的影响。吸烟会增加婴儿呼吸道的敏感性和增加婴儿猝死综合征的危险，吸烟也会减少乳汁分泌，危害哺乳期妇女的营养状况。因此，哺乳期应戒烟。酒精可能影响婴儿的吸吮，且影响婴儿的运动功能发育，因此，应尽量减少饮酒，如果母亲饮酒，则至少2小时内不能哺乳。

2.儿童方面

（1）早产儿的母乳喂养

1）早产儿母亲乳汁　早产儿各方面发育均未成熟，出生后大脑发育较足月产儿迅速，体重增长速度也比足月产儿快，这样便需要更多的营养来满足需要。在这一特殊时期，早产儿母亲的乳汁优于足月儿母亲的乳汁，早产儿母亲分娩后早期母乳中每100ml中蛋白质的含量为1.8~2.4g，其母亲乳汁中所含蛋白质要比足月儿母亲乳汁中的含量高80%，而且蛋白质为溶解状态的乳清蛋白，乳汁中还含有帮助消化的蛋白酶，使蛋白质更容易被消化、吸收和利用。早产儿母亲乳汁所含的不饱和脂肪酸、乳糖和牛磺酸等大脑发育所必需的原料都比牛奶高，为早产儿大脑发育提供营养保证。而且所含有的维生素E的量也比牛奶高数倍。早产儿消化道黏膜尚未发育成熟，对牛奶很容易发生过敏现象，母乳则无此弊端。但2~3周后，母乳中蛋白质、钙、磷及镁的含量随时间明显下降，纯母乳喂养无法达到极低及超低出生体重儿的营养需求。为了避免纯母乳喂养早产儿蛋白质摄入不足及特定营养素、矿物质等缺乏，需添加母乳强化剂。母乳强化剂即为母乳中不足的多种营养成分的组合，多来自牛乳，可提高5%~10%的营养量。母乳强化通常在早产儿耐受了母乳喂养量80~100ml/（kg・d）时开始，其目标是在正常喂养量的前提下使早产儿得到足够的营养素摄入。

2）早产儿母乳喂养　胎儿大约从孕第34周起就能自主吸吮和吞咽。但此时他们还不能很好地协调自己的吸吮动作，直到大约满37孕周或体重达1800g时才能完全做到自主吸吮和吞食。体重低于1600g的小婴儿完全不能吸吮，一般需要用胃管进行鼻饲。鼻饲时，应该让母乳凭借重力从注射器沿引流管流下，母乳不应用外力压入管内。一旦有吸吮能力，就尽量让早产儿吸吮母乳，同时再用小杯或勺喂已经挤出的母乳，以保证早产儿的需要量。用管或杯子喂母乳时，其乳汁需要量应该：①生后第一天，每千克体重喂60ml乳汁，分成8份，每隔3小时喂一次；②生后第二天，每千克体重喂80ml乳汁；③生后第三天，每千克体重喂100ml乳汁；④生后第四天，每天按每千克体重喂100ml，再增加20ml乳汁喂养；⑤从生后第八天起，每天按每千克体重喂200ml的乳汁，并按此量连续喂养直到体重达1800g。对于母乳库的母乳，应用巴斯消毒法在56℃消毒30分钟，这样足以杀死AIDS病毒。

（2）双胎儿的母乳喂养　母亲的生理本能可以哺喂双胎儿。乳房可根据实际需要分泌乳汁，婴儿越勤吸吮，乳汁分泌就会越多。研究证实，单胎的母亲每天大约泌乳800~1500ml；双胎儿母亲每天能泌乳2500ml，可满足她的两个宝宝的需要。因此，母亲完全有能力同时哺喂两个孩子。

（3）患病儿的母乳喂养

1）一般处理原则　母亲有时因婴儿患病而停止了母乳喂养，当孩子病愈时，母亲分泌的乳汁可明显减少。另一种情况是孩子可能拒绝吸吮母亲的乳头。因此，对于患儿应该坚持母乳喂养。

对于6个月以下的患儿来说，一般母乳是唯一的食物来源，应当避免添加辅食。只要孩子能吸吮，就应该母乳喂养。患儿可能比没有患病时吸吮力量弱，吸吮时间要短，应该不分白天黑夜增加母乳喂养的次数，并且延长母乳喂养的时间。如果患儿不能吸吮，母亲可以将乳汁挤出并用杯子、勺子或管喂给患儿。医护工作者应建议母亲坚持挤奶，有助于母亲的乳汁保持充足，及时给患儿补充营养。腹泻的婴儿需要口服补液盐溶液，当腹泻停止后，就应该停止给他喝较多的水，因为喝过多的水会影响母乳喂养。

对于6个月以上的患儿，母乳是他们患病期间的重要食物。患儿可能不愿意吃固体食物而愿意吃母乳，因为母亲的乳房对他们是重要的安慰。患儿在吃母乳的过程中既得到了慰藉，又得到了营养的补充。此期患儿也需要别的食物，如果正在喂其他的乳品，则应用增加母乳来替代。

2）半乳糖血症患儿　患有这种有先天性半乳糖症缺陷的婴儿，在进食含有乳糖的母乳、牛乳后，可引起半乳糖代谢异常，致使1–磷酸半乳糖及半乳糖蓄积，引起婴儿神经系统疾病和智力低下，并伴有白内障、肝肾功能损害等。所以在新生儿期，凡是喂奶后出现严重呕吐、腹泻、黄疸、精神萎靡、肝脾肿大等，应高度怀疑本病的可能，经检查后明确诊断者，应立即停止母乳及奶制品喂养，给予特殊不含乳糖的代乳品喂养。

3）氨基酸代谢性疾病患儿　包括苯丙酮尿症和枫糖尿症。这两种病都是氨基酸代谢异常的疾病，如果全部用母乳或动物乳汁喂养婴儿，患儿也会出现智力的障碍。预防智力障碍的方法就是调整饮食中的氨基酸含量，减少母乳喂养，给予治疗食品，这两种疾病的患儿，小便及汗液中有很特殊的气味。患有苯丙酮尿症的婴幼儿应给予低蛋白、低苯丙氨酸膳食，食用特殊配方奶粉，可避免代谢损害。另外，要注意喂食母乳要少量。

五、产褥期生活保健

（一）产妇的休养室

应保持整洁安静，室内空气流通。炎热季节预防产褥中暑。产褥期因高温环境使体内余热不能及时散发，引起中枢性体温调节功能障碍的急性热病，称产褥中暑。表现为高热，水、电解质紊乱，循环衰竭和神经系统功能损害等。本病虽不多见，但起病急骤，发展迅速，若处理不当可发生严重后遗症，甚至死亡。其常见原因是旧风俗习惯而要求关门闭窗，使身体处于高温、高湿状态，导致体温调节中枢功能障碍所致。临床诊断根据病情程度分为：①中暑先兆，发病前多有短暂的先兆症状。表现为口渴、多汗、心悸、恶心、胸闷、四肢无力。此时体温正常或低热。②轻度中暑，产妇体温逐渐升高达38.5℃以上，随后出现面色潮红、胸闷、脉搏增快、呼吸急促、口渴、热疹满布全身。③重度中暑，产妇体温继续升高，达41~42℃，呈稽留热型，可出现面色苍白、呼吸急促、谵妄、抽搐、昏迷。若处理不及时可在数小时内因呼吸、循环衰竭而死亡。幸存者也常遗留中枢神经系统不可逆的后遗症。治疗原则是立即改变高温和不通风环境，迅速降温，及时纠正水、电解质紊乱及酸中毒。其中迅速降低体温是抢救成功的关键。正确识别产褥中暑对及时正确地处理十分重要。

（二）饮食

产后1小时可让产妇进流食或清淡半流食，以后可进普通饮食。食物应富有营养，足够热量和水分。若哺乳，详见本章“产褥期营养”部分。

（三）排尿

由于产后子宫复旧及妊娠期潴留的水分进入循环，故在产后1周内血容量明显增加，肾脏利尿作用加强，尿量增多，而妊娠期发生的肾盂及输尿管扩张，约需4周恢复正常。在分娩过程中，膀胱受压致使黏膜水肿、充血及肌张力降低，以及会阴伤口疼痛，不习惯卧床排尿等原因，容易发生尿潴留。长时间的尿潴留有导致泌尿系统感染的可能。因此建议，鼓励产妇产后尽早自行排尿，产后4小时即应帮助产妇排尿。如产后8小时仍不能自行排尿，可选以下方法：①可温开水冲洗尿道周围诱导排尿。热敷下腹部，按摩膀胱，刺激膀胱肌收缩。②针刺关元、气海、三阴交、阴陵泉等穴位。③肌内注射甲硫酸新斯的明，兴奋膀胱逼尿肌促其排尿，但注射此药前要排除其用药禁忌。若使用上述方法均无效始考虑予以留置导尿。

（四）排便

几乎所有产妇都有不同程度的产后排便困难。它的主要原因是产后腹壁及盆底肌肉松弛；侧切伤口的疼痛使产妇排便时不敢用力；很多产妇产后由于各种原因躺着排便，加剧了排便的困难；加之产后活动少、进食少或进食高蛋白多、蔬菜水果少等原因的恶性循环都会引起便秘，甚至出现痔疮。应鼓励产妇多吃蔬菜，及早日下床活动。如遇便秘，可口服缓泻剂。有痔核肿痛者，可予湿热敷并涂用20%鞣酸软膏。若为内痔，涂上软膏后用手轻轻送回，可减轻疼痛。

（五）清洁卫生

产妇褥汗多，应勤换内衣及被褥，每天用温水擦浴，但要防止受凉。饭前、哺乳前或大小便后应洗手。注意外阴清洁，产后4周内禁止盆浴，外阴部可用0.05%聚维酮碘溶液擦洗，每天2次。月经垫要经常更换，保持外阴清洁和干燥。如会阴伤口出现红、肿等感染迹象，除用抗生素外，可行理疗、扩创引流等处理。

六、产褥期身体保健

产褥期的全身变化虽系生理性的，但因分娩时产妇精力、体力消耗较大，抵抗力降低，加上有产道创面，易发生感染和其他疾病。故产后应注意卫生和休息，加强营养。

（一）产褥期的临床表现

产妇在产褥期的临床表现属于生理性变化。

1.生命体征 产后体温多数在正常范围内。体温可在产后24小时内略升高，一般不超过38℃，可能与产程延长致过度疲劳有关。产后3~4日出现乳房血管、淋巴管极度充盈，乳房胀大，伴体温升高，称为泌乳热，一般持续4~16小时体温即下降，不属病态，但需排除其他原因尤其是感染引起的发热。产后脉搏在正常范围内。产后呼吸深慢，一般每分钟14~16次，是由于产后腹压降低、膈肌下降，由妊娠期的胸式呼吸变为胸腹式呼吸所致。产褥期血压维持在正常水平，变化不大。

2.子宫复旧 胎盘娩出后，子宫圆而硬，宫底在脐下一指。产后第1日略上升至脐平，以后每日下降1~2cm，至产后1周在耻骨联合上方可触及，于产后10日子宫降至骨盆腔内，腹部检查触不到宫底。

3.产后宫缩痛 在产褥早期因子宫收缩引起下腹部阵发性剧烈疼痛，称为产后宫缩痛。于产后1~2日出现，持续2~3日自然消失，多见于经产妇。哺乳时反射性缩宫素分泌增多使疼痛加重，不需特殊用药。

4.恶露 产后随子宫蜕膜脱落，含有血液、坏死蜕膜等组织经阴道排出，称为恶露。恶露有血腥味，但无臭味，持续4~6周，总量为250~500ml。因其颜色、内容物及时间不同，恶露分为以下几种。

（1）血性恶露 因含大量血液得名，色鲜红，量多，有时有小血块。镜下见多量红细胞、坏死蜕膜及少量胎膜。血性恶露持续3~4日。出血逐渐减少，浆液增加，转变为浆液恶露。

（2）浆液恶露　因含多量浆液得名，色淡红。镜下见较多坏死蜕膜组织、宫腔渗出液、宫颈黏液，少量红细胞及白细胞，且有细菌。浆液恶露持续10日左右，浆液逐渐减少，白细胞增多，变为白色恶露。

（3）白色恶露　因含大量白细胞，色泽较白得名，质黏稠。镜下见大量白细胞、坏死蜕膜组织、表皮细胞及细菌等。白色恶露约持续3周干净。

若子宫复旧不全或宫腔内残留部分胎盘、胎膜或合并感染时，恶露增多，血性恶露持续时间延长并有臭味。

5.褥汗　产后1周内皮肤排泄功能旺盛，排出大量汗液，以夜间睡眠和初醒时更明显，不属病态。但要注意补充水分，防止脱水及中暑。

（二）产褥期护理

产褥期母体各系统变化很大，虽属生理范畴，但若处理和保健不当可转变为病理情况。

1.产后2小时内的护理　产后2小时内极易发生严重并发症，如产后出血、子痫、产后心力衰竭等，故应在产房内严密观察产妇的生命体征、子宫收缩情况及阴道出血量，并注意宫底高度及膀胱是否充盈等。最好用计量方法评估阴道出血量的变化，尤其是产后出血的高危孕产妇。若发现子宫收缩乏力，应按摩子宫并同时使用子宫收缩剂。若阴道出血量虽不多，但子宫收缩不良、宫底上升者，提示宫腔内有可能积血，应挤压宫底排出积血，并持续给予子宫收缩剂。若产妇自觉肛门坠胀，提示有阴道后壁血肿的可能，应进行肛查或阴道-肛门联合检查，确诊后及时给予处理。在此期间还应协助产妇首次哺乳。若产后2小时一切正常，将产妇连同新生儿送回病房，仍需勤巡视。

2.观察子宫复旧及恶露　应于每日同一时间手测宫底高度，以了解子宫复旧情况。测量前应嘱产妇排尿。应每日观察恶露量、颜色及气味。若子宫复旧不良，红色恶露增多且持续间延长时，应及早给予子宫收缩剂。若合并感染，恶露有臭味且有子宫压痛，应给予广谱抗生素控制感染。

3.会阴处理　选用对外阴无刺激的消毒液擦洗外阴，每日2~3次，平时应尽量保持会阴部清洁及干燥。会阴部有水肿者，可局部用50%硫酸镁湿热敷，产后24小时可用红外线照射外阴。会阴部有缝线者，应每日检查切口有无红肿、硬结及分泌物。若伤口感染，应提前拆线引流或行扩创处理，并定时换药。

4.乳房护理　详见本章第二节“母乳喂养”。

（三）产褥期常见疾病防治

1.晚期产后出血　晚期产后出血发生于分娩24小时后的产褥期内，尽管并不多见，但其危害仅次于早期产后出血，是威胁产妇健康和生命安全的重要疾病。常见的原因如下。

（1）胎盘、胎膜残留　为阴道分娩后晚期产后出血最常见的原因，多发生于产后10日左右，黏附在宫腔内的残留胎盘组织发生变性、坏死、机化，当坏死组织脱落时，暴露基底部血管，引起大量出血。临床表现为血性恶露持续时间延长，以后反复出血或突然大量流血。检查发现子宫复旧不全，宫口松弛，有时可见有残留组织。

（2）蜕膜残留　蜕膜多在产后一周内脱落，并随恶露排出。若蜕膜剥离不全，长时间残留，影响子宫复旧，继发子宫内膜炎症，引起晚期产后出血。临床表现与胎盘残留不易鉴别，宫腔刮出物病理检查可见坏死蜕膜，混以纤维素、玻璃样变的蜕膜细胞和红细胞，但不见绒毛。

（3）子宫胎盘附着面复旧不全　胎盘娩出后其附着面迅速缩小，附着部位血管即有血栓形成，继而血栓机化，出现玻璃样变，血管上皮增厚，管腔变窄、堵塞。胎盘附着部边缘有内膜向内生长，底蜕膜深层残留腺体和内膜重新生长，子宫内膜修复，此过程需6~8周。若胎盘附着面复旧不全可引起血栓脱落，血窦重新开放，导致子宫出血。多发生在产后2周左右，表现为突然大量阴道流血；检查发现子宫大而软，宫口松弛，阴道及宫口有血凝块。

（4）感染　以子宫内膜炎症多见。感染引起胎盘附着面复旧不良和子宫收缩欠佳，血窦关闭不全，导致子宫出血。

（5）剖宫产术后子宫切口愈合不良　引起切口愈合不良造成出血的原因主要有：①子宫下段横切口两端切断子宫动脉向下斜行分支，造成局部供血不足；②横切口选择过低或过高；③缝合不当；④切口感染。这些因素均可导致子宫切口愈合不良，缝线溶解脱落后血窦重新开放，出现大量阴道流血，甚至休克，多发生在术后2~4周。

（6）其他　产后子宫滋养细胞肿瘤、子宫黏膜下肌瘤、子宫颈癌等。

在处理上需要针对病因进行处理。少量或中等量的阴道流血，应给予广谱抗生素、子宫收缩剂及支持疗法。疑有胎盘、胎膜、蜕膜残留者，在静脉输液、备血及准备手术的条件下行清宫术，操作应轻柔，以防子宫穿孔。刮出物应送病理检查，以明确诊断。术后继续给予抗生素及子宫收缩剂。疑剖宫产子宫切口裂开者，仅少量阴道出血也应住院，给予广谱抗生素及支持疗法，密切观病情变化；若阴道出血量多，可行剖腹探查或腹腔镜检查。若切口周围组织坏死范围小、炎症反应轻微，可行清创缝合及髂内动脉、子宫动脉结扎止血；若为切口假性动脉瘤形成，首选髂内动脉或选择性子宫动脉栓塞术；若组织坏死范围大，行次全子宫切除术或全子宫切除术。肿瘤引起的阴道出血，应按肿瘤性质、部位做相应处理。

预防晚期产后出血，需注意以下几个方面：①产后应仔细检查胎盘、胎膜，注意是否完整，若有残缺应及时取出。在不能排除胎盘残留时应行宫腔探查。②剖宫产时合理选择切口位置，避免子宫下段横切口两侧角部撕裂并合理缝合。③严格无菌操作，术后应用抗生素预防感染。

2. 产褥感染 是指分娩及产褥期生殖道受病原体侵袭，引起局部或全身感染，其发病率约6%。通常分娩会消耗产妇相当多的体力，这往往容易导致其身体的抵抗力降低，同时产妇的阴道内极其容易受到各种病菌的侵害而造成感染。产褥感染时，炎症病变可局限于创伤部位，如会阴切口、阴道、宫颈及子宫内膜等部位；也可以通过淋巴组织或者直接扩散，引起子宫肌炎、输卵管炎、盆腔结缔组织炎、盆腔腹膜炎和弥漫性腹膜炎等。

产褥感染常引起发热，体温超过38℃，并伴有腹部疼痛，同时，分泌物也会增多，伴有臭味。如果从产后24小时起，到10天之内的发热现象，应多考虑为产褥感染。一旦确诊为产褥感染，原则上应予以广谱、足量、有效抗生素，并根据感染的病原体调整抗生素治疗方案。对脓肿形成或宫内残留组织感染者，应积极进行感染灶的处理。当感染有所缓解之后，体温自然也会逐步恢复正常。

为了预防产褥期感染，加强妊娠期卫生宣传，临产前2个月避免性生活及盆浴，应加强营养，增强体质。保持外阴清洁，及时治疗外阴阴道及宫颈炎。避免胎膜早破、滞产、产道损伤与产后出血。接产严格无菌操作，正确掌握手术指征，消毒产妇用物。产后严密观察，对可能发生产褥感染者，应用抗生素预防。

3. 血栓性静脉炎 属于产褥期急症，且其病情复杂多变，感染性血栓易脱落，随血流可致肝、肾、脑脓肿或肺血栓栓塞，从而引起严重危害，甚至危及产妇生命，对此应高度重视并加强防治。

产褥期血栓性静脉炎是由于产妇血液呈高凝状态，加之产后活动减少，使血流减慢及血管壁损伤而导致局部血流发生凝固所引起。一般情况下，孕期多有凝血功能的增强，目的是避免分娩时出血过多，这种高凝状态可一直延至产后6周，且在产后早期升至高峰。如果孕产妇无特殊病理改变，高凝状态于产后逐渐下降至正常，一般不会引起不良反应。如果孕晚期患子痫前期，致使全身小血管处于痉挛缺血状态，到了分娩时易致血管损伤，尤其是剖宫产，可增加血小板形成机会，产后更易产生血栓性静脉炎。

血栓性静脉炎病变常为单侧性，可累及卵巢静脉、子宫静脉、髂内静脉、髂总静脉及下腔静脉。患者多于产后1~2周，继子宫内膜炎之后出现寒战、高热、反复发作，持续数周，不易与盆腔结缔组织炎鉴别，常出现弛张热，下肢持续性疼痛，局部静脉压痛或触及硬索状，使血液回流受阻，引起下肢水肿、皮肤发白，习称“股白肿”。但有的病变轻而无明显阳性体征，彩色超声多普勒可以协助诊断。

预防产后血栓性静脉炎，首先要从孕期着手，重点做好子痫前期的防治；其次是严格掌握剖宫产指征及鼓励术后早期下床活动，并注意预防和控制产褥期感染。一旦考虑为血栓性静脉炎要采取综合治疗措施：一是选择高效、广谱抗生素；二是予以抗凝治疗；三是支持治疗，给予足够营养供应及多种维生素，并在急性期卧床休息，抬高患肢，局部可敷中药活血化瘀，症状改善后早期下床活动，并用弹性绷带或穿弹力袜，有利于减轻病情，加速恢复。

4.肺栓塞 肺栓塞是妊娠和产褥期妇女的主要死亡原因之一，现已受到广泛关注。产后第1周内，产妇基本以卧床为主，而产后深静脉血栓形成又多发生于此期。因此，应鼓励产妇产后适当活动。早下床是预防深静脉血栓形成的有较办法。手术产后的患者也应尽早在床上翻身、做屈伸肢体等运动。对于具有危险因素的妇女，在妊娠期和分娩后6~12周应鼓励穿弹力袜。

常见的肺栓塞临床表现有呼吸困难、胸痛、咳嗽、出汗、咯血、晕厥等，甚至猝死。由于孕晚期血容量的增加和血流动力学改变，使得孕妇发生肺栓塞的临床表现常缺乏特异性，易造成诊断困难。因此，有发生肺栓塞高危因素的孕妇，出现以上症状时应高度警惕肺栓塞的可能。

七、产后心理保健

产褥期心理保健对促进产妇的身心健康极为重要。医务人员应具有良好的医德医风，应掌握一定的心理学知识，关心产妇，有针对性地做出解释，态度和蔼、说话中肯，使产妇情绪安定，消除心理障碍，同时并给予产妇精神关怀、鼓励、安慰，使其恢复自信。

妇女在妊娠期、分娩期、产褥期承受了身体和心理上的巨大压力，足以造成精神障碍而诱发精神病，或使原有的精神病复发或程度加重。

产褥期精神障碍是指发生在孕妇分娩后的一组精神障碍，发病率国外报道为3.5%~33%，国内为3.8%~16.7%。根据临床表现分为忧郁型、神经症型、错乱谵妄型、躁狂型、幻觉妄想型和无力困惑型。现就最常见的忧郁型即产后抑郁症的诊断、发病因素和防治简述如下。

（一）产后抑郁症的诊断

产褥期抑郁症至今尚无统一的诊断标准。许多产妇有不同程度的抑郁表现，但大多数能通过心理疏导而缓解。根据美国精神病学会（American Psychiatric Association，APA，1994年）在《精神疾病的诊断与统计手册》（DSM–V）中制定的标准，产褥期抑郁症诊断标准如表5–6所示。

表 5-6　产褥期抑郁症的诊断标准

1.在产后2周内出现下列5条或5条以上的症状，必须具备（1）（2）两条
（1）情绪抑郁
（2）对全部或多数活动明显缺乏兴趣或愉悦
（3）体重显著下降或增加
（4）失眠或睡眠过度
（5）精神运动性兴奋或阻滞
（6）疲劳或乏力
（7）遇事均感毫无意义或有自罪感
（8）思维能力减退或注意力不集中
（9）反复出现想死亡的想法
2.在产后4周内发病

产褥期抑郁症诊断困难，产后常规进行自我问卷调查对早期发现和诊断很有帮助。

（二）诱发因素

临床实践证明，下列情况可成为抑郁症的发病因素：①患有内科合并症或产科并发症的孕产妇，如甲状腺功能减退、糖尿病、子痫前期等。器官的病理性改变给产妇带来极大精神压力，担心妊娠不能继续，一旦需终止妊娠，则感到一切落空，变得精神脆弱、思想负担沉重且有犯罪感。②产前诊断有异常或有不良的妊娠分娩史，担心胎儿的安危，出现焦虑和压抑情绪。③高龄产妇和小年龄产妇易发生。④过去有过抑郁型精神病者产后复发机会增高，也有在妊娠中期已发生。⑤社会危险因素，如对居住条件不满意、分娩前夫妻感情差、离异、失业、亲人死亡、丈夫外出打工、家庭暴力、大型手术、与公婆关系不融洽及社会经济状态差等，这些负性生活事件对于产妇均可能造成沉痛的打击，特别是内向型性格、情绪不稳定及敏感的个体，由于其体验和承受负性生活事件造成的精神应激较一般人敏感，此时如果得不到家人足够的帮助，容易诱发精神病的发生。

（三）临床治疗

临床治疗包括心理治疗和药物治疗。

1.心理治疗　临床上产褥期抑郁症多为轻度，通过心理治疗方法取得良好的效果。心理治疗包括心理支持、咨询与社会干预等。通过心理咨询，解除致病的心理因素（如婚姻关系紧张、想生男孩却生女孩、既往有精神障碍病史等），为产妇提供更多的情感支持及社会支持，指导产妇对情绪和生活进行自我调节。对产褥期妇女多加关心和无微不至地照顾，尽量调整好家庭关系，指导其养成良好的睡眠习惯。

2.药物治疗　中重度抑郁症及心理治疗无效患者给予药物治疗。应在专科医师指导下用药，可根据以往疗效及个性化选择药物。应尽量选用不进入乳汁的抗抑郁药，首选5-羟色胺再吸收抑制剂，常用药物有盐酸帕罗西汀和盐酸舍曲林。

（四）预防

产后抑郁症的发生受社会因素、心理因素及妊娠因素的影响。因此，产科医务工作者应运用医学心理学、社会学知识，对孕妇在孕期、分娩期及产后给予关怀，对于预防产后抑郁症有积极的意义。产科医师应了解精神病学的基本知识，密切观察孕妇，特别是有家族精神病史者的精神状态。产后更应注意产妇情绪变化，有疑虑时应及时请精神病科医师会诊，并防范产后精神病急剧发作，突然产生自杀或杀婴行为。

1.对妊娠不同时期的特殊心理状态进行安慰及劝导。如孕早期鼓励克服暂时的早孕反应所引起的不适，孕中期讲解产前诊断的必要性，孕晚期关心新生儿的出生，并介绍分娩方式等。

2.鼓励孕妇到孕妇学校上好宣传课。增进对分娩知识的了解，消除对分娩的恐惧，加强孕妇间的思想交流，积极开展导乐分娩。

3.孕期进行精神疾病的筛查，注意精神健康状态，仔细询问病史。

4.对有内外科合并症的孕妇，应掌握妊娠指征，帮助孕妇树立信心。

5.掌握药物应用指征，不能滥用成瘾药物。

八、产后康复

产后尽早适当活动，经阴道自然分娩的产妇，产后6~12小时内即可起床轻微活动，于产后第2日可在室内随意走动。产后康复锻炼有利于体力恢复、排尿及排便，避免或减少栓塞性疾病的发生，且能使盆底及腹肌张力恢复。

（一）产后运动

1.注意事项　产后运动应注意以下事项。

（1）从简单、轻便运动开始，循序渐进，避免过于劳累。

（2）持之以恒，因肌肉的张力恢复需要2~3个月。

（3）运动时有出血和不适，应立即停止。

（4）剖宫产手术后的产妇需等到伤口愈合后再逐渐开始。

（5）运动前要做热身运动，且室内空气流通，穿宽松衣服，排空膀胱，选择在硬板床上运动。

2.产后运动的步骤　就一般产后运动的顺序与步骤说明如下。

（1）深呼吸运动　产妇平躺，全身放松，用腹部做深呼吸，在呼气时收缩腹部。

目的：促进血液循环。

（2）胸部运动　仰卧平躺，两手臂向左右两侧伸直，接着向上举起直到双手掌碰触后再恢复原状，左右两侧平放。

目的：增加胸肌发育，减少乳房下垂。

（3）颈部运动　产妇平躺，四肢伸直，再将头部向前屈，使下颌贴近胸部。

目的：增加上腹部腹肌张力。

（4）腿部运动　仰卧平躺，四肢伸直，双手置于身体两侧，将一腿抬高，足尖伸直，膝部保持平直，然后将腿慢慢放下，再换另一侧，交替5次。

目的：促进腹肌收缩和子宫复旧。

（5）臀部运动　仰卧平躺，将一腿抬高，屈膝，使股靠近腹部，小腿贴近臀部，然后再伸直、放下，左右交替。

目的：促进腹肌收缩和子宫复旧。

（6）产道收缩运动　仰卧平躺，双腿分开，双足着地，抬高臀部，并使膝部呈直角，身体用足跟和肩部支撑，接着使双膝靠拢，紧缩臀部肌肉。

目的：促进阴道收缩。

（7）子宫复原运动　身体俯卧，双膝分开与肩同宽，腰部伸直，脚部与地面成直角。

目的：避免子宫后位及腰背酸痛。

（8）腹部运动（仰卧起坐）　平躺后用腰和腹部力量使身体坐起，有助于腹壁肌肉的收缩。

目的：收缩腹肌。

（二）产后盆底康复治疗

女性在从妊娠至分娩结束整个过程，身体发生了巨大的变化，尤其对盆底肌功能都会造成一定程度的损伤。女性的盆底主要是由肌肉和筋膜组成，它如同吊床一样在会阴肛门处托起膀胱、子宫、直肠等盆腔器官，维持女性的性生活快感、排尿、排便等多项生理功能。若产后康复不良，易患盆底功能障碍性疾病，主要表现为盆腔脏器脱垂、压力性尿失禁、大便失禁、慢性盆腔疼痛、性功能障碍等。随着人们生活质量的提高，对于产后盆底的康复治疗也越来越重视。

在进行康复治疗前，必须进行系统的病史询问，了解病因、症状、患者的生活方式、卫生方式、孕产史、家庭生活、患者需解决的问题及对治疗的期待值，进行相应的系统检查，以明确盆底功能障碍的类型，确定有无尿失禁，有无盆腔器官脱垂，了解肛门括约肌功能状况，了解盆底神经功能状况。

产后盆底康复治疗包括以下内容。

1.生活方式干预性治疗　减轻体重；戒烟；禁止饮用含咖啡因饮料；生活起居规律；避免重体力劳动。

2.盆底肌锻炼　又称凯格尔运动，是指患者有意识地对耻骨–尾骨肌肉群为主的盆底肌肉进行自主性收缩锻炼，以增强尿道的阻力，从而加强控尿能力。方法：反复进行缩紧肛门的动作，每次收紧不少于3秒，然后放松，连续做15~30分钟为一组锻炼，每日进行2~3组锻炼；或者刻意不分组，自择时段每天做150~200次，6~8周为一疗程。

3.阴道哑铃训练　又称阴道负重训练。阴道哑铃是由带有金属内芯的医用材料塑料球囊组成，重量从20~70g不等，或重量相同直径大小不等，尾部有一根细线，方便从阴道取出。盆底康复器常分为5个重量级，编号为1~5，重量逐步增加。它具有简单、方便、安全、有效、无副反应等特点，属初级的生物反馈。将阴道哑铃放入阴道内，利用本身重量的下坠作用，迫使阴道肌肉收缩，达到会阴肌肉锻炼的目的。

4.盆底生物反馈疗法　是一种通过生物反馈仪，在转换后盆底肌图像、声、光等信号的引导下进行特定的肌肉收缩的盆底肌主动锻炼法。常用的有肌肉生物反馈、膀胱生物反馈、A3反射、场景生物反射等。对于盆底功能障碍性便秘的患者，生物反馈治疗可有效缓解排便时的肛门外括约肌的痉挛、放松盆底肌肉、协调耻骨直肠肌和肛门括约肌收缩，改善肛门内、外括约肌的矛盾运动；同时加强腹部肌肉和肠肌的力量，提高这些肌肉在排便时的控制能力。

5.盆底电磁刺激法　采用电流对盆底的肌肉和神经进行刺激的一种物理疗法，其原理是通过放置在腔内（阴道、直肠）或皮肤表面的电极给予不同强度低频的电流刺激相应的神经及肌肉，从而增强盆底肌肉的收缩强度和弹性，改善盆底肌肉的控制能力和协调性，从而恢复受损的肌肉筋膜张力，加强盆底结构的支撑作用。方法：Ⅰ，电流——15mA，脉宽——500微秒、频率——20Hz；Ⅱ，电流——25mA，脉宽——100微秒、频率——75Hz；每次20分钟，1周2次，治疗3个月后，有效率可达50%。

第五节　孕产期常见疾病对母儿的影响

岗位情景模拟

岗位情景：王女士，35岁，初次怀孕，现孕10周，产检发现乙肝大三阳，肝功能目前正常。因担心乙肝会传染给胎儿，前来咨询。

请思考：针对王女士情况，应怎样进行保健指导？

一、妊娠期糖尿病

妊娠合并糖尿病有两种情况，一种为孕前糖尿病（pregestational diabetes mellitus，PGDM）的基础上合并妊娠，又称糖尿病合并妊娠；另一种为妊娠前糖代谢正常，妊娠期才出现的糖尿病，称为妊娠期糖尿病（gestational diabetes mellitus，GDM）。妊娠合并糖尿病孕妇中90%以上为GDM，PGDM者不到10%。GDM患者的糖代谢异常大多于产后能恢复正常，但将来患2型糖尿病机会增加。妊娠合并糖尿病对母儿均有较大危害，需引起重视。

（一）糖尿病对妊娠的影响

妊娠合并糖尿病对母儿的影响及其程度取决于糖尿病病情及血糖控制水平。病情较重或血糖控制不良者，对母儿的影响极大，母儿的近、远期并发症较高。

1.对孕妇的影响

（1）高血糖可使胚胎发育异常，甚至死亡，流产发生率达15%~30%。

（2）发生妊娠期高血压疾病的可能性较非糖尿病孕妇高2~4倍，可能与存在严重胰岛素抵抗状态及高胰岛素血症有关；当糖尿病伴有微血管病变尤其合并肾脏病变时，妊娠期高血压及子痫前期发病率可达50%以上。

（3）未能很好控制血糖的孕妇易发生感染，感染亦可加重糖代谢紊乱，甚至诱发酮症酸中毒等急性并发症。

（4）羊水过多发生率较非糖尿病孕妇高10倍。其原因可能与胎儿高血糖、高渗性利尿致胎尿排出增多有关。

（5）因巨大胎儿发生率明显增高，难产、产道损伤、手术产概率增高，产程延长易发生产后出血。

（6）1型糖尿病孕妇易发生糖尿病酮症酸中毒。由于妊娠期复杂的代谢变化，加之高血糖及胰岛素相对或绝对不足，代谢紊乱进一步发展到脂肪分解加速，血清酮体急剧升高，进一步发展为代谢性酸中毒，是孕妇死亡的主要原因。

（7）GDM孕妇再次妊娠时，复发率达33%~69%。其远期患糖尿病概率也增加，17%~63%将发展为2型糖尿病。同时，远期心血管系统疾病的发生率也高。

2.对胎儿的影响

（1）巨大胎儿　发生率达25%~42%。原因为胎儿长期处于母体高血糖所致的高胰岛素血环境中，促进蛋白、脂肪合成和抑制脂解作用，导致躯体过度发育。

（2）胎儿生长受限（FGR）　发生率约21%。妊娠早期高血糖有抑制胚胎发育的作用，导致胚胎发育落后。糖尿病合并微血管病变者，胎盘血管常出现异常，影响胎儿发育。

（3）流产和早产　妊娠早期血糖高可使胚胎发育异常，最终导致胚胎死亡而流产。合并羊水过多易发生早产，并发妊娠期高血压疾病、胎儿窘迫等并发症时，常需提前终止妊娠，早产发生率为10%~25%。

（4）胎儿窘迫和胎死宫内 可由妊娠中晚期发生的糖尿病酮症酸中毒所致。

（5）胎儿畸形 未控制孕前糖尿病孕妇，严重畸形发生率为正常妊娠的7~10倍，与受孕后最初数周高血糖水平密切相关，是围产儿死亡的重要原因。

3.对新生儿的影响

（1）新生儿呼吸窘迫综合征 发生率增高。高血糖刺激胎儿胰岛素分泌增加，形成高胰岛素血症，后者具有拮抗糖皮质激素促进肺泡Ⅱ型细胞表面活性物质合成及释放的作用，使胎儿肺表面活性物质产生及分泌减少，胎儿肺成熟延迟。

（2）新生儿低血糖 新生儿脱离母体高血糖环境后，高胰岛素血症仍存在，若不及时补充糖，易发生低血糖，严重时危及新生儿生命。

（二）临床表现与诊断

妊娠期有三多（多饮、多食、多尿）症状，本次妊娠并发羊水过多或巨大胎儿者，应警惕合并糖尿病的可能。但大多数GDM患者无明显的临床表现。

1.孕前糖尿病（PGDM）的诊断 符合以下2项中任意一项者，可确诊为PGDM。

（1）妊娠前已确诊为糖尿病的患者。

（2）妊娠前未进行过血糖检查的孕妇，尤其存在糖尿病高危因素者，如肥胖（尤其重度肥胖）、一级亲属患2型糖尿病、GDM史或大于胎龄儿分娩史、多囊卵巢综合征患者及妊娠早期空腹尿糖反复阳性。首次产前检查时应明确是否存在妊娠前糖尿病，达到以下任何一项标准应诊断为PGDM。

1）空腹血糖（fasting plasma glucose，FPG）>7.0mmol/L（126mg/dl）。

2）75g口服葡萄糖耐量试验（oral glucose tolerance test，OGTT），服糖后2小时血糖≥11.1mmol/L（200mg/dl）。孕早期不常规推荐进行该项检查。

3）伴有典型的高血糖或高血糖危象症状，同时任意血糖≥11.1mmol/L（200mg/dl）。

4）糖化血红蛋白（glycohemoglobin，HbA1c）≥6.5%，但不推荐妊娠期常规用HbA1c进行糖尿病筛查。

2.妊娠期糖尿病（GDM）的诊断

（1）推荐医疗机构对所有尚未被诊断为PGDM或GDM的孕妇，在妊娠24~28周及28周后首次就诊时行75g OGTT。

75g OGTT的诊断标准：空腹及服糖后1小时、2小时的血糖值分别低于5.1mmol/L、10.0mmol/L、8.5mmol/L。任何一点血糖值达到或超过上述标准即诊断为GDM。

（2）孕妇具有GDM高危因素或者医疗资源缺乏地区，建议妊娠24~28周首先检查

FPG。FPG≥5.1mmol/L者可以直接诊断为GDM，不必行75g OGTT。

GDM的高危因素：①孕妇因素，年龄≥35岁、妊娠前超重或肥胖、糖耐量异常史、多囊卵巢综合征；②家族史，糖尿病家族史；③妊娠分娩史，不明原因的死胎、死产、流产史、巨大胎儿分娩史、胎儿畸形和羊水过多史、GDM史；④本次妊娠因素，妊娠期发现胎儿大于孕周、羊水过多、反复外阴阴道假丝酵母菌病者。

（三）处理

1.糖尿病孕妇的管理

（1）妊娠期血糖控制目标　GDM患者妊娠期血糖应控制在餐前及餐后2小时血糖值分别≤5.3mmol/L和6.7mmol/L；夜间血糖不低于3.3mmol/L；妊娠期HbA1c宜<5.5%。PGDM患者妊娠期血糖控制应达到下述目标：妊娠早期血糖控制勿过于严格，以防低血糖发生；妊娠期餐前、夜间血糖及FPG宜控制在3.3~5.6mmol/L，餐后峰值血糖5.6~7.1mmol/L，HbA1c<6.0%。无论GDM或都PGDM，经过饮食和运动管理，妊娠期血糖达不到上述标准时，应及时加用胰岛素或口服降糖药物进一步控制血糖。

（2）医学营养治疗　目的是使糖尿病孕妇的血糖控制在正常范围，保证孕妇和胎儿的合理营养摄入，减少母儿并发症的发生。多数GDM患者经合理饮食控制和适当运动治疗，均能控制血糖在满意范围。每日摄入总能量应根据不同妊娠前体重和妊娠期的体重增长速度而定。

（3）运动疗法　可降低妊娠期基础胰岛素抵抗，每餐30分钟后进行中等强度的运动对母儿无不良影响。

（4）药物治疗　不能达标的GDM患者首先推荐应用胰岛素控制血糖。目前，口服降糖药物二甲双胍和格列苯脲在GDM患者中应用的安全性和有效性不断得到证实，但我国尚缺乏相关研究。在患者知情同意的基础上，可谨慎用于部分GDM患者。如需应用口服降糖药，更推荐二甲双胍用于孕期。胰岛素用量个体差异较大，尚无统一标准。一般从小剂量开始，并根据病情、孕期进展及血糖值加以调整，力求控制血糖在正常水平。目前应用最普遍的一种方法是长效胰岛素和超短效或短效胰岛素联合使用，即三餐前注射超短效或短效胰岛素，睡前注射长效胰岛素。从小剂量开始，逐渐调至理想血糖标准。

（5）妊娠期糖尿病酮症酸中毒的处理　①血糖过高者（>16.6mmol/L），先予胰岛素0.2~0.4U/kg一次性静脉注射。②胰岛素持续静脉滴注：0.9%氯化钠注射液+胰岛素，按胰岛素0.1U/（kg·h）或4~6U/h的速度输入。③监测血糖：从使用胰岛素开始，每小时监测血糖1次，根据血糖下降情况进行调整，要求平均每小时血糖下降3.9~5.6mmol/L或超过静脉滴注前血糖水平的30%。达不到此标准者，可能存在胰岛素抵抗，应将胰岛素用量加倍。④当血糖降至13.9mmol/L时，将0.9%氯化钠注射液改为5%葡萄糖溶液或葡萄糖盐溶液，每2~4g葡萄糖加入1U胰岛素，直至血糖降至11.1mmol/L以下、尿酮体阴性、并可平稳过渡到餐前皮下注射治疗时停止。补液原则先快后慢、先盐后糖；注意出入量平衡。开始静脉胰岛素治疗且患者有尿后及时补钾，避免出现严重低钾血症。

2.孕期母儿监护　早孕反应可能给血糖控制带来困难，应密切监测血糖变化，及时调整胰岛素用量，以防发生低血糖。孕前患糖尿病者需每周检查一次直至妊娠第10周，以后每两周检查一次，妊娠32周以后应每周产前检查一次。每1~2个月测定肾功能及糖化血红蛋白含量，同时进行眼底检查；同时注意孕妇血压、水肿、尿蛋白等情况，并监测胎儿宫内状况及胎盘功能，必要时及早住院。GDM患者主要依据病情程度定期监测其血糖、胎儿发育等。

3.分娩时机

（1）无需胰岛素治疗而血糖控制达标的GDM孕妇，若无母儿并发症，在严密监测下可等待至预产期，到预产期仍未临产者，可引产终止妊娠。

（2）PGDM及需胰岛素治疗的GDM孕妇，若血糖控制良好且无母儿并发症，严密监测下，妊娠39周后可终止妊娠；血糖控制不满意或出现母儿并发症，应及时收入院观察，根据病情决定终止妊娠时机。

（3）糖尿病伴微血管病变或既往有不良产史者，需严密监护，终止妊娠时机应个体化。

4.分娩方式　糖尿病不是剖宫产的指征，决定阴道分娩者，应制订分娩计划，产程中密切监测孕妇血糖、宫缩、胎心变化，避免产程过长。

选择性剖宫产手术指征：糖尿病伴微血管病变及其他产科指征，如怀疑巨大胎儿、胎盘功能不良、胎位异常等产科指征者。妊娠期血糖控制不佳、胎儿偏大（尤其估计胎儿体重≥4250g者）或者既往有死胎、死产史者，应适当放宽剖宫产手术指征。

5.分娩期处理

（1）一般处理　注意休息、镇静，给予适当饮食，严密观察血糖、尿糖及酮体变化，及时调整胰岛素用量，加强胎儿监护。

（2）阴道分娩　临产时情绪紧张及疼痛可使血糖波动，胰岛素用量不易掌握，严格控制产时血糖水平对母儿均十分重要。临产后仍采用糖尿病饮食，产程中一般应停用皮下注射胰岛素，孕前患糖尿病者静脉输注0.9%氯化钠注射液加胰岛素，根据产程中测得的血糖值调整静脉输液速度。

（3）剖宫产　在手术日停止皮下注射所有胰岛素，监测血糖及尿酮体，根据其空腹血糖水平及每日胰岛素用量，改为小剂量胰岛素持续静脉滴注。一般按3~4g葡萄糖加1U胰岛素比例配制葡萄糖注射液，并按每小时静脉输入2~3U胰岛素速度持续静脉滴注，每1~2小时测1次血糖，尽量使术中血糖控制在6.7~10.0mmol/L。术后每2~4小时测1次血糖，直到饮食恢复。

（4）产后处理　大部分GDM患者在分娩后即不再需要使用胰岛素，仅少数患者仍需胰岛素治疗。胰岛素用量应减少至分娩前的1/3~1/2，并根据产后空腹血糖值调整用量。产后6~12周行OGTT检查，若仍异常，可能为产前漏诊的糖尿病患者。

（5）新生儿出生时处理　留脐血，进行血糖监测。无论出生时状况如何，均应视为高危新生儿，尤其是妊娠期血糖控制不满意者，需给予监护，注意保暖和吸氧，重点防止新生儿低血糖，应在开奶同时，定期滴服葡萄糖液。

二、妊娠期高血压疾病

妊娠期高血压疾病是妊娠与血压升高并存的一组疾病，发生率为5%~12%。该组疾病包括妊娠期高血压、子痫前期、子痫，以及慢性高血压并发子痫前期和妊娠合并慢性高血压，严重影响母婴健康，是孕产妇和围产儿病死率升高的主要原因。

（一）病理生理变化及对母儿影响

妊娠期高血压疾病的基本病理生理变化是全身小血管痉挛和血管内皮损伤。全身各器官系统灌注减少，对母儿造成危害，甚至导致母儿死亡。由于该病表现为多脏器和系统损害，故有学者提出子痫前期-子痫综合征的概念。

1.脑　脑血管痉挛，通透性增加，导致脑水肿、充血、局部缺血、血栓形成及出血等。CT检查示脑皮质呈现低密度区，并有相应的局部缺血和点状出血，提示脑梗死，并与昏迷及视力下降、失明相关。大范围脑水肿主要表现为感觉迟钝和思维混乱，个别患者可出现昏迷，甚至脑病。子痫前期脑血管阻力和脑灌注压均增加，高灌注压可致明显头痛。而子痫的发生与脑血管自身调节功能丧失相关。

2.肾脏　肾小球扩张，内皮细胞肿胀，纤维素沉积于内皮细胞。血浆蛋白自肾小球漏出，形成蛋白尿。肾血流量及肾小球滤过量下降，导致血尿酸和肌酐水平升高。肾脏功能严重损害可致少尿及肾衰竭。

3.肝脏　肝脏损害常表现为血清转氨酶水平升高。肝脏的特征性损伤是门静脉周围出血，严重时门静脉周围坏死和肝包膜下血肿形成，甚至发生肝破裂，危及母儿生命。

4.心血管　血管痉挛，血压升高，外周阻力增加，心肌收缩力受损和射血阻力（即心脏后负荷）增加，心输出量明显减少，心血管系统处于低排高阻状态，加之内皮细胞活化使血管通透性增加，血管内液进入心肌细胞间质，导致心肌缺血、间质水肿、心肌点状出血或坏死、肺水肿，严重时导致心力衰竭。

5.血液　由于全身小动脉痉挛，血管壁渗透性增加，血液浓缩，血细胞比容上升。当血细胞比容下降时，多合并贫血或红细胞受损或溶血。

6.内分泌及代谢　由于血管紧张素转化酶增加，妊娠晚期盐皮质激素、去氧皮质酮升高，可致钠潴留，血浆胶体渗透压降低，细胞外液可超过正常妊娠，但水肿与子痫前期的严重程度及预后关系不大。通常其电解质水平与正常妊娠无明显差异。子痫抽搐后，可出现乳酸性酸中毒及呼吸代偿性的二氧化碳丢失，可致血中碳酸盐浓度降低。

7. 子宫胎盘血流灌注 子宫螺旋动脉重铸不足，导致胎盘灌注下降，螺旋动脉平均直径仅为正常孕妇螺旋动脉直径的1/2，加之伴有内皮损害及胎盘血管急性动脉粥样硬化，使胎盘功能下降，胎儿生长受限，胎儿窘迫。若胎盘床血管破裂可致胎盘早剥，严重时母儿死亡。

（二）分类与临床表现

妊娠期高血压疾病的分类与临床表现见表5–7。

表 5–7 妊娠期高血压疾病的分类与临床表现

分类	临床表现
妊娠期高血压	妊娠20周后出现高血压，收缩压≥140mmHg和（或）舒张压≥90mmHg，于产后12周内恢复正常；尿蛋白（–）；产后方可确诊
子痫前期	妊娠20周后出现收缩压≥140mmHg和（或）舒张压≥90mmHg，伴有尿蛋白≥0.3g/24h，或随机尿蛋白（+）或虽无蛋白尿，但合并下列任何一项者： · 血小板减少（血小板<100×10^9/L） · 肝功能损害（血清转氨酶水平为正常值2倍以上） · 肾功能损害（血肌酐水平大于1.1mg/d或为正常值2倍以上）。 · 肺水肿 · 新发生的中枢神经系统异常或视觉障碍
子痫	子痫前期基础上发生不能用其他原因解释的抽搐
慢性高血压并发子痫前期	慢性高血压妇女妊娠前无蛋白尿，妊娠20周后出现蛋白尿；或妊娠前有蛋白尿，妊娠后蛋白尿明显增加，或血压进一步升高，或出现血小板减少<100×10^9/L，或出现其他肝肾功能损害、肺水肿、神经系统异常或视觉障碍等严重表现
妊娠合并慢性高血压	妊娠20周前收缩压≥140mmHg和（或）舒张压≥90mmHg（除外滋养细胞疾病），妊娠期无明显加重；或妊娠20周后首次诊断高血压并持续到产后12周以后

注：①普遍认为<34周发病者为早发型子痫前期；②大量蛋白尿（24小时蛋白尿>5g）既不作为评判子痫前期严重程度的标准，亦不作为终止妊娠的指征，但需严密监测。

妊娠期高血压、子痫前期和子痫与慢性高血压在发病机制及临床处理上均不同，本节重点阐述前三种疾病。

（三）子痫前期–子痫

子痫前期–子痫是妊娠期特有的疾病，在妊娠20周之后发生。本病是一种动态性疾病，病情可呈持续性进展，这就是子痫前期–子痫严重程度的延续性。“轻度”子痫前期只代表诊断时的状态，任何程度的子痫前期都可能导致严重不良预后，因此不再诊断“轻度”子痫前期，而诊断为子痫前期，以免造成对病情的忽视，将伴有严重表现的子痫前期诊断为“重度”子痫前期，以引起重视（表5–8）。

表 5-8　重度子痫前期的诊断标准

子痫前期伴有下面任何一种表现：
·收缩压≥160mmHg或舒张压≥110mmHg（卧床休息，两次测量间隔至少4小时）
·血小板减少（血小板<100×10^9/L）
·肝功能损害（血清转氨酶水平为正常值2倍以上），严重持续性右上腹或上腹疼痛，不能用其他疾病解释，或二者均存在
·肾功能损害（血肌酐水平大于1.1mg/dl或无其他肾脏疾病时肌酐浓度为正常值2倍以上）
·肺水肿
·新发生的中枢神经系统异常或视觉障碍

1. 子痫前期

（1）诊断　根据病史、临床表现及辅助检查即可做出诊断，由于该病临床表现的多样性，应注意评估有无多脏器损害。

1）病史　注意询问妊娠前有无高血压、肾病、糖尿病、系统性红斑狼疮、血栓性疾病等病史，有无妊娠期高血压疾病家族史，了解患者此次妊娠后高血压、蛋白尿、头痛、视物模糊、上腹疼痛、少尿、抽搐等症状出现的时间和严重程度。

2）高血压　同一手臂至少2次测量，收缩压≥140mmHg和（或）舒张压≥90mmHg定义为高血压。若血压较基础血压升高30/15mmg，但低于140/90mmHg，不作为诊断依据，但需严密观察。对首次发现血压升高者，应间隔4小时或以上复测血压。对于收缩压>160mmHg和（或）舒张压≥110mmHg的严重高血压，为观察病情指导治疗，应密切观察血压。为确保测量准确性，应选择型号合适的袖带（袖带长度应该是上臂围的1.5倍）。

3）尿蛋白　高危孕妇每次产检均应检测尿蛋白，尿蛋白检查应选中段尿，对可疑子痫前期孕妇应测24小时尿蛋白定量。尿蛋白的诊断标准有2个：①尿蛋白≥0.3g/24h；②尿蛋白定性≥（+）。随机尿蛋白定性不准确，只有定量方法不可用时才考虑使用。要注意避免阴道分泌物或羊水污染尿液。当泌尿系统感染、严重贫血、心力衰竭和难产时，可导致蛋白尿。

4）辅助检查　应进行以下常规检查：①血常规；②尿常规；③肝功能；④肾功能、尿酸；⑤凝血功能；⑥心电图；⑦电子胎心监护；⑧超声检查胎儿、胎盘和羊水等。视病情发展、诊治需要应酌情增加以下有关检查项目：①眼底检查；②超声等影像学检查肝、胆、胰、脾、肾等脏器；③电解质测定；④动脉血气分析；⑤心脏彩超及心功能检查；⑥脐动脉血流、子宫动脉等多普勒血流监测；⑦头颅CT或磁共振检查；⑧有条件的单位可检查自身免疫性疾病相关指标。

（2）预测与预防

1）预测　子痫前期的预测对于早期预防和早期治疗，降低母婴死亡率有重要意义，但目前尚无特别有效、可靠、经济的预测方法。首次产前检查应进行风险评估，主张联合多项指标综合评估预测，尤其要联合高危因素。

①高危因素：流行病学调查发现，孕妇年龄≥40岁、子痫前期病史、抗磷脂抗体阳性、高血压、慢性肾炎、糖尿病或遗传性血栓形成倾向、初次产检时BMI≥35kg/m²、子痫前期家族史（母亲或姐妹）、本次妊娠为多胎妊娠、首次怀孕、妊娠间隔时间≥10年以及早孕期收缩压≥130mmHg或舒张压≥80mmHg等均与子痫前期密切相关。

②生化指标：包括可溶性酪氨酸激酶-1、胎盘生长因子、胎盘蛋白13、可溶性内皮因子等。生化指标联合高危因素，有一定预测价值。

③子宫动脉多普勒血流检测：妊娠20~24周时进行，如子宫动脉搏动指数和阻力指数持续升高或出现子宫动脉舒张早期切迹等病理波形，有助于预测子痫前期的发生。

2）预防　对低危人群目前尚无有效的预防方法。对预测发现的高危人群，可能有效的预防措施如下。

①适度锻炼：妊娠期应适度锻炼，合理安排休息，以保持妊娠期身体健康。

②合理饮食：妊娠期不推荐严格限制盐的摄入，也不推荐肥胖孕妇限制热量摄入。

③补钙：低钙摄入（摄入量<600mg/d）的孕妇建议补钙，每日口服1.5~2.0g。

④阿司匹林：抗凝治疗主要针对有特定子痫前期高危因素者。用法：可从妊娠11~13^{+6}周，最晚不超过妊娠20周开始使用，每晚睡前口服低剂量阿司匹林100~150mg至36周，或者至终止妊娠前5~10日停用。

（3）治疗　目的是控制病情，延长孕周，尽可能保障母儿安全。治疗原则主要为降压、解痉、镇静等；密切监测母儿情况；适时终止妊娠是最有效的处理措施。

1）评估和监测　子痫前期病情复杂，变化快，分娩和产后生理变化及各种不良刺激均可能导致病情变化。因此，对产前、产时和产后的病情进行密切评估和监测十分重要，以便了解病情进展情况，及时合理干预，避免不良临床结局发生。评估和监测的内容及频率需根据病情严重程度决定。

评估和监测的内容包括：①症状，如血压、有无头痛眼花、胸闷、腹部疼痛，胎动、阴道流血、尿量、孕妇体重变化等；②辅助检查，血常规、尿常规、随机尿蛋白/肌酐、24小时尿蛋白定量、肝肾功能、凝血功能、电子胎心监护、产科超声检查脐动脉血流、孕妇超声心动图检查等。

2）一般处理

①妊娠期高血压和子痫前期患者可门诊治疗，重度子痫前期患者应住院治疗。

②应注意适当休息，保证充足的蛋白质和热量，不建议限制食盐摄入。

③保证充足睡眠，必要时可睡前口服地西泮2.5~5mg。

3）降压　降压治疗的目的：预防子痫、心脑血管意外和胎盘早剥等严重母儿并发症。收缩压≥160mmHg和（或）舒张压≥110mmHg的严重高血压必须降压治疗；收缩压≥150mmHg和（或）舒张压≥100mmHg的非严重高血压建议降压治疗；收缩压

140~150mmHg和（或）舒张压90~100mmHg不建议治疗，但对并发脏器功能损伤者可考虑降压治疗。妊娠前已用降压药治疗的孕妇应继续降压治疗。

目标血压：未并发脏器功能损伤者，收缩压应控制在130~155mmHg，舒张压应控制在80~105mmHg；并发脏器功能损伤者，则收缩压应控制在130~139mmHg，舒张压应控制在80~89mmHg。降压过程力求下降平稳，不可波动过大。为保证子宫胎盘血流灌注，血压不建议低130/80mmHg。

常用口服降压药物降压，若口服药物控制血压不理想，可静脉用药。为防止血液浓缩、有效循环血量减少和高凝倾向，妊娠期一般不使用利尿剂降压。不推荐使用阿替洛尔和哌唑嗪，禁止使用血管紧张素转换酶抑制剂（ACEI）和血管紧张素Ⅱ受体拮抗剂（ARB）。常用的降压药物有以下几种。

①拉贝洛尔：为α、β肾上腺素受体阻断剂，降低血压但不影响肾及胎盘血流量，并可对抗血小板凝集，促进胎儿肺成熟。该药显效快，不引起血压过低或反射性心动过速。用法：口服50~150mg，3~4次/日。静脉注射，初始剂量20mg，10分钟后若无有效降压则剂量加倍，最大单次剂量80mg，直至血压控制，每日最大总剂量220mg。静脉滴注，50~100mg加入5%葡萄糖溶液250~500ml，根据血压调整滴速，待血压稳定后改口服。

②硝苯地平：为钙离子通道阻滞剂，可解除外周血管痉挛，使全身血管扩张，血压下降，由于其降压作用迅速，一般不主张舌下含化。用法：口服10mg，3~4次/日，必要时可以加量，一般一日30~90mg，24小时总量不超过120mg。其副作用为心悸、头痛，使用时需监测血压变化，警惕血压太低而造成的严重并发症。因其与硫酸镁有协同作用，故不建议联合使用。

③尼莫地平：为钙离子通道阻滞剂，其优点在于选择性的扩张脑血管。用法：口服20~60mg，2~3次/日；静脉滴注，20~40mg加入5%葡萄糖溶液250ml，每日总量不超过360mg。该药副作用为头痛、恶心、心悸及颜面潮红。

④尼卡地平：为二氢吡啶类钙离子通道阻滞剂。用法：口服初始剂量20~40mg，3次/日。静脉滴注1mg/小时起，根据血压变化每10分钟调整剂量。

⑤酚妥拉明：α肾上腺素受体阻断剂。用法：10~20mg溶入5%葡萄糖溶液100~200ml，以10μg/min静脉滴注。

⑥甲基多巴：可兴奋血管运动中枢的α受体，抑制外周交感神经而降低血压，妊娠期使用效果较好。用法：250mg口服，3~4次/日。根据病情酌情增减，最高不超过2g/日。其副作用为嗜睡、便秘、口干、心动过缓。

⑦硝酸甘油：作用于一氧化氮合酶，可同时扩张动脉和静脉，降低前后负荷，主要用于合并心力衰竭和急性冠脉综合征时高血压急症的降压治疗。起始剂量5~10μg/min静脉滴注，每5~10分钟增加滴速至维持剂量20~50μg/min。

⑧硝普钠：强效血管扩张剂，扩张周围血管使血压下降。由于药物能迅速通过胎盘进入胎儿体内，并保持较高浓度，其代谢产物（氰化物）对胎儿有毒性作用，不宜在妊娠期使用。分娩期或产后血压过高，应用其他降压药效果不佳时，方考虑使用。用法：50mg加入5%葡萄糖溶液500ml，以0.5~0.8μg/（kg·min）静脉缓滴。妊娠期应用仅适用于其他降压药物无效的高血压危象孕妇。用药期间，应严密监测血压及心率。

4）解痉 硫酸镁是子痫治疗的一线药物，也是重度子痫前期预防子痫发作的关键药物。硫酸镁控制子痫再次发作的效果优于地西泮、苯巴比妥和冬眠合剂等镇静药物。除非存在硫酸镁应用禁忌或硫酸镁治疗效果不佳，否则不推荐使用地西泮和苯妥英钠等用于子痫的预防或治疗。

①用药指征：控制子痫抽搐及防止再抽搐；预防重度子痫前期发展成为子痫；重度子痫前期患者临产前用药，预防产时子痫或产后子痫。硫酸镁不可作为降压药使用。

②用药原则：预防和治疗子痫的硫酸镁用药方案相同；分娩前未使用硫酸镁者，分娩过程中可使用硫酸镁，并持续至产后至少24~48小时；注意保持硫酸镁血药浓度的稳定性。

③用药方案：静脉用药，负荷剂量硫酸镁4~6g，溶于25%葡萄糖溶液20ml静推（15~20分钟），或者溶于5%葡萄糖溶液100ml快速静滴（15~20分钟），继而硫酸镁1~2g/h静滴维持。为了夜间更好地睡眠，可在睡眠前停用静脉给药，改为肌内注射一次，用法：25%硫酸镁20ml+2%利多卡因2ml深部臀肌内注射。硫酸镁24小时用药总量一般不超过25g，用药时限一般不超过5日。

④注意事项：血清镁离子有效治疗浓度为1.8~3.0mmol/L，超过3.5mmol/L可能出现中毒症状。使用硫酸镁必备条件：膝腱反射存在；呼吸≥16次/分；尿量≥17ml/h或≥400ml/24h；备有10%葡萄糖酸钙10ml。镁离子中毒时停用硫酸镁并静脉缓慢推注（5~10分钟）10%葡萄糖酸钙10ml。如患者同时合并肾功能不全、心肌病、重症肌无力等，则硫酸镁应慎用或减量使用。条件许可用药期间可监测血清镁离子浓度。

5）镇静 镇静药物可缓解孕产妇精神紧张、焦虑症状，改善睡眠，当应用硫酸镁无效或有禁忌时，可使用镇静药物来预防并控制子痫。

①地西泮：具有较强的镇静、抗惊厥、肌肉松弛作用，对胎儿及新生儿的影响较小。用法：2.5~5mg口服，3次/日或睡前服用；10mg肌内注射或静脉缓慢推入（>2分钟）可用于预防子痫发作。1小时内用药超过30mg可能发生呼吸抑制，24小时总量不超过100mg。

②冬眠药物：可广泛抑制神经系统，有助于解痉降压，控制子痫抽搐。冬眠合剂由哌替啶100mg、氯丙嗪50mg、异丙嗪50mg组成，通常以1/3或1/2量肌内注射，或加入5%葡萄糖溶液250ml内静脉缓慢滴注。由于氯丙嗪可使血压急剧下降，使肾及子宫胎盘血供减少，导致胎儿缺氧，且对母儿肝脏有一定的损害，现仅用于硫酸镁治疗效果不佳者。

③苯巴比妥钠：具有较好的镇静、抗惊厥、控制抽搐作用，子痫发作时给予0.1g肌内

注射，预子痫发作时给予30mg/次口服，3次/日。由于该药可致胎儿呼吸抑制，分娩前6小时慎用。

6）利尿　不主张常规应用利尿剂，仅当患者出现全身性水肿、肺水肿、脑水肿、肾功能不全、急性心力衰竭时，可酌情使用呋塞米等快速利尿剂。

甘露醇主要用于脑水肿治疗，该药属高渗性利尿剂，患者心衰或潜在心衰时禁用。甘油果糖适用于肾功能有损伤的患者。严重低蛋白血症有腹腔积液者，可补充白蛋白后再给予利尿剂。

7）促胎肺成熟　孕周<35周的子痫前期患者，预计1周内可能分娩者均应给予糖皮质激素促进肺成熟治疗。

8）分娩时机和方式　子痫前期患者经积极治疗母儿状况无改善或者病情持续进展时，终止妊娠是唯一有效的治疗措施。

①终止妊娠时机：妊娠期高血压、子痫前期患者，可期待治疗至37周终止妊娠。重度子痫前期患者，妊娠<24周经治疗病情不稳定者建议终止妊娠；孕24~28周根据母儿情况及当地医疗条件和医疗水平决定是否期待治疗；孕28~34周，若病情不稳定，经积极治疗24~48小时病情仍加重，促胎肺成熟后应终止妊娠；若病情稳定，可考虑继续期待治疗，并建议提前转至早产儿救治能力较强的医疗机构；妊娠≥34周患者应考虑终止妊娠。

②终止妊娠的方式：如无产科剖宫产指征，原则上考虑阴道试产。但如果不能短时间内阴道分娩，病情有可能加重，可放宽剖宫产指征。

③分娩期间注意事项：注意观察自觉症状变化，监测血压并继续降压治疗，应将血压控制在≤160/110mmHg；监测胎心变化；积极预防产后出血；产时不可使用任何麦角新碱类药物。

9）产后处理　妊娠期高血压可延续至产后，但也可在产后首次发生高血压，子痫前期甚至子痫产后新发生的高血压称为产后高血压，虽然其未被归类为妊娠期高血压病，但仍需重视。当血压持续≥150/100mmHg时，建议降压治疗，当出现重度子痫前期和子痫时，降压的同时应使用硫酸镁。

10）早发型重度子痫前期的处理　重度子痫前期发生于妊娠34周之前者称为早发型，发生于妊娠34周及之后者为晚发型。对于早发型重度子痫前期，建议住院治疗，解痉、降压治疗并给予糖皮质激素促胎肺成熟，严密监测母儿情况，充分评估病情以明确有无严重的脏器损害，从而决定是否终止妊娠。当出现以下情况时建议终止妊娠：①患者出现持续不适症状或严重高血压；②子痫、肺水肿、HELLP综合征；③发生严重肾功能不全或凝血功能障碍；④胎盘早剥；⑤孕周太小无法存活的胎儿；⑥胎儿窘迫。

2.子痫　子痫是妊娠期高血压疾病最严重的阶段，发作前可有不断加重的重度子痫前期，也可发生于无血压升高或升高不显著、尿蛋白阴性的病例。通常产前子痫较多，产后

48小时约占25%。子痫抽搐进展迅速，是造成母儿死亡的最主要原因，应积极处理。

（1）临床表现 前驱症状短暂，表现为抽搐、面部充血、口吐白沫、深昏迷；随之深部肌肉僵硬，很快发展成典型的全身高张性阵挛惊厥、有节律的肌肉收缩和紧张，持续1~1.5分钟，期间患者无呼吸动作；此后抽搐停止，呼吸恢复，但患者仍昏迷，最后意识恢复，但易激惹、烦躁。

（2）诊断与鉴别诊断 子痫通常在子痫前期的基础上发生抽搐，但应与癫痫、脑炎、脑肿瘤、脑血管畸形破裂出血、糖尿病高渗性昏迷、低血糖昏迷相鉴别，通过询问病史及检查，一般不难鉴别。

（3）治疗

1）一般急诊处理 子痫发作时需保持气道通畅，维持呼吸、循环功能稳定，密切观察生命体征，留置导尿管监测尿量等。避免声、光等刺激。预防坠地外伤、唇舌咬伤。

2）控制抽搐 硫酸镁是治疗子痫及预防复发的首选药物。当患者存在硫酸镁应用禁忌或硫酸镁治疗无效时，可考虑应用地西泮、苯妥英钠或冬眠合剂控制抽搐。子痫患者产后需继续应用硫酸镁24~48小时。

3）降低颅压 可以20%甘露醇250ml快速静脉滴注降低颅压。

4）控制血压 脑血管意外是子痫患者死亡的最常见原因。当收缩压持续≥160mmHg、舒张压≥110mmHg时，要积极降压以预防脑血管并发症。

5）纠正缺氧和酸中毒 面罩和气囊吸氧，根据动脉血气pH、二氧化碳分压、碳酸氢根浓度等，给予适量4%碳酸氢钠纠正酸中毒。

6）终止妊娠 一旦抽搐控制后即可考虑终止妊娠。

（四）HELLP综合征

HELLP综合征（hemolysis，elevated liver enzymes，and low platelet count syndrome，HELLP syndrome）以溶血、肝酶升高及血小板减少为特点，是子痫前期的严重并发症，常危及母儿生命。

1.对母儿的影响

（1）对母体的影响 HELLP综合征孕妇可并发肺水肿、胎盘早剥、体腔积液、产后出血、弥散性血管内凝血（DIC）、肾衰竭、肝破裂等，剖宫产率高，死亡率明显增高。有资料表明，多器官功能衰竭及DIC是HELIP综合征最主要的死亡原因。

（2）对胎儿的影响 因胎盘供血、供氧不足，胎盘功能减退，导致胎儿生长受限、死胎、死产、早产。

2.临床表现 常见主诉为右上腹或上腹部疼痛、恶心、呕吐、全身不适等非特异性症状，少数可有轻度黄疸，查体可发现右上腹或上腹肌紧张，体重骤增、水肿。如凝血功能障碍严重，可出现血尿、消化道出血。

本病可发生于妊娠中期至产后数日的任何时间，70%以上发生于产前。

3.诊断 本病表现多为非特异性症状，确诊主要依靠实验室检查，诊断指标如下。

（1）血管内溶血 外周血涂片中见破碎红细胞、球形红细胞等异形细胞。血清总胆红素≥20.5μmol/L，血清结合珠蛋白<250mg/L。

（2）肝酶升高 ALT≥40U/L或AST≥70U/L，LDH水平升高。

（3）血小板减少 血小板计数<100×10^9/L。

LDH升高和血清结合珠蛋白降低是诊断HELLP综合征的敏感指标，常在血清未结合胆红素升高和血红蛋白降低前出现。

4.治疗 HELLP综合征应住院，并按照重度子痫前期治疗，在此基础上的其他治疗包括以下内容。

（1）糖皮质激素 血小板<50×10^9/L时考虑糖皮质激素治疗，可使血小板计数、乳酸脱氢酶、肝功能等各项参数改善，尿量增加，平均动脉压下降，并可促使胎儿肺成熟。妊娠期每12小时静脉滴注地塞米松10mg，产后应继续应用3次，以免出现血小板再次降低、肝功恶化、少尿等。

（2）输注血小板 血小板<50×10^9/L且血小板数量迅速下降或存在凝血功能障碍时，应考虑备血及血小板；血小板<20×10^9/L或剖宫产时或有出血时，应输注浓缩血小板、新鲜冻干血浆。但预防性输注血小板并不能预防产后出血的发生。

（3）产科处理

1）终止妊娠的时机 孕龄≥34周或胎肺已成熟、胎儿窘迫、先兆肝破裂及病情恶化者，应立即终止妊娠；病情稳定、孕龄<34周、胎肺不成熟及胎儿情况良好者，可延长48小时，以完成糖皮质激促胎肺成熟，然后终止妊娠。

2）分娩方式 HELLP综合征不是剖宫产指征，但可酌情放宽剖宫产指征。

3）麻醉选择 因血小板减少，有局部出血危险，禁忌阴部阻滞和硬膜外麻醉，阴道分娩宜采用局部浸润麻醉，剖宫产采用局部浸润麻醉或全身麻醉。

三、病毒性肝炎

病毒性肝炎是由肝炎病毒引起的以肝脏病变为主的传染性疾病，致病病毒包括甲型肝炎病毒（hepatitis A virus，HAV）、乙型肝炎病毒（hepatitis B virus，HBV）、丙型肝炎病毒（hepatitis C vinrus，HCV）、丁型肝炎病毒（hepatitis D virus，HDV）及戊型肝炎病毒（hepatitis E virus，HEV）5种。除乙型肝炎病毒为DNA病毒外，其余均为RNA病毒。近年来，又发现庚型肝炎病毒和输血传播肝炎病毒，但这两种病毒的致病性尚未明确。妊娠合并病毒性肝炎的总体发病率为0.8%~17.8%，我国是乙型肝炎的高发国家，妊娠合并重型肝炎仍然是我国孕产妇死亡的主要原因之一。

（一）对母儿的影响

1.对母体的影响　妊娠早期可加重早孕反应，妊娠晚期可能因肝脏灭活醛固酮的能力下降，使子痫前期发病率增加。病情严重时影响凝血因子合成功能，导致凝血因子降低，容易发生产后出血。妊娠晚期合并肝炎易发展为重型肝炎，增加孕产妇死亡率。

2.对围产儿的影响　可增加流产、早产、死胎和新生儿死亡的发生率。肝功能异常时，围产儿死亡率高达4.6%。妊娠期患病毒性肝炎，病毒可通过胎盘屏障垂直传播感染胎儿。围产期感染的婴儿，免疫功能尚未完全建立，有相当一部分将转为慢性病毒携带状态，以后容易发展为肝硬化或原发性肝癌。

（二）肝炎病毒的垂直传播

1.甲型肝炎病毒　甲型肝炎病毒经消化道传播，一般不能通过胎盘屏障感染胎儿，母婴垂直传播的可能性极小。但分娩过程中接触母体血液、吸入羊水或受胎粪污染可致新生儿感染。

2.乙型肝炎病毒　可通过母婴垂直传播、产时及产后传播三种途径传播。母婴垂直传播近年来虽然有所降低，但仍是我国慢性乙型肝炎病毒感染的主要原因，新生儿或婴幼儿感染HBV后，超80%将成为慢性HBV感染者。即使乙肝疫苗、乙肝高效价免疫球蛋白联合免疫方案可以显著降低乙肝的母婴传播，仍有10%~15%的婴儿发生免疫失败。

3.丙型肝炎病毒　国外报道HCV在母婴间垂直传播的发生率为4%~7%。当母血清中检测到较高浓度的HCV RNA时，才会发生母婴传播。妊娠晚期患丙型肝炎，母婴传播发生率增加，但许多发生宫内感染的新生儿在生后1年内会自然转阴。

4.丁型肝炎病毒　HDV为缺陷病毒，需依赖HBV的存在，其感染大多见于HBV感染者，传播途径与HBV相同，经体液、血行或注射途径传播。

5.戊型肝炎病毒　报道有母婴传播的病例，传播途径与HAV相似。

6.庚型肝炎病毒和输血传播（己型）肝炎病毒　己型肝炎病毒主要经血传播；庚型肝炎病毒可发生母婴传播。慢性乙型、丙型肝炎患者容易发生庚型肝炎病毒传播。

（三）诊断

应详细询问病史，结合临床表现、实验室检查及影像学检查进行综合判断。

1.病史与临床表现　①有与病毒性肝炎患者密切接触史，半年内曾接受输血、注射血液制品史。病毒性肝炎的潜伏期，一般甲型肝炎为2~7周，乙型肝炎为6~20个月，丙型肝炎为2~26周，丁型肝炎为4~20周，戊型肝炎为2~8周。②出现不能用其他原因解释的消化系统症状，如食欲减退、恶心、呕吐、腹胀、肝区疼痛。继而出现乏力、畏寒、发热，部分患者有皮肤巩膜黄染、尿色深黄。可触及肝大，肝区有叩击痛。妊娠晚期受增大子宫影响，肝脏极少被触及，如能触及为异常。

2.实验室检查 包括病原学检查和肝脏功能检查。前者表现为相应肝炎病毒血清学抗原检测出现阳性。后者主要包括血清丙氨酸转氨酶（ALT）和天门冬氨酸转氨酶（AST）等。其中ALT是反映肝细胞损伤程度最常用的敏感指标。1%的肝细胞发生坏死时，血清ALT水平可升高1倍。总胆红素升高在预后评估上较ALT及AST更有价值。胆红素持续上升而转氨酶下降，称“胆酶分离”，提示重型肝炎的肝细胞坏死严重，预后不良。凝血酶原时间百分活度（prothrombin time activity percentage，PTA）的正常值为80%~100%，PTA<40%是诊断重型肝炎的重要标志之一。PTA是判断病情严重程度和预后的主要指标，较转氨酶和胆红素具有更重要的临床意义。各病原学检查如下。

（1）甲型肝炎病毒 检测血清HAV抗体及血清HAV RNA。HAV IgM阳性代表近期感染，HAV IgG在急性期后期和恢复期出现，属保护性抗体。

（2）乙型肝炎病毒 检测血清中HBV标志物，各标志物的临床意义见表5-9。

表5-9 乙型肝炎血清学标志物及其意义

项目	临床意义
HBsAg	HBV感染特异性标志，见于乙型肝炎患者或无症状携带者
HBsAb	曾感染HBV或已接种疫苗，已产生免疫力
HBeAg	血中有HBV复制，其滴度反映传染性强弱
HBeAb	血中HBV复制趋于停止，传染性减低
HBeAb IgM	HBV复制阶段，出现于肝炎早期
HBeAb IgG	主要见于肝炎恢复期或慢性感染

（3）丙型肝炎病毒 单项HCV抗体阳性多为既往感染，不作为抗病毒治疗的证据。

（4）丁型肝炎病毒 HDV是一种缺陷的嗜肝RNA病毒，需依赖HBV的存在而复制和表达，伴随HBV引起肝炎。需同时检测血清中HDV抗体和乙型肝炎血清学标志物。

（5）戊型肝炎病毒 由于HEV抗原检测困难，而抗体出现较晚，在疾病急性期有时难以诊断，即使抗体阴性也不能排除诊断，需反复检测。

3.影像学检查 主要是超声检查，必要时可行磁共振检查，可以观察肝脾大小，有无出现肝硬化、腹腔积液、肝脏脂肪变性等表现。

4.妊娠合并重型肝炎的诊断要点 出现以下情况时考虑重型肝炎：①消化道症状严重；②血清总胆红素值>171μmol/L（10mg/dl），或黄疸迅速加深，每日上升17.1μmol/L；③凝血功能障碍，全身出血倾向，PTA<40%；④肝脏缩小，出现肝臭气味，肝功能明显异常；⑤肝性脑病；⑥肝肾综合征。当出现以下三点即可临床诊断为重型肝炎：①出现乏

力、食欲缺乏、恶心、呕吐等症状；②PTA<40%；③血清总胆红素>171μmol/L。

（四）处理

1.孕前处理　感染HBV的生育期妇女应在妊娠前行肝功能、血清HBV DNA检测以及肝脏超声检查。患者最佳的受孕时机是肝功能正常、血清HBV DNA低水平、肝脏超声无特殊改变。若有抗病毒治疗指征，可采用干扰素或核苷类药物治疗，应用干扰素治疗的妇女，停药后6个月可考虑妊娠；口服核苷类药物需要长时间治疗，最好应用替诺福韦或替比夫定，可以延续至妊娠期使用。

2.妊娠期处理　轻症急性肝炎，经积极治疗后好转者可继续妊娠。慢性活动性肝炎者妊娠后可加重，对母儿危害较大，治疗后效果不好应考虑终止妊娠。治疗主要采用护肝、对症、支持疗法。常用护肝药物有葡醛内酯、多烯磷脂酰胆碱、腺苷蛋氨酸、还原型谷胱甘肽注射液、门冬氨酸钾镁等。主要作用在于减轻免疫反应损伤，协助转化有害代谢产物，改善肝脏循环，有助于肝功能恢复。治疗期间严密监测肝功能、凝血功能等指标。

3.分娩期处理　非重型肝炎可阴道分娩，分娩前数日肌内注射维生素K_1，每日20~40mg。准备好新鲜血液。防止滞产，宫口开全后可行胎头吸引术助产，以缩短第二产程。防止产道损伤和胎盘残留。胎肩娩出后立即使用缩宫素预防产后出血。

4.产褥期处理　注意休息和护肝治疗。应用对肝损害较小的广谱抗生素预防或控制感染是防止肝炎病情恶化的关键。

对HBsAg阳性母亲的新生儿，经过主动以及被动免疫后，不管孕妇HBeAg阳性还是阴性，其新儿都可以母乳喂养，无需检测乳汁中有无HBV DNA。因病情严重不宜哺乳者应尽早回奶。回奶禁用雌激素等对肝脏有损害的药物，可选择口服生麦芽或乳房外敷芒硝。

5.重型肝炎的处理

（1）保肝治疗　主要目的是防止肝细胞坏死、促进肝细胞再生、消退黄疸。可采用高血糖素-胰岛素-葡萄糖联合应用，高血糖素1~2mg、胰岛素6~12U溶于10%葡萄糖溶液500ml内静脉滴注，每日1次，2~3周为一疗程，可以促进肝细胞再生。人血白蛋白可促进肝细胞再生，改善低蛋白血症，每次10~20g，每周1~2次。新鲜血浆200~400ml，每周2~4次输入能促进肝细胞再生和补充凝血因子。门冬氨酸钾镁可促进肝细胞再生，降低胆红素，使黄疸消退，40ml/d加于10%葡萄糖溶液500ml滴注，高钾血症患者慎用。

（2）防治肝性脑病　主要为去除诱因，减少肠道氨等毒性产物，控制血氨。蛋白质摄入量每日应<0.5g/kg，增加碳水化合物。保持大便通畅，减少氨及毒素的吸收。口服新霉素或甲硝唑抑制肠内细菌繁殖，减少氨等有毒物质的形成和吸收。醋谷胺600mg溶于5%葡萄糖溶液或精氨酸15~20g每日一次静脉滴注，降低血氨，改善脑功能。六合氨基酸注射液250ml静脉滴注，每日1~2次，补充支链氨酸，调整血清氨基酸比值，使肝性脑病患者

清醒。适当限制补液量，控制在每日1500ml以内。有脑水肿者，可适当使用甘露醇。

（3）防治凝血功能障碍　可输注新鲜冰冻血浆与冷沉淀等改善凝血功能。

（4）防治肾衰竭　严格限制入液量，一般每日入液量为500ml加前一日尿量。呋塞米60~80mg静脉注射，必要时2~4小时重复一次，2~3次无效后停用。多巴胺20~80mg，可扩张肾血管，改善肾血流量。监测血钾浓度，防止高钾血症。避免应用对肾脏有损害的药物。急性肾衰竭大量使用利尿药后仍无尿并出现高钾血症、肺水肿时，应考虑血液透析。

（5）防止感染　重型肝炎患者易发生胆道、腹腔、肺部等部位的细菌感染。注意无菌操作、口腔护理、会阴擦洗等护理，预防感染，有计划逐步升级强有力的广谱抗生素，最初可选用第二、三代头孢，使用广谱抗生素2周以上需经验性使用抗真菌药物。

（6）产科处理　经积极控制，待病情稳定，24小时后尽快终止妊娠，分娩方式以剖宫产为宜，必要时行次全子宫切除术。

（五）肝炎病毒的母婴传播阻断

1.甲型肝炎　接触甲型肝炎后，孕妇应于7日内肌内注射丙种球蛋白2~3ml。新生儿出生时及出生后1周各注射1次丙种球蛋白可以预防感染。甲型肝炎急性期禁止哺乳。

2.乙型肝炎　HBV母婴传播的阻断措施包括：①所有孕妇应筛查夫妇双方的HBsAg；②妊娠中晚期HBV DNA载量≥2×10^6IU/ml，在与孕妇充分沟通和知情同意后，可于妊娠24~28周开始给予替诺福韦或替比夫定进行抗病毒治疗，以减少HBV母婴传播；③分娩时应尽量避免产程延长、软产道裂伤和羊水吸入；④产后新生儿尽早联合应用乙型肝炎免疫球蛋白（hepatitis B immunoglobulin，HBIG）和乙肝疫苗可有效阻断母婴传播（表5-10）。

表5-10　新生儿HBV母婴阻断方案

母体情况	胎儿情况	接种方案	随访
孕妇HBsAg（-）	足月新生儿	疫苗行3针方案：即0、1、6个月各注射1次	无需随访
	早产儿且出生体重≥2000g	疫苗行3针方案：即0、1、6个月各注射1次	最好在1~2岁再加强一针疫苗
	早产儿且出生体重<2000g	待新生儿体重增至≥2000g时，实行疫苗4针方案：即出生24小时内、1~2个月、2~3个月、6~7个月各注射1次	可不随访或最后1针后1~6个月随访
孕妇HBsAg（+）	足月新生儿	出生12小时内（越早越好）注射HBIG 100~200IU；并行3针方案：即0、1个月，6个月各注射1次	7~12月龄随访
	早产儿，无论出生时情况及体重	出生12小时内（越早越好）注射HBIG 100~200IU，3~4周后重复1次；疫苗行4针方案：即出生24小时内、3~4周、2~3个月6~7个月各注射1次	最后1针后1~6个月

随访检测结果有：①HBsAg阴性，抗-HBs阳性，且>100mU/ml，说明预防成功，无需特别处理；②HBsAg阴性，抗-HBs阳性，但<100mU/ml，表明预防成功，但对疫苗应答反应较弱，可在2~3岁加强接种1针，以延长保护年限；③HBsAg和抗-HBs均阴性（或低于10mU/ml），说明没有感染HBV，但对疫苗无应答，需再次全程接种（3针方案），然后再复查；④HBsAg阳性，抗-HBs阴性，高度提示免疫预防失败；6个月后复查HBsAg仍阳性，可确定预防失败，已为慢性HBV感染。

3.丙型肝炎　尚无特异的免疫方法。减少医源性感染是预防丙肝的重要环节。对易感人群可用丙种球蛋白进行被动免疫。对抗-HCV抗体阳性母亲的婴儿，在1岁前注射免疫球蛋白可对婴儿起保护作用。

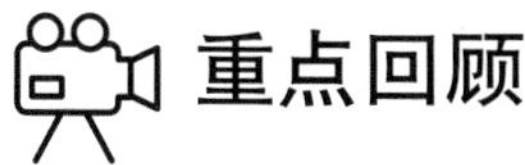

重点回顾

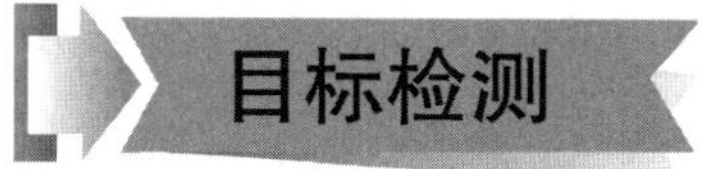

目标检测

一、选择题

1.对于念珠菌性阴道炎的诱发因素，下列哪项除外（　）

A.糖尿病　　B.长期使用抗生素

C.长期口服避孕药　　D.妊娠

E.月经

2.关于宫颈糜烂，下述恰当的是（　）

A.宫颈糜烂与早期宫颈癌从外观上易辨别

B.按糜烂面积分为三度

C.按糜烂面积分为三型

D.按糜烂程度分为单纯型和乳突型

E.宫颈糜烂面为鳞状上皮所覆盖

3.经阴道B超，胎儿胎心搏动应出现在妊娠周数的（　）

A.4~5周　　B.6~7周

C.7~8周　　D.9~11周

E.11~12周

二、思考题

1.孕前保健指导包括哪些方面?

2.孕妇用药基本原则有哪些?

三、思想提升

随着社会经济发展，现代女性面临很多压力，尤其是生育问题，备孕女性应如何应对?

第六章　围绝经期保健

学习目标

1. 掌握围绝经期及绝经后期保健措施；熟悉围绝经期综合征的评估、诊断及保健要点；了解围绝经期及绝经后期妇女的生理、心理及行为特点。

2. 能正确对围绝经期及绝经后期妇女进行保健指导。

3. 具有关爱围绝经期及绝经后期妇女的意识，能对此期妇女进行心理辅导。

第一节　围绝经期妇女的身心特点及围绝经期综合征

岗位情景模拟

岗位情景： 李女士，45岁，某公司高管，已婚。自半年前开始出现月经紊乱，月经有时提前10天或推后20余天，经量多少不定，经期为3~7天不等。同时伴有失眠、健忘、烦躁易怒，常有阵发性潮热，自觉热流从前胸涌向头面，继之出汗，每天发作数次不等。上述症状已明显影响工作和生活，故前来就诊。

请思考： 1. 针对李女士情况，怎样进行保健指导？

2. 需做哪些辅助检查以判断其卵巢功能？

一、概述

围绝经期是指妇女自生殖年龄过渡到无生殖能力年龄的特殊时期，包括从出现与绝经有关的内分泌、生物学和临床特征起，至最后一次月经后一年。即围绝经期是妇女绝经前后的一段时间，是必经的生理过程，一般发生在40~60岁之间。在绝经前后的一段时间里，由于卵巢功能衰退，雌激素减少，妇女会出现一系列生理和心理改变，雌激素所作用的靶器官也发生相应的退行性变，启动了多器官衰老的过程。

过去将卵巢功能开始衰退至完全停止的这段时间，也是女性从生育状态走向非生育状态的一段时期，称为“更年期”。目前，医学上难以精确定义和量化更年期的时间，每个妇女经历更年期的时间和出现的症状都不尽相同。鉴于更年期表达绝经过程的特征不够确切，WHO于20世纪90年代倡导用“绝经前期”“围绝经期”“绝经过渡期”“绝经后期”等术语来表达绝经过程。

1.绝经前期 是指最后月经前的整个生育阶段。

2.绝经过渡期 是指从生育期走向绝经的过渡时期，从临床表现、内分泌改变开始出现趋于绝经的迹象开始至绝经前的一段时期。从定义看，此期始点模糊，终点明确。在临床实践中，常将月经出现明显改变定为始点。

3.围绝经期 指从接近绝经时出现与绝经有关的内分泌和临床表现时起至绝经后1年内的期间。此期包括绝经过渡期及绝经后1年，与绝经后期有约1年的重叠。

4.绝经后期 是指最后一次月经以后的生命阶段。在早期阶段，虽然卵巢停止分泌雌激素，但卵巢间质仍能分泌少量雄激素，后者在外周转化为雌酮，是血循环中的主要雌激素。一般60岁以后妇女机体逐渐老化进入老年期。此期卵巢功能已完全衰竭，雌激素水平低落，生殖器官进一步萎缩老化，出现骨代谢异常、泌尿和生殖系统等退行性病变，心血管疾病、糖尿病等慢性病发病风险增高。绝经相关分期见图6-1。

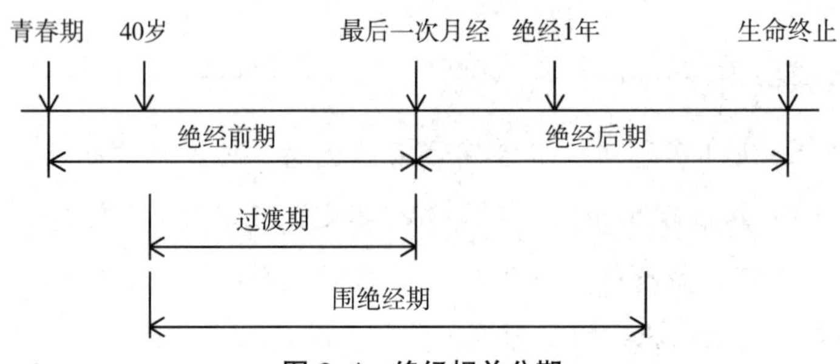

图6-1 绝经相关分期

围绝经期是妇女人生中的一个过渡时期，随着卵巢功能的逐渐衰退及个人体质、环境、家庭、社会因素等方面的影响，面临一系列与绝经相关的健康问题，包括躯体、心理、社会方面。这些健康问题的轻重程度存在个体差异，大多数妇女通过适宜的保健服务管理及自身的神经内分泌系统的调节，都能很好地适应这种变化并保持良好的健康状态，顺利度过围绝经期，进入老年期。但也有不少妇女围绝经期症状严重，甚至出现精神障碍，生活质量、工作能力大幅度下降，给家庭和社会带来一定负担。这部分妇女如果得不到良好的保健服务及治疗，还会影响到老年的生活质量。因此，应采取有效的防治措施，满足妇女在围绝经期这个特殊时期的生理、心理、社会等各方面的保健要求，以达到促进其身心健康、预防老年退行性疾病、提高生命质量的目的。

二、围绝经期妇女的身心特点

（一）内分泌变化

多数学者认为，女性进入围绝经期后，下丘脑－垂体－卵巢－子宫调节轴的变化首先发生在卵巢，即卵巢先衰老，包括卵巢的形态改变、卵泡数量减少和内分泌功能减退。卵巢分泌的雌激素和孕激素的减少，进而引起垂体分泌的卵泡雌激素（FSH）、黄体生成素（LH）等激素的变化。卵巢衰老，即女性卵巢功能随着年龄增长逐渐衰退的过程，受遗传、环境、生活方式、内分泌疾病等多因素影响，以卵泡数量、卵子质量、雌孕激素分泌减少为基础，最终表现为绝经，并影响全身多个系统，启动了多器官衰老的过程。

1.雌激素 从围绝经期开始卵巢逐渐萎缩，皮质变薄，卵泡数目明显减少，遗留的少数卵泡对促性腺激素不敏感，以致卵泡成熟障碍，不再排卵。卵巢的内分泌功能也衰退，雌激素分泌逐渐减少。绝经过渡早期，雌激素水平波动较大。由于卵泡刺激素（FSH）水平升高对卵泡过度刺激引起雌二醇（E_2）分泌过多，甚至可高于正常卵泡期水平。在卵泡完全停止生长发育后，雌激素水平才逐渐下降。在围绝经期后期，体内雌激素水平较生育期妇女减少，尤其以雌二醇的减少较明显，当雌激素减少到不足以引起子宫内膜增生的水平时，月经就会停止。女性绝经后卵巢极少分泌雌激素，但循环中仍有低水平雌激素，主要来自肾上腺皮质和卵巢的雄烯二酮经周围组织中芳香化酶转化为雌酮，雌酮向雌二醇转化是绝经后E_2的主要来源。

2.孕激素 女性的孕激素主要由排卵后的颗粒黄体细胞分泌。绝经过渡期卵巢尚有排卵功能，仍有孕酮分泌。但因卵泡期缩短，黄体功能不全，导致孕酮分泌减少，血孕激素水平较生育期明显降低。绝经后卵巢停止排卵，故无孕酮分泌。

3.雄激素 绝经后雄激素来源于卵巢间质细胞和肾上腺，总体雄激素水平下降。其中雄烯二酮主要来源于肾上腺，量约为绝经前的一半。睾酮主要来源于卵巢，由于升高的LH对卵巢间质细胞的刺激增加，使睾酮水平较绝经前增高。

4.促性腺激素 绝经前期由于雌、孕激素水平的降低对下丘脑和垂体的抑制作用减弱，使垂体释放的FSH和LH增多，其中FSH升高较LH显著，FSH/LH>1，此期二者的水平在10~40IU/L。进入绝经期，FSH和LH水平进一步升高，FSH水平达到或超过40IU/L，表明卵巢功能进入衰竭阶段。绝经后2~3年FSH和LH均处于较高水平，持续10年左右至老年期下降。

5.抑制素 围绝经期女性血抑制素水平下降，较雌二醇下降早且明显，可能成为反映卵巢功能衰退更敏感的指标。抑制素水平与FSH水平呈负相关关系。

（二）生殖、泌尿系统和第二性征变化

1.生殖系统 女性生殖器是雌激素的靶器官，由于雌激素的分泌减少，使生殖系统各器官均呈渐进性萎缩。卵巢排卵减少至停止，体积亦缩小。子宫体萎缩，宫颈变小，子宫内膜变薄，宫颈黏液分泌减少。阴道缩短变窄，黏膜萎缩变薄，皱襞减少。阴道乳酸杆菌减少，使阴道黏膜上皮细胞内糖原分解产酸减少，导致阴道内酸碱度偏中性，故不能起到屏障作用而易受细菌感染。外阴和大阴唇变薄，阴毛脱落。绝经后期，由于雌激素水平降低，盆底组织及韧带弹性降低，支撑力减弱，容易发生阴道前后壁膨出、子宫脱垂以及张力性尿失禁。

2.泌尿系统 膀胱三角、尿道上皮与阴道远端具有较多的雌激素受体，亦为雌激素的敏感组织。随着雌激素的减少，膀胱、尿道黏膜萎缩变薄，呈不同程度的萎缩性改变，造成萎缩性膀胱炎、尿道炎，抗炎能力减弱，易发生反复的尿路感染及出现尿道黏膜脱垂、尿道膨出。由于阴道的萎缩，使尿道与耻骨联合的角度从90° 变为180° ，开口接近阴道口，容易发生排尿不适、尿频、尿急和感染。又由于膀胱出口处漏斗样膨出、盆底肌肉松弛、尿道括约肌张力减低，可有尿失禁的症状。

3.第二性征 由于雌激素水平降低，第二性征亦发生变化。随年龄增长，乳房萎缩、下垂；嗓音变低沉；体型出现向心性肥胖；性欲降低，性活动减少，生殖能力降低以致丧失。

（三）其他系统器官及代谢变化

1.心血管 雌激素对女性心血管系统有保护作用，可增加血流及抑制动脉粥样斑块的形成。绝经后血脂蛋白代谢紊乱，胆固醇水平升高，高密度脂蛋白降低，低密度脂蛋白和甘油三酯升高，易发生动脉粥样硬化、高血压、心肌缺血、心肌梗死及脑缺血等。

2.皮肤 围绝经期及绝经后期的妇女皮肤逐渐老化，干燥、粗糙、瘙痒、弹性减退、光泽消失，出现皱纹、色素沉着、老年斑等，易发生皮炎，有时会出现颜面及下肢水肿。

3.骨骼 雌激素能促进骨中钙的沉积，绝经后雌激素水平下降，骨质吸收速度快于骨质生成速度，使骨质丢失变为疏松。雌激素不足使甲状腺分泌的降钙素下降，使骨质吸收增加。此外，甲状旁腺激素是刺激骨质吸收的主要激素，绝经后由于甲状旁腺功能亢进或雌激素不足，使骨骼对甲状旁腺激素的敏感性增强而导致骨质吸收增加。围绝经期妇女约25%患有骨质疏松。骨质疏松可引起腰背痛、骨骼压缩、身材变矮，严重者发生骨折，常见于桡骨远端、股骨颈、胸椎腰椎等部位。

4.新陈代谢 围绝经期及绝经后期的妇女，由于年龄的增长及激素的变化，基础代谢率逐渐降低，绝经后脂肪重新发布，易形成向心性肥胖。骨质流失疏松的同时，常伴随着钙磷代谢失常，绝经后更为显著，主要表现为腰背疼痛。糖代谢紊乱，常有糖耐量降低或血糖升高，糖尿病患病率增加。水盐代谢失常，可有不同程度的水钠潴留性水肿。

（四）围绝经期及绝经后期妇女的心理特点

进入围绝经期及绝经后期的妇女，常发生精神与心理方面的改变，主要包括情绪、记忆及认知方面的症状。如情绪不稳定、烦躁易怒、焦虑、抑郁、多疑、失眠、健忘、注意力不集中，甚至导致心理障碍，诱发心理疾病。影响围绝经期和绝经后期妇女心理变化的因素是多方面的，如雌激素水平的波动和下降，围绝经期各种不适症状及身体由于衰老而出现的各种退行性改变，特别是社会、家庭因素的影响，使一部分妇女缺乏社会支持感，这些因素都会不同程度地影响围绝经期妇女的心理健康。

一部分围绝经期及绝经后期的妇女还会产生性欲淡漠等性心理改变。许多围绝经期及绝经后期妇女常有月经紊乱、萎缩性阴道炎、性交疼痛等表现，因而对性生活产生了消极、抵触心理，误认为围绝经期是性能力和性生活的终止。有些妇女误将“绝经”与“绝欲”等同起来，这种性心理障碍压抑了性生理需求，加重了性功能障碍。错误的认知使一部分妇女过早地终止了性生活，从而使夫妻关系产生疏远、隔阂，甚至关系破裂。

因此，围绝经期和绝经后期的妇女保健，不单纯是使用药物改善临床症状，而是需要从躯体、心理、社会等多层次多角度多学科来关爱这一特殊时期的女性健康。

三、围绝经期综合征

（一）定义

围绝经期综合征是指妇女绝经前后出现的性激素波动或减少所致的一系列躯体及精神心理症状。绝经分自然绝经和人工绝经。自然绝经指随年龄增长卵巢内卵泡生理性耗竭所致的绝经，一般发生在45~55岁，我国妇女自然绝经的平均年龄为49.5岁；人工绝经指两侧卵巢经手术切除或放射线照射等所致的绝经。

（二）病因病理

卵巢功能衰退，雌激素水平下降，机体出现具有雌激素受体的各器官和组织功能、代谢改变，是引起围绝经期综合征的主要原因。雌激素减少引起的内分泌变化及植物神经功能紊乱，造成血管舒缩症状。神经介质的变化与精神抑郁有关，出现各种情绪障碍或心理障碍。雌激素减少造成生殖、泌尿系统症状，还会引起钙磷代谢变化及骨质疏松。此外，家庭、社会因素及妇女的个性、体质特征也会影响本病的发生。

（三）临床表现

1. 近期症状

（1）月经紊乱　月经紊乱是围绝经期最早出现的症状，由于排卵稀发或无排卵，表现为月经周期不规则、经期持续时间长短不一、经量增多或减少。具体可表现为周期缩短、经量减少、渐至绝经，或出现围绝经期功血，或月经稀发，少数妇女月经突然停止。

（2）血管舒缩症状　主要表现为潮热、汗出，为血管舒缩功能不稳定所致，是雌激素降低的特征性症状。典型表现是患者突感发热，热流自胸部涌向颈部、头面部，继之出汗，可持续数秒至数分钟。发作频率和持续时间因人而异。症状轻者每日发作数次，严重者十余次或更多，夜间也可发作。该症状可持续1~2年，有时可长达5年或更长。潮热严重时可影响妇女的工作、生活和睡眠，是绝经后期妇女需要性激素治疗的主要原因。

（3）自主神经失调症状　表现为眩晕、头痛、心悸、失眠、耳鸣等症状，程度轻重不一，应激状态易促发。

（4）精神神经症状　主要包括情绪、记忆及认知功能症状。围绝经期妇女往往情绪不稳定，易激动、易怒、烦躁、焦虑、抑郁、多疑、记忆力减退、感觉异常。严重者可影响日常工作和生活。

2.远期症状

（1）泌尿生殖道症状　表现为泌尿生殖道萎缩，出现阴道干涩、性交疼痛及反复发作的萎缩性阴道炎。常出现尿频、尿急、尿痛，或出现尿失禁，易出现反复发作的膀胱炎。

（2）骨质疏松　绝经后妇女雌激素缺乏使骨质吸收增加，骨质吸收速度快于成骨速度，出现骨质疏松。50岁以上妇女50%以上会发生绝经后骨质疏松，一般发生在绝经后5~10年内，最常发生在椎体。

（3）心血管病变　因雌激素水平下降引起血脂代谢异常，血胆固醇水平升高，低密度脂蛋白增高而高密度脂蛋白降低，易诱发动脉粥样硬化、心肌缺血、心肌梗死、高血压和脑出血。绝经后妇女冠心病发病风险较绝经前明显增加。

（4）阿尔茨海默病　绝经后期妇女比老年男性患此病风险高，可能因雌激素缺乏对发生阿尔茨海默病存在潜在危险，表现为老年痴呆、记忆丧失、失语失认、定向计算判断障碍及性格行为改变。

（四）诊断

围绝经期综合征症状多样、复杂，且不具有特异性，但根据年龄、病史、临床表现及相关检查，不难诊断。需注意排除相关症状的器质性病变、心脑血管疾病及精神心理疾病，卵巢功能评价等实验室检查有助于诊断。

1.临床表现　40~60岁妇女，既往月经正常，现出现月经紊乱或稀发、停闭，且伴随潮热汗出、头痛、眩晕、烦躁、易怒、心悸、失眠、腰背酸痛、皮肤蚁行感及情绪障碍等症状。

2. 辅助检查

（1）FSH及E_2测定　检查血清FSH及E_2值，了解卵巢功能。绝经过渡期FSH>10U/L，提示卵巢储备功能下降。绝经后FSH>40U/L且E_2<20pg/ml，提示卵巢功能衰竭。

（2）氯米芬兴奋试验　月经第5日起口服氯米芬，每日50mg，共5日，停药第一日测血FSH，若FSH>12U/L，提示卵巢储备功能下降。

3. 妇科检查　外阴、阴道、子宫有不同程度的萎缩。阴道黏膜菲薄，皱襞减少，分泌物减少，有炎症时可看到黏膜充血表现。子宫大小正常或偏小。

4. 其他　B超检查了解子宫大小及内膜厚度、卵巢及盆腔情况，必要时做子宫内膜活检，以排除生殖系统肿瘤。骨密度检查了解有无骨质疏松。心电图、血脂、血糖、肝肾功能、尿常规等检查，以排除冠心病、高血压、糖尿病、泌尿系统病变等。

（五）治疗和保健措施

1. 一般治疗　通过心理疏导，使围绝经期妇女认识这一时期的生理过程，并以乐观的心态适应。多参加集体活动和文娱活动，多与人交流沟通，培养一定的兴趣爱好，学会排解不良情绪。必要时可选用适量的镇静药促进睡眠，如睡前口服艾司唑仑2.5mg。谷维素有助于调节自主神经功能，也有助睡眠，可口服20mg，每日3次。α受体阻断剂可用以改善潮热症状，如盐酸可乐定0.15mg口服，每日2~3次。建立健康的生活方式，规律作息，健康饮食，摄入足量蛋白质和富含钙质的食物，适当锻炼，增加日晒时间，预防骨质疏松。

2. 激素治疗　通过外源性补充性激素，以预防或缓解围绝经期或绝经后期妇女因激素缺乏而出现的症状及健康问题。雌激素受体分布于全身各重要器官，应用激素补充治疗可控制围绝经期各种症状及相关疾病，改善围绝经期及绝经后期妇女的生活质量。治疗前应进行风险/受益评估，只要治疗的益处大于其潜在的风险，便可应用（具体治疗方案见下一节激素补充治疗）。

3. 非激素类药物治疗

（1）钙剂　对围绝经期妇女推荐的每日钙摄入量为1000mg元素钙，可缓解骨质丢失。用于骨质疏松症时，钙剂应与其他药物联合使用。

（2）维生素D　老年妇女由于肝25-羟化酶及肾1α-羟化酶缺乏，宜选择活性维生素D，如阿法骨化醇（每次0.5μg，每日1次）、骨化三醇（0.25μg/次，2次/日）等补充效果较好，与钙剂合用有利于钙的完全吸收。

（3）双磷盐酸　可抑制破骨细胞，有较强的抗骨吸收作用，用于骨质疏松症。临床常用的双磷盐酸有阿仑膦酸钠（福善美）、氯屈膦酸二钠（骨膦）、依替膦酸二钠（羟乙膦酸钠）。

（4）选择性5-羟色胺再摄取抑制剂　盐酸帕罗西汀，20mg，每日1次，早晨口服，可有效改善血管舒缩症状及精神神经症状。

4.中医中药治疗　可辨证使用六味地黄丸、左归丸、右归丸、坤泰胶囊等中成药、针灸等方法调治。

第二节　围绝经期保健及激素补充治疗

岗位情景模拟

岗位情景：王女士，48岁，已婚。因“月经不调1年多，伴失眠、烦躁、腰背酸痛和性欲下降半年”就诊。患者自述平素月经规律、正常，自1年前开始出现月经紊乱，月经延后7~10天不等，经量多少不定，近半年来经量逐渐减少。同时伴有失眠、烦躁易怒、阵发性潮热，常感腰背酸痛，并出现性欲减退，时有尿频。上述症状已明显影响工作和生活，故前来就诊。有子宫肌瘤病史。妇科检查：阴道分泌物少，黏膜皱襞变平，弹性下降，子宫轻度缩小，余未发现异常。

请思考：1.针对王女士情况，能否运用激素补充治疗来改善症状？

2.如何进行个体化治疗和随访？

一、围绝经期保健的主要目的

围绝经期是女性全生命周期健康的重要转折时期，进入中老年的女性人群占比大，围绝经期和绝经后期妇女的保健正受到全世界范围的广泛重视，世界卫生组织已将提高晚年生活质量列为21世纪促进健康的三大主题之一。在党的二十大报告精神指引下，加强围绝经期和绝经后期妇女保健是应对我国人口老龄化国家战略的关口前移，目的在于促进围绝经期妇女的健康，延缓老年疾病的发生，为老年健康打下基础。

二、保健措施

（一）危险因素筛查

围绝经期表现的一系列不适症状和体征会影响妇女的健康，因此，认识和识别围绝经期的危险因素对围绝经期妇女保健工作具有重要意义。

1.躯体危险因素　高血压、高脂血症、糖尿病、退行性骨关节病、睡眠障碍；卵巢手术、子宫切除、盆腔放疗化疗；盆腔感染，如盆腔炎性疾病后遗症、盆腔结核；自身免疫性疾病，如类风湿关节炎、系统性红斑狼疮；严重营养不良、贫血、慢性消耗性疾病；长期服用某些影响内分泌功能的药物，这些原因都会导致卵巢功能减退。

2.心理危险因素　妇女进入围绝经期后，工作中将面临职业变动、职位升降、下岗、退休、经济收入低等情况，家庭生活中可能经历子女成家立业、婚姻情感危机、离婚、丧偶或亲人病故等事件，心理压力大。具有敏感、多疑、自卑、急躁的性格特点等，都属于心理危险因素。

3.生活方式危险因素　吸烟，过量饮酒，膳食不合理，进食过多含糖量高而蛋白含量低的食物；运动缺乏，高血压、糖尿病、冠心病都与缺乏运动锻炼有关，长期久坐，特别是对于久坐办公室的中年人和大部分居家老年人来说，是胰岛素抵抗和糖尿病的独立危险因素。

（二）保健措施

围绝经期妇女与绝经有关的内分泌、生物学和临床症状的出现，在绝经前期至绝经后1年内最为明显，围绝经期妇女的保健应在绝经前期开始，将预防老年疾病的关口前移，做好围绝经期妇女的预防、保健与医疗工作，不断提升预防保健与医疗服务质量，为围绝经期和绝经后期妇女的健康保驾护航。具体保健措施包括围绝经期和绝经后期的自我保健、自我监测、性保健知识的普及和围绝经期常见病、妇科恶性肿瘤的防治。具体措施如下。

1.心理卫生　通过保健咨询或大众传媒等方式，使围绝经期妇女认识到绝经是一种正常的生理过程，了解常见症状及保健措施，消除忧虑和恐惧心理。社会、家庭成员尤其是丈夫要关心、理解和爱护围绝经期妇女，为其提供一个平静温馨的家庭环境。良好的精神状态及平稳的情绪可通过垂体使内分泌保持适度平衡，有利于平稳度过围绝经期。

2.生活方式　规律作息，保证足够的睡眠和休息。围绝经期妇女每天要保证7~8小时的睡眠时间。戒烟限酒，因吸烟和饮酒可导致骨质丢失及动脉粥样硬化形成。注意劳逸结合，坚持体育锻炼，增强体质。适度的体育锻炼能使人心情舒畅，保持旺盛的精力，有助于预防、推迟或减轻围绝经期综合征的发生。

3.营养指导　宜选择高蛋白、低脂肪、低盐、低糖的食物，摄入富含各种维生素及微量元素的新鲜蔬菜和水果，并注意补充钙剂和维生素D。合理膳食与营养，维持正常体重和体态。

4.个人卫生　受激素水平变化影响，围绝经期妇女可出现皮肤瘙痒、干燥或有蚁行感，且潮热汗出较多，皮肤屏障作用减弱，容易受损，应注意个人清洁卫生，勤换衣服，着装以棉麻等天然材质为宜，尤其是贴身衣物。此外，因外阴皮肤、阴道黏膜变薄，局部抵抗力下降，易受病菌感染而出现萎缩性阴道炎，或出现尿频尿急等泌尿系统症状，因此更要注意保持外阴清洁，选择透气性良好的底裤，避免使用碱性外阴清洗剂，以免破坏阴道菌群。

5.性生活保健 由于雌激素水平下降，阴道分泌物减少，阴道干涩，性交不适，围绝经期妇女往往性欲下降。围绝经期妇女如过早终止性生活，不仅影响本人身心健康，还会影响夫妻感情和关系，破坏家庭幸福和谐。应通过各种形式、渠道向围绝经期及绝经后期妇女普及性生活保健知识，使她们了解这一时期的性生理特点和性功能变化，扫除性心理障碍，并可通过适当的治疗改善阴道局部症状，促进性生活的和谐。

6.节育指导 围绝经期妇女受孕能力降低，但若不采取避孕措施，仍有受孕的可能。40岁以上未绝经的妇女（如无生育要求）必须采取避孕措施，根据围绝经期生理特点和个人具体情况，选择恰当的方法。一般认为，如无月经过多或下腹胀痛等情况，可继续使用宫内节育器；围绝经期月经不规律者，不宜使用安全期避孕法，无禁忌证情况下可口服短效避孕药，既达到避孕目的，又可调整月经、减少出血量；大多数情况下，使用阴茎套避孕可收到较为理想的效果，还可防止性传播疾病及艾滋病的传播。

7.自我监测 保持适宜体重，注意体重和腰围的测量，当不明原因的消瘦和体重下降须引起重视。注意监测有无异常阴道出血，特别是绝经后的阴道出血。发现白带颜色、质地、气味、分泌量异常伴有瘙痒等症状时，须及时就诊。掌握乳房自我检查方法，定期做乳房的自我触诊检查，及时发现乳房肿块、结节，及早就诊。

8.定期体检 围绝经期及绝经后期是某些妇科肿瘤的好发年龄，如乳腺癌、宫颈癌、子宫内膜癌、卵巢癌等常在此时发生，因此应定期做相关检查，以达到早发现、早诊断、早治疗。每年进行一次B超乳腺检查，45岁以上妇女结合钼靶X线检查；宫颈防癌检查，每年做一次宫颈脱落细胞涂片检查，如宫颈刮片检查或薄层液基细胞学检查（TCT）。对围绝经期不明原因不规则阴道出血或绝经后又出现阴道流血者，采用诊断性刮宫排除子宫内膜癌，或结合B超、CT、MRI、宫腔镜等检查，排除盆腔恶性肿瘤。尤其对使用激素治疗的妇女，定期随访检查，建立个人健康档案，动态监测各项检查资料，发现问题及时处理。

9.围绝经期常见病的识别

（1）甲状腺功能亢进症 甲亢患者也有烦躁、易怒、多疑、焦虑或抑郁、淡漠等情绪障碍表现，测定甲状腺功能指标，如TSH低于正常、T_4升高、T_3在正常高限甚至正常时，即应诊断甲状腺功能亢进症。

（2）高血压 有眩晕、头痛等症状，血压明显增高，鉴别时可反复多次测量血压，高血压晚期常合并心、脑、肾损害。

（3）冠心病 有心悸、心律不齐、胸闷等症状，心电图、心脏彩超、冠脉造影等检查及测定FSH、E_2可鉴别。

（4）精神病　以精神症状为主要表现时，须进行鉴别诊断，必要时请精神科会诊。

（5）其他　以阴道炎为主要表现时，需排除真菌、滴虫或细菌阴道感染，进行病原体检查即可确定。以尿频、尿急、尿痛为主要表现时，需排除泌尿系感染。

10.劳动保护　围绝经期及绝经后期的妇女因生殖系统器官逐渐萎缩，盆底韧带松弛，故应避免过重的体力劳动或不适宜的体位，防止子宫脱垂。适当避免过重的工作压力，量力担负一定的工作，注意协调好周围的人际关系，安排好工作与休息的关系。

三、绝经与激素补充治疗

激素补充治疗（hormone replacement therapy，HRT）指通过外源性给予性激素，以缓解或预防围绝经期妇女因缺乏性激素，而出现或将发生的症状及健康问题所采取的临床医疗措施。HRT可有效缓解绝经相关症状，从而改善生活质量。在绝经早期，即所谓的治疗窗口期开始启动激素补充治疗是解决绝经相关问题的最佳方案。绝经相关HRT应规范诊疗流程，认真判断适应证、禁忌证和慎用情况，个体化选择HRT方案，并随访管理。

1.适应证

（1）绝经相关症状　潮热、盗汗，睡眠障碍、疲倦，情绪障碍如易激动、烦躁、焦虑、紧张或情绪低落等。

（2）泌尿生殖道萎缩症状　阴道干涩、疼痛、排尿困难、性交痛、反复发作的阴道炎、反复泌尿系统感染、夜尿多、尿频和尿急。

（3）低骨量及骨质疏松症　有骨质疏松症的危险因素及绝经后期骨质疏松症。

2.禁忌证　已知或可疑妊娠、原因不明的阴道流血、已知或可疑患有乳腺癌、已知或可疑患有性激素依赖性恶性肿瘤、最近6个月内患有活动性静脉或动脉血栓栓塞性疾病、严重肝及肾功能障碍、血卟啉症、耳硬化症、脑膜瘤（禁用孕激素）等。

3.慎用情况　慎用情况并非禁忌证，但在HRT应用前和应用过程中，应该咨询相关专业的医师，共同确定应用HRT的时机和方式，并采取比常规随诊更为严密的监测措施，监测病情的进展。慎用情况包括：子宫肌瘤、子宫内膜异位症、子宫内膜增生史、尚未控制的糖尿病及严重高血压、有血栓形成倾向、胆囊疾病、癫痫、偏头痛、哮喘、高泌乳素血症、系统性红斑狼疮、乳腺良性疾病、乳腺癌家族史及已完全缓解的部分妇科恶性肿瘤，如宫颈鳞癌、子宫内膜癌、卵巢上皮性癌等。

4.治疗原则　HRT必须根据临床症状、防治相关病症的需要、个人史及家族史、相关辅助检查等资料进行综合评估，制定个体化治疗方案。HRT应有明确指征，尽量采用最低有效剂量，优先天然激素。对于有子宫的女性，使用雌激素的同时应加用孕激素，以有效对抗雌激素对子宫内膜的作用（阴道局部用药除外）。目前，通过雌、孕激素的合理配伍及治疗期间的监测，HRT已可以较安全地长期使用，但应在患者解除心理负担、知情同意的情况下，自愿应用HRT。

5.给药途径 口服给药为第一选择，具有简单、方便的优点，血药浓度稳定，但对肝脏有一定损害，还可刺激产生肾素底物及凝血因子；阴道给药通过阴道黏膜吸收雌激素制剂，对改善泌尿生殖道症状效果好；经皮肤给药可减少胃肠道反应，还能避免肝脏首过效应，对血脂影响小。

6.药物选择 主要药物为雌激素，可辅以孕激素。单用雌激素治疗仅适用于子宫已切除者，单用孕激素适用于绝经过渡期功能失调性子宫出血。可选用尼尔雌醇（nilestriol，长效雌三醇衍生物）、利维爱（livial）、结合雌激素倍美力（Premarin）、倍美安（复方雌孕片）等雌孕激素制剂口服。近年来倾向于选用天然孕激素制剂，如微粒化孕酮。

7.用药方案

（1）口服

1）低剂量雌激素 适用于子宫及附件已切除的妇女，可连续或间断使用低剂量雌激素治疗。

2）孕激素治疗 有周期性使用及连续性使用两种。前者适用于绝经过渡期；后者可短期用于症状重、需要用激素补充治疗又有雌激素禁忌证者。可选用长效甲孕酮，100~150mg肌内注射，3个月内4次。或用18-甲基炔诺酮250mg，每日口服1次，可缓解潮热现象。

3）雌、孕激素联合 适用于有完整子宫的妇女，雌、孕激素联合运用目的是防止诱发子宫内膜增生及子宫内膜腺癌，方法包括序贯用药和联合用药。序贯用药模拟生理周期，在用雌激素的基础上，每后半月加用孕激素10~14天。联合用药又分周期性和连续性，前者每周期停用激素5~7天，有周期性出血，也称为预期计划性出血，适用于年龄较轻、绝经早期或愿意有月经样定期出血的妇女；后者可避免周期性出血，适用于年龄较长或不愿意有月经样出血的绝经后期妇女。

4）雌激素与雄激素周期治疗 两种激素同时应用，对垂体抑制有协同作用，可减少雌激素对子宫内膜的刺激。常用雌激素己烯雌酚每日0.05~0.125mg，或炔雌醇每日0.02mg，或结合雌激素每日0.3~1.25mg；雄激素常用甲睾酮，每日5mg，服用3日，停药5~7天为一个周期。

5）雌、孕、雄三种激素合用 适用于有完整子宫者，一般用于绝经后的妇女，可选用利维爱（livial）。

（2）胃肠道外途径

1）经阴道给药 常用药物有己烯雌酚栓剂及结合雌激素霜。主要用于治疗下泌尿生殖道局部低雌激素症状。每晚将己烯雌酚栓剂置入阴道内，7~10天为1疗程，可重复使用，但疗程过长可引起子宫内膜撤退性出血。

2）经皮肤给药 包括皮肤贴膜及涂胶，主要药物为17β-雌二醇，每周使用1~2次，可使雌激素水平恒定，方法简便。皮下埋植雌二醇50mg、睾酮100mg，维持4~12个月，可解除潮热、抑郁、情绪不稳定、头痛、失眠等症状。

8.副作用及风险 应用激素补充治疗需定期评估，明确受益大于风险方可进行应用。

（1）子宫出血 性激素补充治疗时出现的子宫异常出血，多为突破性出血，必须高度重视，查明原因，必要时行诊断性刮宫，排除子宫内膜病变。

（2）性激素副反应 ①雌激素：剂量过大可引起乳房胀痛、白带多、头痛、水肿、色素沉着等，应酌情减量或改用雌三醇；②孕激素：副作用包括抑郁、易怒、乳房胀痛和水肿，患者常不易耐受；③雄激素：有发生高脂血症、动脉粥样硬化、血栓栓塞性疾病危险，大量应用可引起体重增加、多毛及痤疮，口服时影响肝功能。

（3）子宫内膜癌 长期单用雌激素，可使子宫内膜异常增殖和子宫内膜癌危险性增加，此种危险性依赖于用药持续时间及用药剂量。而联合应用雌孕激素，可减少子宫内膜癌发病风险。

（4）卵巢癌 长期应用HRT，卵巢癌的发病风险可能增加。

（5）乳腺癌 应用天然或接近天然的雌孕激素可使增加乳腺癌的发病风险减小，但乳腺癌患者仍是HRT的禁忌证。

（6）心血管疾病及血栓性疾病 绝经对心血管疾病的发生有负面影响，HRT对降低心血管疾病发生有益，但不推荐60岁以上女性仅以冠心病一级预防为目的而应用HRT。经皮吸收雌激素可避免血栓形成的风险。

（7）糖尿病 HRT能通过改善胰岛素抵抗而明显降低糖尿病风险。

9.随访及管理 随访的目的是评估HRT的疗效和可能出现的不良反应，再次评估禁忌证、适应证和慎用情况。开始HRT后，可于1~3个月复诊，以后随访间隔时间可为3~6个月，1年后的随访间隔可为6~12个月。若出现异常阴道流血或其他不良反应，应随时复诊。复诊时应详细询问病史、药物治疗效果及有无不良反应等。

推荐每年至少一次体格检查和乳腺、盆腔B超等辅助检查，以排除或尽早发现乳腺癌、子宫内膜癌、静脉血栓形成等HRT引起的风险性疾病。根据患者情况酌情调整检查频率。定期评估，明确受益大于风险后方可继续应用HRT。停止雌激素治疗时，一般主张应缓慢减量或间歇用药，逐步停药，防止症状复发。

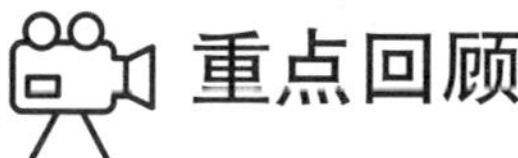

重点回顾

目标检测

目标检测

一、选择题

1. 关于围绝经期，下列说法不正确的是（ ）

A. 从出现绝经趋势的迹象开始到月经停止1年内的一段时间

B. 妇女从生育功能旺盛走向衰退的过渡时期

C. 妇女绝经前后的一段时期

D. 包括临床特征、内分泌学及生物学改变

E. 其出现的迟早及严重程度个体差异不大

2. 关于围绝经期保健，不正确的是（ ）

A. 绝经后又出现阴道流血应及时就诊

B. 防治围绝经期综合征

C. 重视蛋白质、维生素、微量元素的摄入

D. 如无不适症状，不必体检

E. 仍需做好避孕措施

3. 雌激素治疗适应证不包括（ ）

A. 要求改善潮热、盗汗、睡眠障碍等绝经相关症状

B. 阴道干涩，反复发生泌尿系统感染

C. 有患骨质疏松症的高危因素

D. 精神抑郁持续不改善

E. 有不明原因的阴道出血

二、思考题

1. 围绝经期除了出现月经的改变，还可能出现哪些临床症状？

2. 围绝经期雌激素水平下降，易患骨质疏松症，如何指导该期妇女预防绝经后骨质疏松症？

三、思想提升

围绝经期是女性个体由中年向老年过渡的时期，这一时期会发生明显的生理变化和心理状态的改变，围绝经期心理健康是女性整体健康的核心内容之一，如何对围绝经期妇女开展心理保健以促进妇女的身心健康？

第七章　生育调节与保健

学习目标

1.重点把握常用的避孕方法的种类及其特点，针对不同人群如何选择适当的避孕方法。

2.学会意外妊娠补救措施，以及其适用范围和并发症与处理。

3.理解流产后关爱的目的与意义。

第一节　常用避孕方法

岗位情景模拟

岗位情景：王女士，28岁，已婚已育两孩，目前分别为3岁和6岁。2个月前发现非计划内怀孕，因暂无生育需求，行人工流产术一次。现前来医院咨询如何选择适合的避孕方法。

请思考：针对王女士情况，如何进行避孕指导？

一、概述

避孕是指性交时采取科学手段暂时避免女性受孕的措施和行为，也是全面性教育的重要内容之一。为了达到节育和非意愿妊娠，通常需要进行避孕，避孕不应当只是女性单方的责任，而是男女双方的责任。避孕的方法众多，如何选择合适的避孕方法，成为现今育龄妇女的一个重要的话题。

避孕主要控制生殖过程中的3个环节：抑制精子与卵子产生；阻止精子与卵子结合；使子宫环境不利于精子获能、生存或不适宜受精卵着床和发育。目前常用的女性避孕方法有药物避孕、宫内节育器及外用避孕等。我国男性避孕主要是阴茎套。

二、常用避孕方法的选择

（一）女用避孕药的选择

女性常用的避孕药一般指甾体激素避孕药，主要成分为雌激素和孕激素，是一种高效的避孕方法。甾体激素的避孕药种类较多，常用的有复方短效避孕药、长效避孕药、紧急避孕药等，可以根据需求选择适合用药。

1.复方短效避孕药 是由雌、孕激素组成的复合制剂。雌激素和孕激素通过改善子宫内膜环境、阻止精子穿透、防止受精卵着床等机制，达到避孕的目的，且副作用较少。对于未生育的女性可以选择短效避孕药。

2.长效避孕药 由长效雌激素和人工合成孕激素配伍制成，服药1次可避孕1个月，具有长效抑制排卵、抗着床的作用，进而达到避孕效果，由于作用效果较长，不用每天服药，但副作用相对较大，容易引起恶心、呕吐等症状。对于生产后的女性可用长效避孕药。

3.紧急避孕药 在无保护性生活后或防止非意愿性妊娠的发生后几小时或几日内，通过口服药物采用的补救避孕，但此药为激素类药物，只是一种补救措施。由于此类药物激素剂量大，副作用亦大，服药后可能出现恶心、呕吐、不规则阴道流血及月经紊乱等不良症状，不能作为常规避孕药物使用，长期使用可能会抑制卵巢排卵，导致月经紊乱。紧急避孕药是在同房后72小时之内使用，若超过时间则会影响避孕效果。

4.皮下埋植剂 为单纯孕激素的长效可逆避孕方法，这种避孕方法是将一定剂量的孕激素放在硅胶囊管中，然后将此管埋藏于皮下，使其缓慢地释放少量孕激素，并恒定维持血药浓度，从而起到避孕作用，避孕作用时间长，一次埋植可避孕5年。手术操作简单，于上臂内侧把药物推埋入皮下无须缝合，药物反应小。此避孕剂中只有孕激素而不含雌激素，所以副作用较口服避孕药小，适合40岁以下需要长期避孕的妇女。

（二）屏障避孕

人类采取避孕的方法多种多样，女性应当根据自己的具体情况和意愿去选择避孕的方式和工具。除了药物避孕外，屏障避孕法也是比较好的一种女性避孕方法。

屏障避孕法是用物理方法（机械阻挡）阻止精子到达子宫口处，或用化学制剂在阴道内灭活精子，目的以此阻断精、卵结合而达到避孕的效果。屏障避孕因具有避孕和预防性传播疾病的双重功能，因而广泛使用。

1.阴茎套 也称避孕套，为男性避孕工具。作为屏障阻止精子进入阴道，而达到避孕目的。阴茎套为优质薄型乳胶制品，顶端呈小囊状用于储存精液。使用时选择合适大小型号，每次性交全程使用，不能反复使用。正确使用避孕率高，可达93%~95%。

2.其他　阴道套也称女用避孕套，目前我国尚无供应。

（三）宫内节育器

宫内节育器（IUD）是一种放置在子宫腔内的避孕装置，为我国生育期妇女的主要避孕措施。种类很多，国内常用的有金属单环、麻花环、混合环、节育环、T形环等。

1. IUD的种类

（1）惰性宫内节育器（第一代IUD）　由惰性材料如金属、硅胶、塑料等制成。由于此类型节育器脱落率及带器妊娠率高，目前基本使用较少。

（2）活性宫内节育器（第二代IUD）　内含有活性物质如铜离子（Cu^{2+}）、激素及药物等，此类节育器由于避孕效果好且副作用少，目前较为常用。分为含铜宫内节育器和含药宫内节育器两大类。

2. IUD的避孕原理　节育器的避孕作用主要是子宫内局部组织对异物组织的反应，干扰胚胎受精无法在子宫内正常着床，以达到避孕的目的。适用于生育期妇女无禁忌证，要求放置宫内节育器者。

对于以下情况不适宜放置宫内节育器：①妊娠或可疑妊娠。②生殖道急性炎症。③生殖器肿瘤，如子宫肌瘤、子宫内膜癌等。④生殖器畸形。⑤宫颈内口过松、重度陈旧性宫颈裂伤或子宫脱垂。⑥严重的全身性疾病。⑦近3个月内有月经失调、阴道不规则流血。⑧有铜过敏史。

3. IUD的放置与取出

（1）宫内节育器放置时间　①月经干净3~7日无性交。②人流后宫腔深度<10cm，立即放置。③产后42日。④剖宫产术后半年。⑤哺乳期先排除早孕。⑥含孕激素IUD在月经第3日放置。⑦自然流产转经后、药物流产2次正常月经后。金属节育器可放置8~10年，带药节育器可放置1年，如有避孕继续有需求的取出后立即更换新的节育器。

（2）宫内节育器取出时间　①当女性计划再生育或不需避孕。②绝经后6~12个月内。③月经干净后3~7日。④带器异位妊娠，术前诊刮时或术后出院前。⑤异常子宫出血。

4. IUD放置后的不良反应　节育器放到子宫腔后，身体和子宫内膜有一个适应的过程。部分人可能出现白带增多、血性白带、月经量增多、月经周期不正常及下腹不适等副作用。多数症状在3个月至半年内自然消失。但若无菌操作不严、技术不熟练、放置不妥或动作粗暴等都可引起严重的并发症，如子宫穿孔、异位妊娠、宫内节育器异位、感染（子宫内膜炎、附件炎等）、不规则出血及月经失调等，均会造成不孕的后果。另外，注意了解放置节育器后女性是否因怀疑节育器的避孕效果或担心节育器对健康的影响而产生焦虑、紧张。

（四）绝育术

绝育术是指把女性的输卵管或男性的输精管切断并结扎或堵塞，使精子或卵子不能通过，从而达到不育目的的手术。术后男女能进行正常的性生活，但精子和卵子不能结合；是简便、安全、有效的节育方法。

女性绝育术又称输卵管绝育术。输卵管绝育术是一种安全、永久性节育措施，通过切断、结扎、电凝、钳夹、环套输卵管，使精子与卵子不能相遇而达到绝育目的。如有复孕要求的妇女行输卵管吻合术的成功率达80%以上。手术操作可经腹壁或经阴道穹窿进入盆腔，也可直接经宫腔进行。

1.经腹输卵管结扎术 手术可经腹部及阴道进行，目前我国广泛应用经腹部小切口手术。此法切口小，只切断或结扎输卵管，损伤组织少，手术简便易行，安全有效。可在妇女月经周期任何时间进行，用局部麻醉即可，不影响身体健康。

2.经腹腔镜输卵管绝育术 应用腹腔镜技术进行电烧灼法，用电烧切断输卵管2~3cm；金属夹子钳夹法，应用金属钽制作的夹子阻断输卵管；经腹腔镜输卵管绝育术常见的并发症有出血、胃肠道和腹壁损伤。

（五）自然避孕法

自然避孕法指通过女性身体和生理的自然状况，不通过任何药物或器械干扰女性自然的月经周期，识别女性的可孕危险期、安全期和排卵期，达到安全避孕或有计划怀孕的目的。

自然避孕法主要有宫颈黏液观察法、基础体温法、日历表法及哺乳闭经避孕法。其中宫颈黏液观察法和基础体温法较常用。

1.比林斯法自然避孕法（宫颈黏液观察法） 通过观察宫颈黏液的性质、形态和分泌量的周期性变化。当阴道分泌物或宫颈黏液分泌不明显时，属于安全期。当阴道分泌物或宫颈黏液分泌较多时，就判断为危险期。宫颈黏液分泌量最多、拉丝度最好、润滑度最高那天被称为宫颈黏液高峰期。高峰期3天后，即第4天开始算是排卵后安全期。

2.基础体温法 是根据女性特有的生理特征，从月经来潮到排卵期基础体温比较低，进入排卵期后，基础体温出现生理性上升0.3~0.5℃，直到下次月经来潮前夕，体温会再次下降至原先水平。通过体温测量捕捉以排卵的时间。

3.日历表法 仅适用于月经周期规则妇女，排卵通常发生在下次月经来潮前14日左右，推算出排卵前后4~5日较为容易受孕，此时需禁欲；其余时间视为安全期。

4.哺乳闭经避孕法 产后6个月，完全哺乳（或几乎完全哺乳）月经尚未恢复的妇女可以采用的自然避孕法，但此法具有一定的局限性，也容易出现避孕失败。

观察宫颈黏液因人而异，不好掌握，基础体温的曲线变化与排卵时间的关系并不恒定，日历表法仅适用月经周期规则妇女，哺乳闭经避孕法仅适用于女性特殊生理阶段，因此上述方法避孕效果欠佳，仅能作为参考使用。

第二节　意外妊娠补救措施

岗位情景模拟

岗位情景：李女士，42岁，平素月经规律，已婚已育一孩。因月经推迟7天到医院就诊，发现宫内妊娠约40天，因暂无生育需求，要求终止妊娠。

请思考：针对李女士情况，应选择哪种合适的方式终止妊娠？

一、早期人工流产

（一）药物流产

药物流产是用利用药物而非手术手段终止早孕的一种避孕失败的补救措施。目前临床应用的药物主要是口服米非司酮和米索前列醇药物终止早期妊娠，终止早孕流产率达90%以上。米非司酮是一种类固醇的激素制剂，具有抗孕激素和抗糖皮质激素作用，能使子宫蜕膜变性坏死。米索前列醇是前列腺素类似物，具有使子宫兴奋收缩、宫颈软化的作用，近年来已广泛应用于临床。

1.药物流产的使用　确定为宫内早期妊娠及早期妊娠停经天数≤49天的宫内妊娠，自愿要求结束妊娠且无禁忌证的健康妇女；因某些特殊疾病而无法继续妊娠者；因胎儿畸形或异常而不适宜继续妊娠者。

对于米非司酮、前列腺素药物禁忌者，如肾上腺疾病、糖尿病、甲状腺疾病、肝或肾功能异常、各种器官的良恶性肿瘤、血液病或血栓性疾病、高血压等，以及带宫内节育器妊娠者、可疑宫外孕者，不宜使用此法。

2.用药方法　包括米非司酮顿服法和分服法。

（1）顿服法　米非司酮200mg一次口服。

（2）分服法　总量150mg米非司酮分3日服用，第1日晨服50mg，8~12小时再服25mg；用药第2日空腹晨服、晚服各25mg；第3日上午7时再服25mg。每次服药前后至少空腹1小时。

两种方法均于服药的第3日早上口服米索前列醇0.6mg，前后空腹1小时。服药后可出现恶心、呕吐、腹痛、腹泻等胃肠道症状。

3.药物流产后注意事项 若用药8日后未见胎囊排出，经B超检查证实子宫中仍有妊娠物，需到医院进行进一步检查，确定是否行清宫手术。药物流产后注意局部卫生，不要洗盆浴，以免污水进入阴道，引起感染。一个月内不要从事重体力劳动，禁止性生活。观察出血情况，流产后阴道流血超过一周，或伴有下腹痛、发热、白带混浊有臭味等异常表现时，应及时到医院诊治。

（二）手术流产

早期手术流产包括负压吸引人工流产术和钳刮人工流产术（钳刮术）。

1.负压吸引术 人工流产负压吸宫术是通过将吸管深入宫腔，利用负压吸引的原理将胚胎组织吸出而终止妊娠的手术，此法相对安全、简便，因而在临床上也是常用的终止早期妊娠的手段。

负压吸引术适用于妊娠在10周以内要求终止妊娠而无禁忌证者，或因某些疾病或遗传性疾病不宜继续妊娠者。但处于各种疾病的急性期、生殖器官炎症未经治疗、全身一般情况不良不能耐受手术者，则不适宜使用此法。

近年来多采用麻醉镇痛技术实施负压吸宫术，即常说的无痛人工流产术，是在负压吸引术的基础上结合静脉麻醉技术中止妊娠的手术流产。使用前需进行麻醉访视，排除麻醉禁忌证（如过敏体质、过敏性哮喘、麻醉药及多种药物过敏者）后方可使用。

2.钳刮术 凡妊娠10~13周要求终止妊娠或因疾病等特殊情况不宜妊娠或其他流产方法失败者，一般是用钳夹和负压吸引结合的手术方法终止妊娠，钳刮范围一般主张在14周之内，近年来由于米非司酮、前列醇素等的临床应用，钳刮术逐渐被药物引产所代替。

3.手术流产的并发症及处理

（1）出血 因术中、术后子宫收缩欠佳，出血量多，可在扩张宫颈后，宫颈注射缩宫素，并尽快取出绒毛组织。

（2）子宫穿孔 是人工流产术的严重并发症。与术者操作以及子宫本身情况（如哺乳期妊娠子宫、剖宫产后瘢痕子宫妊娠等）有关。一旦发现子宫穿孔，应立即停止手术。可注射子宫收缩剂保守治疗，并给予抗生素预防感染，密切观察生命体征；也可在超声引导下或腹腔镜下完成手术。必要时应剖腹探查或腹腔镜检查，根据具体情况处理。

（3）人工流产综合征 手术时局部刺激，使受术者在术中或术后可出现恶心、呕吐、心动过缓、心律不齐、面色苍白等症状，严重者甚至出现血压下降、晕厥、抽搐等。一旦出现以上症状，应立即停止手术，给予吸氧，一般能自行恢复。术前应与受术者进行充分沟通与心理疏导，能减少人工流产综合征的发生。

（4）吸宫不全　指人工流产术后部分妊娠组织物的残留，是人工流产术常见的并发症。手术后阴道流血时间长、血量多或流血停止后再现多量流血，应考虑为吸宫不全，如无明显感染征象，即行刮宫术，术后予抗生素预防感染。如出现感染症状，应控制感染后再行刮宫术。

（5）羊水栓塞　少见，其症状及严重性不如晚期妊娠发病凶险。

（6）感染与及继发症状　可发生盆腔炎、急性子宫内膜炎等，予抗生素治疗；继发可能出现有宫腔粘连、月经失调、继发性不孕等。

二、中期妊娠引产术

中期妊娠引产术是指用医学人工的方法终止孕14 ~ 27周末妊娠，适用于胎儿畸形、患遗传性疾病者或由于母体的原因不宜继续妊娠者，以及意外妊娠且错过了实施早期负压吸引术最佳时间者。常用的方法依沙吖啶羊膜腔内注射引产、米非司酮配伍米索前列醇引产、水囊引产、天花粉引产、剖宫取胎术以及钳刮术。

（1）依沙吖啶羊膜腔内注射引产　是将依沙吖啶经腹壁羊膜腔内注射以达到引产目的的方法，方法简便，成功率较高。依沙吖啶（利凡诺）是一种强力杀菌剂，可诱发宫缩并使胎儿中毒死亡。

（2）米非司酮配伍米索前列醇引产　适用于终止10~16周妊娠，传统为钳刮术，手术风险大并发症多，而米非司酮配伍米索前列醇为非干扰性的引产术，成功率高，大大降低了引产并发症，为安全有效、简便易行的方法。

（3）水囊引产　是将制备消毒的水囊置于子宫壁和胎膜之间，囊内注入一定量的生理盐水，诱发宫缩，促使妊娠物排出的方法。水囊引产的优点为机械作用，无药物对人体的作用，操作简便安全。但是其引产成功率相对较低，需用缩宫素辅助。由于水囊放入宫腔时间长、感染风险大，所以需要加强术中无菌操作、防止感染，必要时加用抗生素预防感染。

（4）天花粉引产　近年来随着米非司酮配伍米索前列醇的临床应用，临床上已经很少使用天花粉引产终止妊娠。

（5）剖宫取胎术　剖宫取胎术能短时间内取出胎儿，尤其适合于胎盘位置异常或其他引产方法失败、不能使用其他引产方法者或须尽快终止妊娠者，对要求终止妊娠同时行结扎输卵管者亦可选用。但剖宫取胎术创伤大、恢复慢、并发症多，目前中期妊娠引产的方法逐渐增多，而且效果好、安全，不应轻易采用剖宫取胎术。

（6）钳刮术　近年来由于米非司酮配伍米索前列醇的临床应用，逐渐替代了钳刮术。

第三节　流产后关爱

岗位情景模拟

岗位情景：李女士，25岁，已婚未育。半年前孕17周时因车祸流产，行人工流产术，术后出现月经不规则，经过治疗后目前月经周期已恢复正常。现有生育计划，担心之前的流产术会影响今后生育而焦虑不安，到医院进行咨询。

请思考：针对李女士情况，应该如何进行指导？

我国每年约有1300万例人工流产，中国育龄妇女，尤其是青少年，不仅有较高的流产率，而且重复流产率、高危流产率也处在一个较高水平。由于人工流产后出现不同程度并发症，可对受术者的心理及生理产生不同程度影响，以未婚者尤为严重，因此，流产后如何降低再次人工与自然流产率、保护妇女的生殖健康及心理健康显得尤为重要。

1.流产后保健的五项基本要素　①预防不安全流产：充分利用现有的资源，为夫妇提供有关预防不安全流产的信息和服务，并保证所提供的信息和服务是符合夫妇需要的和所期望的。②咨询：了解妇女心理上和生理上的健康需求及她们所关心的问题，并给适当的回答与指导。③治疗：积极治疗和处理不完全流产、不安全流产等引起的并发症，特别是那些可能影响健康、威胁生命的并发症。④避孕和计划生育服务：帮助妇女预防非意愿妊娠成实现间隔生育。⑤其他生殖保健服务：有提供其他生殖保健服务的网络和设施。

2.流产后关爱（PAC）　是一种标准化的人工流产服务流程，通过在医院建立标准化流产后关爱服务模式（一对一咨询和集体宣教），向前来接受人工流产手术的女性患者宣传避孕知识，及时落实有效的避孕工具发放，从而避免重复流产的伤害。

根据WHO的指南，PAC的核心成分包括流产并发症的医疗服务、流产后计划生育服务（PAFPS）、流产后咨询服务、流产后社区服务以及流产后生殖健康综合服务。

流产后优质计划生育服务设立专用的避孕与人工流产咨询室，为育龄妇女（夫妇）及人工流产患者提供保健咨询服务。对患者进行面对面的咨询指导，告知流产后注意事项及流产再次妊娠等问题，帮助分析意外妊娠的原因；协助选择合适的避孕方法并指导患者如何正确使用，同时指导后续措施的落实；预防非计划妊娠，从而减少人工流产，降低重复流产率，保护女性的生殖健康及心理健康。

重点回顾

重点回顾

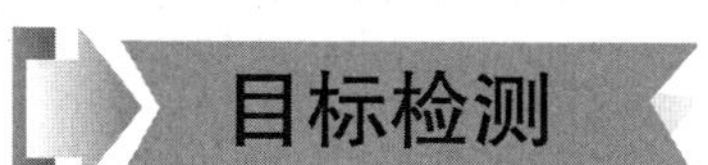

目标检测

一、选择题

1.李女士，28岁，已婚未育，由于夫妻双方工作较忙，半年内暂无生育打算，较为合适的女性避孕方法是（　）

A.放入宫内节育器　　B.自然避孕法

C.绝育术　　D.口服短效避孕药

E.口服长效避孕药

2.不宜放入宫内节育器的是（　）

A.阴道炎治疗中　　B.月经干净后3~7天

C.人工流产术后　　D.哺乳期放环要在产后3个月以上

E.剖宫产术后以6个月为宜

3.人工流产的并发症不包括（　）

A.术中术后子宫收缩欠佳，出血量多　　B.人工流产综合反应

C.子宫穿孔　　D.吸宫不全

E.腰酸

二、思考题

1.育龄妇女不同时期的避孕方式有哪些?

2.流产后保健五项基本要素的具体内容有哪些?

三、思想提升

对于流产术后妇女，我们应该给予哪些关爱?

第八章 妇女常见疾病的保健

学习目标

1.掌握各种妇科常见疾病的临床表现；熟悉各种妇科常见疾病的预防及保健；了解各种妇科常见疾病的辅助检查。

2.学会各种妇科常见疾病的诊治。

3.具有关爱妇女、耐心指导妇女对常见疾病保健的意识和基本能力。

第一节 妇科生殖道感染

岗位情景模拟

岗位情景：张女士，已婚，自诉白带增多，外阴瘙痒伴灼热1周。检查：阴道黏膜充血（++），有散在红色斑点，白带呈泡沫状、灰白色，质稀薄，有腥臭味。

请思考：1.各种妇科生殖道感染的临床表现有哪些？

2.针对张女士的情况，应做出何诊断？如何进行治疗及预防？

一、概述

生殖道感染（reproductivetract infection，RTI）是指原本正常存在于生殖道的微生物，由于某些因素，影响过度生长，打破原来的菌群平衡，从而出现感染症状，或经性接触或医疗操作过程中由外界进入生殖道的病原微生物（包括细菌、病毒、真菌、支原体和衣原体）引起的生殖道感染。RTI是一个广义的概念，它既包括主要由性行为传播的性传播感染，也包括发生在生殖道的内源性感染和医源性感染。

妇科生殖道感染是妇科常见的疾病，临床表现多种多样，以阴道分泌物增多、颜色或气味异常、性质异常（脓性或带血）、外阴痛痒等为主要表现者称为阴道分泌物异常病征；

以生殖器部位溃疡、水疱、糜烂为主要表现者称为生殖器溃疡病征；每种病征可由多种病原微生物引起。

二、生殖道感染的危害和防治的意义

RTI对女性生殖健康的影响较大，常见的不良结局有盆腔炎、女性不孕、异位妊娠以及流产、死胎、早产、胎膜早破和新生儿感染等，严重者甚至有致命的后果，如宫颈癌和艾滋病。目前宫颈癌仍是女性生殖器肿瘤死亡的主要原因，人乳头瘤病毒感染是导致宫颈癌发生的主要原因。

三、生殖道感染的预防

由于大多数生殖道感染是可预防和可治疗的，所以加强政策支持，促进多部门协作，加强宣传，开展教育，需建立安全性行为和养成良好的个人卫生习惯，开展早预防、早诊断、早治疗，并按照技术常规进行医疗操作是降低生殖道感染发生率的重要措施。

（一）医源性感染的预防

每一位医务工作者都要使用消毒严格的物品，严格按照无菌操作常规进行医疗检查及操作。

（二）内源性感染的预防

外阴阴道假丝酵母菌病和细菌性阴道病是常见的内源性感染，内源性感染主要是由于阴道正常微生物菌群失调引起，所以容易复发。

1. 阴道正常微生物菌群特点　正常阴道内有少量病原体寄居，从而形成阴道正常微生物菌群。

2. 阴道生态系统及影响　虽然正常阴道内有多种细菌存在，但阴道与这些菌群之间形成生态平衡，所以并不致病。在维持阴道生态平衡中，乳杆菌、雌激素及阴道酸碱度（pH）起重要作用。生理情况下，雌激素使阴道上皮增生变厚并富含糖原，阴道上皮细胞分解糖原为单糖，阴道乳杆菌将单糖转化为乳酸，维持阴道正常的酸性环境（pH≤4.5，多在3.8~4.4），抑制其他病原体生长，称为阴道自净作用。阴道生态平衡一旦被打破或外源病原体侵入，即可导致炎症发生。若体内雌激素下降或阴道pH升高，如频繁性交、阴道灌洗等均可使阴道pH升高，不利于乳杆菌生长。此外，长期应用抗生素抑制乳杆菌生长或机体免疫力低下，均可使其他致病菌成为优势菌，引起炎症。

3. 识别易感人群　包括孕妇和使用口服避孕药者，糖尿病患者，长期服用抗生素和类固醇激素类药物患者，经常阴道冲洗者。

4.预防方法

（1）避免自行使用清洁剂、消毒剂、中药等冲洗阴道，阴道冲洗应由医务人员根据病情酌情使用。

（2）每天使用清水清洗外阴，特别注意在性生活前后。

（3）必须在医师指导下使用抗生素。

（4）在月经期、产褥期、生殖道手术恢复期以及生殖器官感染时，均要注意避免性生活。

四、常见的生殖道感染特点与处理原则

（一）外阴阴道感染

1.非特异性外阴炎 是指发生在外阴皮肤与黏膜的炎症。炎症多发生在小阴唇。常见的病原体有葡萄球菌、乙型溶血性链球菌、大肠埃希菌、变形杆菌、白色念珠菌和滴虫等。多由阴道炎时的分泌物，或不洁的月经垫，或尿液、粪便及糖尿病患者含糖尿液的刺激和外阴皮肤不洁引起。

（1）临床表现 主要表现为外阴皮肤瘙痒、疼痛或烧灼感；局部可见充血、肿胀，常可见到抓痕，有时可见溃疡。如果病程较长，可见皮肤增厚甚至皲裂。

（2）处理原则 以局部治疗为主，可用1 : 5000高锰酸钾溶液或4%硼酸溶液坐浴，结合局部使用抗生素软膏。

2.前庭大腺炎 又称巴氏腺炎，是由多种细菌感染所致前庭大腺炎症，生育年龄妇女多见。主要致病菌有葡萄球菌、大肠埃希菌、链球菌、肠球菌、淋球菌及厌氧菌等。

（1）临床表现 前庭大腺炎可分为三种类型：前庭大腺导管炎、前庭大腺脓肿和前庭大腺囊肿。炎症多为一侧。

1）前庭大腺导管炎 初期感染阶段多为导管炎，表现为局部红肿、疼痛、灼热感及性交痛、行走不便，检查可见患侧前庭大腺开口处呈白色小点，有明显触痛。

2）前庭大腺脓肿 导管开口闭塞，脓性分泌物不能排出，逐渐扩大形成前庭大腺脓肿。患侧外阴部肿胀，疼痛剧烈，偶伴有尿痛，行走困难。妇科检查患侧外阴红、肿、热、痛，可扪及肿块；若形成脓肿，肿块有波动感，触痛明显，多为单侧，直径为3~6cm，表面皮肤变薄，脓肿继续增大，可自行破溃，症状随之减轻；若破口小，脓液引流不畅，症状可反复发作。

3）前庭大腺囊肿 炎症急性期后，脓液被吸收，腺内液体被黏液代替，治疗不彻底，可反复多次发作。初始囊性肿物小，多无症状，肿物增大导致外阴患侧肿大。妇检可见患侧外阴肿大，可扪及囊性肿物，与皮肤粘连，患侧小阴唇展平，阴道口挤向健侧，囊肿较

大时有局部肿胀感及性交不适，合并细菌感染时易引起前庭大腺脓肿。

（2）处理原则 以局部治疗为主，可局部用1：5000高锰酸钾溶液坐浴，有脓肿时切开引流，同时行前庭大腺造口术。并应用针对性抗生素。

3.滴虫性阴道炎 病原体为阴道毛滴虫。滴虫的生存力较强，适宜在温度25~40℃、pH 5.2~6.6的潮湿环境中生长。主要有两种传播方式，一是通过性行为传播，二是间接传播，如通过公共浴池、浴盆、浴巾、游泳池、厕所、衣物和医疗器械等。

（1）临床表现 白带增多，呈泡沫状，外阴痛痒、灼热、疼痛和性交痛，在混合其他细菌感染时，分泌物呈脓性，可有臭味。如合并有尿道感染，可有尿频、尿痛等症状。其体征包括阴道或宫颈黏膜散在的出血点、后穹窿有多量的稀薄或脓性泡沫状分泌物。

（2）诊断要点 根据病史、症状和体征，即可做出临床诊断，显微镜下分泌物检查，见到滴虫即可确诊。

（3）处理原则

1）全身用药 可选用甲硝唑2g，单次顿服；或甲硝唑400mg口服，每天2次，共7天。服用甲硝唑者，服药后12~24小时内避免哺乳。

2）性伴侣应同时治疗。治疗期间禁止性交或性交时使用安全套。

3）随访 治疗后需随访至症状消失，对症状持续存在者治疗7天后复诊，必要时增加药物剂量和疗程。

4.外阴阴道假丝酵母菌病（VVC） 曾称念珠菌性阴道炎，是由假丝酵母菌引起的常见外阴阴道炎症。国外资料显示，约75%妇女一生中至少患过1次VVC，45%妇女经历过2次或2次以上的发病。假丝酵母菌适宜在酸性环境中生长，患者阴道pH通常<4.5。假丝酵母菌对热的抵抗力不强，加热至60℃，1小时即死亡；但对干燥、日光、紫外线及化学制剂等因素的抵抗力较强。10%~20%非孕妇女及30%孕妇阴道中可能黏附有假丝酵母菌寄生，但菌量极少，呈酵母相，并不引起炎症反应；在宿主全身及阴道局部细胞免疫能力下降时，假丝酵母菌转化为菌丝相，大量生长繁殖并侵袭组织，引起炎症反应。发病的常见诱因有长期应用广谱抗生素、妊娠、糖尿病、大量应用免疫抑制剂以及接受大量雌激素治疗等，胃肠道假丝酵母菌感染者粪便污染阴道、穿紧身化纤内裤及肥胖使外阴局部温度与湿度增加，也是发病的影响因素。

（1）临床表现 外阴及阴道瘙痒、灼痛，白带增多呈白色黏稠豆渣样，可伴有尿频、尿痛及性交痛。妇科检查时可见小阴唇内侧和阴道黏膜覆盖白色膜状物，用棉球擦除后可见红肿黏膜面或糜烂面及表浅溃疡。

外阴阴道假丝酵母菌病可分为单纯性VVC和复杂性VVC。单纯性VVC包括非孕期妇女发生的散发性、白假丝酵母菌所致的轻或中度VVC；复杂性VVC包括非白假丝酵母菌所致的VVC、重度VVC、复发性VVC、妊娠期VVC或其他特殊患者，如未控制的糖尿病、免疫低下者所患VVC。

（2）诊断要点　根据症状、体征和在阴道分泌物中找到芽孢和假菌丝，即可确诊。阴道分泌物的检查可用悬滴法和涂片革兰染色法，前者的阳性率可达60%，后者可达80%。

（3）处理原则　首先要消除诱因。无症状者一般不需治疗。无需夫妻或性伴同时治疗。局部用药可选用克霉唑制剂、咪康唑制剂和制霉菌素制剂等。口服用药首选氟康唑。

5.细菌性阴道病　是阴道内正常菌群失调所致的以带有鱼腥臭味的稀薄阴道分泌物增多为主要表现的混合感染。正常阴道菌群以乳杆菌占优势。若产生H_2O_2的乳杆菌减少，阴道pH升高，阴道微生态失衡，其他微生物大量繁殖，主要有加德纳菌、其他厌氧菌及人型支原体感染，可导致细菌性阴道病。促使阴道菌群发生变化的原因仍不清楚，可能与频繁性交、反复阴道灌洗等因素有关。

（1）临床特点　带有鱼腥臭味的稀薄阴道分泌物增多，可伴有轻度外阴瘙痒或烧灼感，性交后症状加重。分泌物呈鱼腥臭味是厌氧菌产生的胺类物质所致。10%~40%患者无临床症状。检查阴道黏膜无明显充血等炎症表现。分泌物呈灰白色、均匀一致、稀薄状，常黏附于阴道壁。

（2）诊断要点　以下4项中有3项阳性即可诊断：①线索细胞阳性（为必备条件）；②阴道分泌物的pH>4.5；③胺试验呈阳性；④匀质、稀薄、灰白色阴道分泌物，常黏附于阴道壁。

（3）处理原则　①全身用药：首选口服甲硝唑400mg，每天2次，口服，共7天；其次为替硝唑2g，口服，每日1次，连服3日。②局部用药：甲硝唑制剂200mg，每晚1次，连用7日；或2%克林霉素软膏阴道涂抹，每次5g，每晚1次，连用7日。哺乳期以选择局部用药为宜。无需常规对患者的性伴侣进行治疗。无需常规对无症状的细菌性阴道病患者进行治疗，但对拟进行手术的无症状细菌性阴道病患者应进行治疗。

6.老年性阴道炎　常见于绝经前后的妇女，因卵巢功能衰退，雌激素水平降低，阴道黏膜萎缩变薄，上皮细胞内糖原含量减少，阴道内pH升高，局部抵抗力下降，病原体易入侵繁殖导致炎症。

（1）临床表现　主要症状为外阴灼热不适、瘙痒，阴道分泌物稀薄，呈淡黄色；感染严重者阴道分泌物呈脓血性；可伴有性交痛。妇科检查时见阴道皱襞消失、萎缩、菲薄；阴道黏膜充血，有散在小出血点或点状出血斑，有时见浅表溃疡。

（2）处理原则　补充雌激素，增加阴道抵抗力；使用抗生素，抑制细菌生长。

1）雌激素制剂　可局部给药，也可全身给药。局部涂抹雌三醇软膏，每日1~2次，连用14日。口服替勃龙2.5mg，每日1次，也可选用其他雌孕激素制剂连续联合用药。

2）抑制细菌生长　阴道局部应用抗生素，如诺氟沙星制剂100mg，放于阴道深部，每日1次，7~10日为1个疗程。对阴道局部干涩明显者，可应用润滑剂。

（二）宫颈感染

宫颈感染是妇科常见疾病之一。因子宫颈阴道部鳞状上皮与阴道鳞状上皮相延续，阴道炎症均可引起子宫颈阴道部炎症。正常情况下，宫颈具有多种防御功能，包括黏膜免疫、体液免疫及细胞免疫，宫颈是阻止下生殖道病原菌进入上生殖道的重要防线，但宫颈易受性交、分娩及宫腔操作的损伤，且宫颈管单层柱状上皮抗感染能力较差，易发生感染。若宫颈感染得不到及时彻底治疗，非常容易引起上生殖道炎症，包括子宫内膜炎、输卵管炎和盆腔炎。

1.急性子宫颈炎　多发生于感染性流产、产褥感染、宫颈急性损伤或阴道内异物并发感染。

（1）病原菌　急性宫颈炎的病原菌包括性传播病原体（如淋病奈瑟菌和沙眼衣原体）及与细菌性阴道病、生殖支原体感染有关的加德纳菌、厌氧革兰阴性菌、葡萄球菌、链球菌、大肠埃希菌、滴虫及念珠菌等。但部分患者的病原体不清楚。沙眼衣原体及淋病奈瑟菌均感染子宫颈管柱状上皮，沿黏膜面扩散引起浅层感染，病变以子宫颈管明显。除子宫颈管柱状上皮外，淋病奈瑟菌还常侵袭尿道移行上皮、尿道旁腺及前庭大腺。

（2）临床表现　主要表现为阴道分泌物增多，呈黏液脓性，外阴瘙痒及灼热感。此外，可出现经间期出血、性交后出血等症状。若合并尿路感染，可出现尿急、尿频、尿痛。妇科检查见子宫颈充血、水肿、黏膜外翻，有黏液脓性分泌物附着甚至从子宫颈管流出，子宫颈管黏膜质脆，容易诱发出血。若为淋病奈瑟菌感染，因尿道旁腺、前庭大腺受累，可见尿道口、阴道口黏膜充血、水肿，以及多量脓性分泌物。大部分患者无症状。

（3）处理原则　主要选择抗生素治疗，可根据不同情况采用经验性和针对病原体的抗生素治疗。①经验性抗生素治疗：对有性传播疾病高危因素的年轻妇女，在未获得病原体检测结果前，可采用经验性抗生素治疗，可给予阿奇霉素1g单次顿服，或口服多西环素100mg，每日2次，连服7日。②针对病原体的抗生素治疗：对于获得病原体者，需针对病原体的抗生素。

1）单纯急性淋病奈瑟菌性宫颈炎　主张大剂量、单次给药。常用药：头孢曲松钠250mg，单次肌内注射；头孢克肟400mg，单次口服；头孢西丁2g，肌内注射，加用丙磺舒1g口服；另可选择氨基糖苷类抗生素中的大观霉素4g，单次肌内注射。由于淋病奈瑟菌感染常伴有衣原体感染，因此，治疗时除选用抗淋病奈瑟菌药物外，同时应用抗衣原体感染药物。

2）沙眼衣原体感染所致宫颈炎　①四环素类：如多西环素100mg，每日2次，连服7日。②大环内酯类：主要有阿奇霉素1g，单次顿服；克拉霉素0.25g，每日2次，连服7~10日；红霉素500mg，每日4次，连服7日。③氟喹诺酮类：主要有氧氟沙星300mg，每日2

次，连服7日；左氧氟沙星500mg，每日1次，连服7日；莫西沙星400mg，每日1次，连服7日。

3）合并细菌性阴道病　应同时治疗细菌性阴道病，否则将导致子宫颈炎持续存在。

若宫颈炎患者的病原体为淋病奈瑟菌或沙眼衣原体，应对其性伴进行相应的检查及治疗。

2.慢性子宫颈炎　指子宫颈间质内有大量淋巴细胞、浆细胞等慢性炎细胞浸润，可伴有子宫颈腺上皮及间质的增生和鳞状上皮化生。慢性子宫颈炎症可由急性子宫颈炎症迁延而来，也可为病原体持续感染所致，病原体与急性子宫颈炎相似。

（1）分类　分为慢性子宫颈管黏膜炎、子宫颈息肉及子宫颈肥大。

（2）临床表现　多无症状，少数患者可有持续或反复发作的阴道分泌物增多，淡黄色或脓性，性交后和（或）月经间期出血，偶有分泌物刺激引起外阴瘙痒或不适。妇科检查可发现黄色分泌物覆盖子宫颈口或从子宫颈口流出，或在糜烂样改变的基础上伴有子宫颈充血、水肿、脓性分泌物增多或接触性出血，也可表现为子宫颈息肉或子宫颈肥大。

（3）处理原则　对持续性子宫颈管黏膜炎症，需检查有无沙眼衣原体及淋病奈瑟菌的再次感染、性伴侣是否已进行治疗、阴道微生物群失调是否持续存在，针对病因给予治疗。对病原体不清者，尚无有效治疗方法。对子宫颈呈糜烂样改变、有接触性出血且反复药物治疗无效者，可试用物理治疗。子宫颈息肉可行息肉摘除术，术后送组织学检查。子宫颈肥大一般无需治疗。

（三）盆腔炎性疾病

盆腔炎性疾病指女性上生殖道的一组感染性疾病，主要包括子宫内膜炎、输卵管炎、输卵管卵巢脓肿、盆腔腹膜炎。多发生于产后、剖宫产后、流产后和妇科手术后及月经期卫生不良，病原体进入创面而患病，也可因腹腔邻近器官的炎症直接蔓延而致。盆腔炎性疾病若未能得到及时、彻底治疗，可导致不孕、输卵管妊娠、慢性盆腔痛，炎症反复发作。

1.临床表现　下腹疼痛伴发热、寒战、恶心、呕吐等，如有脓肿形成，可有下腹包块及局部压迫刺激症状，如尿频、尿痛、排尿困难、里急后重、排便困难等。患者呈急病面容、体温高、脉搏快、下腹压痛明显，伴腹膜炎时下腹有压痛和反跳痛。查体可见子宫压痛，双侧附件可有增厚或形成包块，有脓肿时可触及波动感。患者白细胞总数升高，特别是中性白细胞。

2.诊断标准　参考美国CDC2015年方案。

（1）最低标准　子宫颈举痛或子宫压痛或附件区压痛。

（2）附加标准　①体温超过38.3℃（口表）；②子宫颈异常黏液脓性分泌物或脆性增加；

③阴道分泌物湿片出现大量白细胞；④红细胞沉降率升高；⑤血C反应蛋白升高。

（3）实验室证实的子宫颈淋病奈瑟菌或衣原体阳性。

（4）特异标准　子宫内膜活检组织学证实子宫内膜炎。

（5）阴道超声或磁共振检查显示输卵管增粗、输卵管积液，伴或不伴有盆腔积液、输卵管卵巢肿块，腹腔镜检查发现盆腔炎性疾病征象。

3.预防与保健

（1）做好月经期、孕期和产褥期卫生保健的健康教育。

（2）注意性生活卫生，减少性传播感染疾病的发生。

（3）严格掌握妇产科手术适应证，按照手术常规操作并做好术后护理，预防感染的发生。

（4）积极彻底治疗宫颈炎、急性盆腔炎，防止反复发作。如性伴侣也有感染症状，应同时治疗。

4.处理原则

（1）支持疗法　患者卧床休息，取半卧位。给予高热量、高蛋白、高维生素流食或半流食，补充液体，注意纠正电解质紊乱及酸碱失衡。高热时采用物理降温。尽量避免不必要的妇科检查，以免引起炎症扩散；有腹胀者应行胃肠减压。

（2）抗生素治疗　最好根据病原体及药敏试验选用抗生素。然而治疗往往需在细菌培养结果出来之前开始，因此多采用抗生素联合用药，较常用的有头孢素或头孢菌素类、克林霉素与氨基糖苷类联合方案，青霉素类与四环素类联合方案，氟喹诺酮类药物与甲硝唑联合方案等。

（3）手术治疗　主要用于抗生素控制不满意的输卵管卵巢脓肿或盆腔脓肿。手术指征有：①脓肿经药物治疗无效：输卵管卵巢脓肿或盆腔脓肿经药物治疗48~72小时，体温持续不降，患者中毒症状加重或包块增大者，应及时手术，以免发生脓肿破裂。②脓肿持续存在：经药物治疗病情有好转，继续控制炎症数日（2~3周），包块仍未消失但已局限化，可手术治疗。③脓肿破裂：突然腹痛加剧，寒战、高热、恶心、呕吐、腹胀，检查腹部拒按或有中毒性休克表现，应怀疑脓肿破裂。若脓肿破裂未及时诊治，死亡率高。因此，一旦怀疑脓肿破裂，需立即在抗生素治疗的同时行手术治疗。手术可根据情况选择经腹手术或腹腔镜手术，也可行超声或CT引导下的穿刺引流。

（4）中药治疗　主要为活血化瘀、清热解毒功效的药物。

（5）随诊　对于抗生素治疗的患者，应在72小时内进行评估，明确临床症状有无改善。若抗生素治疗有效，在治疗后的72小时内患者的临床表现应有改善，如体温下降，腹部压痛、反跳痛减轻，子宫颈举痛、子宫压痛、附件区压痛减轻。若此期间症状无改善，需进一步检查，重新进行评价，必要时腹腔镜或手术探查。无论其性伴侣接受治疗与否，建议沙眼衣原体和淋病奈瑟菌感染者治疗后3个月复查上述病原体。若3个月时未复查，应于治疗后1年内任意1次就诊时复查。

第二节　性传播疾病

岗位情景模拟

岗位情景： 黄女士，30岁，已婚，外阴瘙痒、灼痛、性交后疼痛，初为小乳头状疣，后融合呈菜花状。

请思考： 1.各种性传播疾病的传播途径及临床表现分别是什么？

2.针对黄女士的情况，应做出何诊断？如何进行治疗及预防？

性传播疾病的涵盖范围广，如梅毒、淋病、尖锐湿疣、生殖器疱疹、艾滋病、细菌性阴道病、外阴阴道念珠菌病、阴道毛滴虫病、疥疮、阴虱等。我国要求重点防治的性传播疾病是梅毒、淋病、生殖道沙眼衣原体感染、尖锐湿疣、生殖器疱疹及艾滋病。以下介绍几种常见的性传播疾病。

（一）常见的性传播疾病

妇女性传播感染除了淋病和沙眼衣原体引起的宫颈感染外，常见的还有梅毒、尖锐湿疣、生殖器疱疹等。

1.梅毒　是由苍白螺旋体（又称梅毒螺旋体）引起的一种全身慢性传染病，主要通过性交传染。早期主要侵犯皮肤黏膜，晚期可侵犯血管、中枢神经系统及全身各器官，造成多脏器损害。可通过胎盘传给胎儿。

（1）传播途径　①性接触传播：最主要的传播途径，②非性接触传播：少数患者因医源性途径、接吻、哺乳、接触污染物以及输血而感染。③垂直传播：母婴传播，患梅毒孕妇，即使病期超过4年，其梅毒螺旋体仍可通过胎盘感染胎儿，引起先天性梅毒。

（2）临床表现　根据传播途径不同，可将梅毒分为获得性梅毒（后天梅毒）和先天性梅毒（先天梅毒）两类；每一类依病情发展分为早期和晚期。早期获得性梅毒包括一期梅毒、二期梅毒及早期隐性梅毒，病程在2年以内；晚期获得性梅毒包括三期梅毒及晚期隐性梅毒，病程在2年以上。

1）一期梅毒　硬下疳：潜伏期一般为2~4周。初起时为小红斑或丘疹，进而形成硬结，表面破溃形成溃疡。硬下疳出现1~2周，可有局部或腹股沟淋巴结肿大，无化脓破溃，无疼痛及压痛，多为单侧，大小不等，较硬，无痛，不粘连，称硬化性淋巴结炎。

2）二期梅毒　主要表现为皮肤梅毒疹。一般发生在感染后7~10周或硬下疳出现后6~8周，潜伏期梅毒螺旋体继续增殖，由淋巴系统进入血液循环可达全身，引起二期早发梅毒，常发生在硬下疳消退后3~4周（感染后9~12周），少数可与硬下疳同时出现。以皮肤黏膜典型的梅毒疹为主要特点，亦可见于骨骼、心脏、心血管及神经系统损害。多有前驱症状，常伴有低热、食欲减退、头痛、肌肉关节及骨骼酸痛等。

3）三期梅毒　也称晚期梅毒，多发生于病程3~4年以上，其发生原因与早期未经治疗或治疗不彻底，及机体对体内残余螺旋体的变态反应有关。包括：①晚期良性梅毒，包括皮肤黏膜、骨骼、眼、鼻及喉等病损；②心血管梅毒；③神经梅毒。

4）潜伏梅毒　患者无临床症状或临床症状已消失，物理检查、胸部X线均缺乏梅毒的临床表现，脑脊液检查正常，仅梅毒血清反应阳性者，称潜伏梅毒。感染期限在2年以内的为早期潜伏梅毒，2年以上为晚期潜伏梅毒。

（3）诊断要点　根据性病接触史、临床表现硬下疳、丘疹斑及脓疱等皮疹和辅助检查，如梅毒血清筛查试验（如RPR试验、USR试验或VDRL试验）和确诊试验，可诊断。

（4）处理原则　①越早治疗，效果越好；②治疗必须规则、足量、足疗程；③治疗后要经过足够时间定期追踪观察；④控制传染源，及对所有性伴同时进行检查和治疗；⑤各期梅毒的首选治疗药物均为青霉素G。根据分期和临床表现决定剂型、剂量和疗程。青霉素过敏者使用盐酸四环素或红霉素。

2.尖锐湿疣　尖锐湿疣的发病率在我国居性传播疾病的第二位，性接触为主要传播途径。由人乳头瘤病毒（HPV）感染所致。人是HPV唯一宿主。好发部位为外阴部，大小阴唇、阴阜、肛门周围。发病3个月左右时传染性最强。少数人可通过日常生活用品如内裤、浴盆、浴巾及公共场所澡堂等非性传播途径而感染。本病的另一条传播途径即母婴传播，患病的母亲通过阴道分娩或日常生活，可将病毒传染给婴儿，使婴儿患病。

（1）临床表现　典型症状为菜花样、鸡冠状疣体。女性多发生在外阴、阴道壁、宫颈等；男性常在包皮龟头部；同性恋者多在肛周处。肛周部尖锐湿疣者也应检查直肠黏膜，有时亦长在尿道口内。由于治疗不及时或不当，可使尖锐湿疣形成演变，伴有深部溃疡。妊娠期由于孕妇免疫功能低下及生殖器官供血丰富，为病灶迅速生长提供了条件。所以，尖锐湿疣在孕期生长明显加快，有的长到荔枝或鸭蛋大小，堵满阴道口，分娩时可引起大出血。亚临床感染是指临床上肉眼不能辨认的病变，需用阴道镜及醋酸液辅助检查。

（2）诊断要点　根据症状、体征、辅助检查，如细胞学检查（细胞学涂片中可见挖空细胞）、醋酸试验、阴道镜检查（病理检查）、病毒检测等，可做出诊断。

（3）处理原则　主要目标是尽早去除疣体，尽可能消除疣体周围亚临床感染和潜伏感染，减少复发。采用药物治疗、物理治疗及手术治疗。

3. 生殖器疱疹 生殖器疱疹是由单纯疱疹病毒（HSV）感染引起的一种常见性传播疾病。HSV-1型感染常发生在儿童期，经非性途径传播，在发展中国家单HSV-1型已成为生殖器疱疹常见的病因。HSV-2型是大多数生殖器疱疹的病因，几乎所有的HSV-2型均为性接触感染。

HSV在体外不易存活，多存在于皮损渗液、精液、前列腺液、宫颈及阴道的分泌物中，主要由性接触直接传播，生殖器疱疹患者、亚临床或无表现排毒者及不典型生殖器疱疹患者为主要传染源，有皮损表现者传染性强。孕妇合并HSV感染时，HSV可通过胎盘造成胎儿宫内感染（少见）或经软产道感染新生儿（多见）。

（1）临床表现

1）原发性生殖器疱疹 潜伏期2~20天，平均6天。外生殖器和宫颈有烧灼感及溃疡，导致外阴疼痛、排尿困难、阴道流液和腹股沟淋巴结肿大；男性好发于龟头、冠状沟，另可见于阴茎、阴囊、尿道口、肛周；女性多在阴唇，还可发生于宫颈、阴道、外阴、大腿、肛周。原发损害为簇集性丘疹、丘疱疹及水疱，4~6天后疱破裂形成溃疡、结痂，疼痛明显。有些患者在发病前可伴发热、倦息、全身不适。病情较重者，常伴腹股沟淋巴结肿大、压痛。发于直肠者可有便秘、直肠分泌物增多、里急后重等。

2）复发性生殖器疱疹 常于原发疹消退后半年内复发，且多在原发疹部位，反复发作，起疹前局部有烧灼感、针刺感或感觉异常，但症状体征较原发疹为轻，且病程较短，一般7~10天。

3）亚临床性生殖器疱疹 又称不典型生殖器疱疹，较难识别，有时仅表现为大小阴唇上的细微裂口，表浅糜烂，甚至是局限性红斑，皮疹及部位症状都不典型，如有的在肛门周围、臀部骶尾部、会阴部，甚至下腹部。由于症状或部位的不典型易被忽略，延误了就诊时间，使该型患者成为该病的主要传染源。

（2）诊断要点 根据症状、体征和性接触史可做出诊断。临床诊断生殖器疱疹时有必要进行实验室检测。根据病毒学或血清学检测对病毒分型，确定对性传播疾病（sexually transmitted disease，STD）患者或STD高危患者的处理。

（3）处理原则 治疗包括支持治疗和抗病毒治疗。局部治疗能减轻患者的痛苦及局部并发症。为了防止局部继发性细菌感染，应保持局部清洁，尽可能保持局部干燥。大腿、臀部及生殖器部位病损，每天用生理盐水轻轻洗2~3次，特别注意勿使疱顶脱落，长时间浸泡或坐浴可引起皮肤浸渍或真菌感染，需要应用适当的抗生素。局部止疼可用局部表面麻醉药（如2%利多卡因）。抗病毒药物治疗可选用阿昔洛韦或伐昔洛韦。

（二）性传播疾病的预防

性传播疾病的一级预防是改变高危感染的性行为。艾滋病等性传播疾病的流行将影响人们的身体健康，甚至使预期寿命下降，造成卫生资源紧张，引起社会及家庭的不稳定。性传播疾病重点在于预防，实行安全性行为和养成良好的个人卫生习惯，开展早诊断、早治疗并按照技术常规进行医疗操作是降低生殖道感染发生率的重要措施。发生性病危险性的大小与性伴侣的数目、性放纵的程度和性交方式等有密切关系。性爱专一、固定伴侣，是预防性病发生的有效方式。因此，对性传播疾病应予以积极防治。

1.预防和控制策略 ①教育和指导危险人群通过改变性行为来避免感染性传播疾病。②积极检出无症状感染者和有症状而又不太可能就诊的感染者。③有效地诊断和治疗感染者。④对性传播疾病感染者的性伴侣进行评估、诊疗和指导。⑤对患有可用疫苗预防的性传播疾病高危人群进行暴露前免疫接种。

2.危险评估 必须从改变有感染危险的性行为开始，为患者提供教育与咨询，积极开展性传播疾病的一级预防，这是基层医疗保健机构的重要责任，也是医疗诊治所无法替代的。社区医生应定期采集患者的性生活史，并告之降低危险的方法。采集性生活史的重点是性伴侣、避孕措施、应对性传播疾病的防护措施、性经历和性传播疾病既往史。①性伴侣：了解与谁发生性行为，性伴侣是男性还是女性，在过去12个月性伴侣的数量等。②避孕：是否准备妊娠，选用何种避孕方式。③性传播疾病的防护：采取何种措施预防性传播疾病。④性经历：性行为的方式、途径，使用避孕套史和次数等。⑤性传播疾病既往史：是否患过性传播疾病，性伴侣是否有性传播疾病，是否有毒品使用史。

3.干预措施 ①禁欲及减少性伴侣数量；②暴露前免疫接种；③男用避孕套；④女用避孕套；⑤阴道隔膜。

第三节　妇科常见肿瘤防治

岗位情景模拟

岗位情景：陈女士，28岁，平素月经规律，周期25天，经期6天，量偏多，每次需用卫生巾20余片，无痛经，LMP：2022年10月31日。患者10余年前发现子宫肌瘤，直径3~4cm，未予处理，建议随访，肌瘤逐渐增大。2022年11月15日复查B超提示子宫多发性肌瘤，最大约8.0cm×5.0cm×5.0cm的实质性暗区。近1年来尿频明显，夜尿3~4次，无尿痛，无腹胀，腹痛。

请思考：1.妇科常见肿瘤有哪些，如何防治？

2.针对陈女士的情况，应做出何诊断？如何进行治疗及预防？

妇科肿瘤是妇科常见的疾病，按照其生长部位可以分为外阴肿瘤、阴道肿瘤、宫颈肿瘤、子宫肿瘤及卵巢肿瘤等。各个部位肿瘤根据其生物学特性，又可分为良性肿瘤和恶性肿瘤。

（一）子宫肌瘤

子宫肌瘤是女性生殖器最常见的良性肿瘤，由平滑肌及结缔组织组成。常见于30~50岁妇女，20岁以下少见。因肌瘤多无症状或很少有症状，临床报道远低于肌瘤真实发病率。按照肌瘤生长部位，可以分为宫体肌瘤（90%）和宫颈肿瘤（10%）。按肌瘤与子宫肌壁的关系分为肌壁间肌瘤、浆膜下肌瘤及黏膜下肌瘤。子宫肌瘤常为多个，称为多发性子宫肌瘤。

1.病因与危险因素 发病原因尚未明确，其发生可能与女性激素有关，有观点认为，肌瘤组织局部对雌激素的高敏性是肌瘤发生的重要因素之一。此外还有证据显示，25%~50%子宫肌瘤存在细胞遗传学异常。

2.诊断 根据病史、体征、辅助检查可以诊断。

（1）症状　多无明显症状，仅在体检或超声检查时偶然发现。症状与肌瘤部位、有无变性相关，而与肿瘤大小、数目关系不大。常见症状有经量增多及经期延长、下腹包块、白带增多、腹痛疼痛、尿频、尿急、下腹坠胀不适及便秘等。长期月经过多可致继发性贫血。

（2）体征　妇科检查可扪及子宫增大，表面不规则，单个或多个结节状凸起。浆膜下肌瘤可扪及单个实质性球状肿块与子宫有蒂相连。黏膜下肌瘤位于宫腔内者子宫均匀增大，有时可脱出于宫颈外口，表面暗红色，或形成溃疡、坏死。

（3）辅助检查　B超是子宫肌瘤的主要辅助诊断方法。MRI可以准确判断肌瘤大小、数目和位置。如有需要，宫腔镜、腹腔镜及子宫输卵管造影等也可协助诊断。

3.治疗 应该根据患者的症状、年龄和生育要求，以及肌瘤的类型、大小、数目等全面考虑。

（1）观察　定期随诊，适于子宫<10周妊娠大小、无症状的患者，尤其是近绝经妇女。绝经后肌瘤多可萎缩。每3~6个月随访一次，期间应注意有无症状出现、子宫是否增大，必要时B超检查。

（2）药物治疗　适用于症状轻、近绝经年龄或全身情况不宜手术者。

1）促性腺激素释放激素类似物（gonadotropin releasing hormone，GnRH-α）通过抑制FSH和LH分泌，降低雌激素至绝经后水平，造成假绝经状态，抑制子宫肌瘤生长使其萎缩。停药后肌瘤可能会再次增大。一般使用长效制剂，每月皮下注射1次。

2）其他药物　米非司酮作为术前用药或提前绝经使用，但是不宜长期使用。每天

10mg或12.5mg口服。

（3）手术治疗　可以进行经腹、经阴道或者宫腔镜及腹腔镜手术。手术方法包括肌瘤切除术、全子宫切除术、子宫动脉栓塞术、高能聚焦超声、宫腔镜子宫内膜切除术等。治疗手术适应证包括：①因肌瘤导致月经过多，致继发贫血；②严重腹痛、性交痛或慢性腹痛，有蒂肌瘤扭转引起的急性腹痛；③肌瘤体积大，压迫膀胱、直肠等引起相应症状；④因肌瘤造成不孕或反复流产；⑤疑有肉瘤变。应根据患者年龄、病情、个人意愿等情况综合考虑选择合适的手术方法。

4.预防　子宫肌瘤病因尚不清楚，可能与遗传、激素水平特别是雌激素有关，目前尚无明确的预防措施。子宫肌瘤治疗后仍有复发可能，应定期做妇科检查和B超，早期发现和治疗。

（二）子宫内膜癌

子宫内膜癌是发生于子宫内膜的一组上皮性恶性肿瘤，以来源于子宫内膜腺体的腺癌最常见。为女性生殖道三大恶性肿瘤之一，近年发生率有上升趋势。平均发病年龄为60岁，其中75%发生于50岁以上妇女。与其他妇科肿瘤相比，子宫内膜癌的病程发展相对比较缓慢，临床症状出现早，多数病症发现时较早，手术效果较好，预后相对较好。

1.病因与危险因素　病因不是很清楚。子宫内膜癌主要有两种发病类型，Ⅰ型是雌激素依赖型，Ⅱ型是非雌激素依赖型。

（1）雌激素依赖型　较为多见。其发生可能是在无孕激素拮抗的雌激素长期作用下，发生子宫内膜增生症，继而癌变。患者通常较为年轻，常伴有肥胖、高血压、糖尿病、不孕或不育、绝经延迟。临床可见于无排卵性疾病、分泌雌激素的卵巢肿瘤、长期服用雌激素的绝经后妇女以及长期服用他莫昔芬的妇女。

（2）非激素依赖型　较为少见，发病与雌激素无明确关系。多见于老年体弱妇女。肿瘤恶性度高，分化差，预后不良。

2.诊断　异常阴道流血妇女如果有以下症状需要警惕子宫内膜癌：有子宫内膜癌发病高危因素者，如肥胖、不育、绝经延迟；有长期使用雌激素、他莫昔芬药物史；有乳腺癌、子宫内膜癌家族史者。根据临床表现、辅助检查等结果可诊断。

（1）症状　约90%的患者出现阴道流血或阴道排液症状。①阴道流血：主要表现为绝经后阴道流血，量一般不多。尚未绝经者可表现为月经增多、经期延长或月经紊乱。②阴道排液：多为血性液体或浆液性分泌物，如果合并感染，则出现脓血性排液、恶臭。③下腹疼痛及其他：如果癌肿累及宫颈内口，可会引起宫腔积脓，出现下腹胀痛及痉挛性疼痛。肿瘤浸润周围组织或压迫组织可引起下腹及腰骶部疼痛，也可出现贫血、消瘦及恶病质等相应症状。

（2）体征　早期妇科检查可无明显异常体征。晚期可出现子宫增大，如果有宫腔积脓可出现明显压痛。癌灶浸润周围组织时，子宫固定或在宫旁扪及不规则结节状物。

（3）影像学检查　超声可见宫腔内有实质不均匀回声区，或者宫腔线消失、肌层内有不均回声区。彩色多普勒显像可显示丰富血流信号。其他影像学检查更多用于治疗前评估，磁共振成像对肌层浸润深度和宫颈间质浸润有较准确的判断，腹部CT可协助判断有无子宫外转移。

（4）诊断性刮宫　是常用而有价值的诊断方法。常行分段诊刮，以同时了解宫腔和宫颈的情况。对病灶较小者，诊断性刮宫可能会漏诊。组织学检查是子宫内膜癌的确诊依据。

（5）宫腔镜检查　可以直接观察宫腔及宫颈管内有无癌灶及其大小和部位，可以取组织进行活检。

（6）其他　子宫内膜抽吸活检、血清CA125测定也可作为辅助检查方法。

3.治疗　根据肿瘤累及范围及组织学类型，结合患者年龄及全身情况，制定适宜的治疗方案。主要治疗方法为手术、放疗及药物（化学药物及激素）治疗。早期患者以手术为主，术后根据高危因素选择辅助治疗。

（1）手术治疗　为首选治疗方法，可以进行手术病理分期。分期手术步骤包括：①留取腹腔积液或盆腔冲洗液，行细胞学检查；②全面探查盆腹腔，对可疑病变取样送病理检查；③切除子宫及双侧附件，术中常规剖检子宫标本，必要时行冰冻切片检查，以确定肌层侵犯程度；④切除盆腔及腹主动脉旁淋巴结。手术可经腹或腹腔镜途径进行。切除的标本应常规进行病理学检查，癌组织还应行雌、孕激素受体检测，作为术后选用辅助治疗的依据。

患者病灶局限于子宫体的基本术式是筋膜外全子宫切除+双侧附件切除术，但对年轻、无高危因素者，可考虑保留卵巢；对于伴有高危因素者，应同时实行盆腔和腹主动脉旁淋巴结切除术，也可以考虑前哨淋巴结绘图活检，以避免系统淋巴结切除引起的并发症。病变侵犯宫颈间质者，行改良广泛性子宫切除、双侧附件切除及盆腔和腹主动脉旁淋巴结切除。病变超出子宫者，实施肿瘤细胞减灭术，以尽可能切除所有肉眼可见病灶为目的。

（2）放疗　是治疗子宫内膜癌有效方法之一，分为腔内照射和体外照射两种。可以采取单纯放疗、放疗联合手术及化疗等方法。单纯放疗仅用于手术禁忌证或无法手术切除的晚期患者；术后放疗是Ⅰ期高危和Ⅰ期内膜癌最主要的术后辅助治疗。

（3）化疗　为全身治疗，晚期或复发子宫内膜癌综合治疗措施之一，也可用于术后有复发高危因素患者的治疗，以期减少盆腔外的远处转移。常用药物有顺铂、紫杉醇、环磷酰胺等。

（4）孕激素治疗　主要用于晚期或复发癌，也可试用于极早期要求保留生育功能的年轻患者。常用药物有醋酸甲孕酮等。长期使用可有水钠潴留或药物性肝炎等副作用，停药后可恢复。有血栓性疾病史者慎用。

4.预防　①重视绝经后妇女阴道流血和绝经过渡期妇女月经紊乱的诊治；②对有高危因素的人群，如肥胖、不育、绝经延迟、长期应用雌激素及他莫昔芬等，应密切随访或监测；③正确掌握雌激素应用指征及方法；④加强对林奇综合征妇女的监测，有建议可在30~35岁后开展每年一次的妇科检查、经阴道超声和内膜活检，甚至建议在完成生育后可预防性切除子宫和双侧附件。

（三）子宫颈癌

子宫颈癌是最常见的妇科恶性肿瘤。高发年龄为50~55岁。由于宫颈癌有较长癌前病变阶段，因此宫颈细胞学检查可使宫颈癌得到早期诊断与早期治疗，子宫颈癌筛查的普及使其发病率和死亡率明显下降。

1.病因与危险因素　子宫颈癌与人乳头瘤病毒（HPV）感染、多个性伴侣、吸烟、性生活过早（<16岁）、性传播疾病、经济状况低下和免疫抑制等因素有关。

2.诊断　宫颈癌诊断采取子宫颈细胞学检查和HPV DNA分型检测；若有异常，则行阴道镜检查和子宫颈活组织检查的“三阶梯”程序。早期子宫颈癌常无明显症状和体征，随着病变发展，可出现以下表现。

（1）症状

1）阴道流血　常表现为接触性出血，即性生活或妇科检查后阴道流血。由于病灶大小、侵及间质内血管情况不同而出血量不同。

2）阴道排液　多数患者有白色或血性、稀薄如水样或米泔状、有腥臭味的阴道排液。

3）晚期症状　可根据癌灶累及范围出现不同的继发性症状，如尿急、尿频、便秘等，以及输尿管梗阻、肾盂积水、尿毒症的相应症状，晚期会出现贫血、恶病质等全身功能衰竭症状。

（2）体征　早期的微小浸润癌可以没有明显病灶，子宫颈光滑或糜烂样改变。晚期可以出现较为明显的体征。外生型子宫颈癌可出现菜花状赘生物，质脆，易出血；内生表现为子宫颈肥大，质硬。如阴道壁、宫旁组织受累时，可出现阴道壁变硬，宫颈旁组织增厚、结节状、质硬，形成冰冻骨盆体征。

（3）病理结果　宫颈癌由宫颈上皮内瘤变（CIN）发展而来，分为3级。WHO女性生殖器肿瘤分类（2014）建议采用与细胞学分类相同的二级分类法（即LSIL和HSIL），LSIL相当于CIN 1，HSIL包括CIN 3和大部分CIN 2。CIN 2可用p16免疫组化染色进行分流，p16染色阴性者按LSIL处理，阳性者按HSIL处理。CIN形成后继续发展，突破上皮下基底膜，浸润间质，形成子宫颈浸润癌。子宫颈癌分为鳞状细胞浸润癌、腺癌、腺鳞癌等。鳞状细胞浸润癌占子宫颈癌的75%~80%，分为外生型、内生型、溃疡型、颈管型。腺癌占子宫颈癌的20%~25%，其发生率有上升趋势，主要组织学类型有2种，分别为黏液腺癌和恶性腺瘤。腺鳞癌占子宫颈癌3%~5%，是由储备细胞同时向腺细胞和鳞状细胞分化发展形成的，癌组织中含有腺癌和鳞癌两种成分。

3.治疗 应综合考虑制定适当的个体化治疗方案，要根据临床分期、患者年龄、生育要求、全身情况、医疗条件等来确定，可采用手术和放疗为主、化疗为辅的综合治疗。

（1）手术治疗 主要用于早期（ⅠA~ⅡA期）子宫颈癌患者。ⅠA1期无淋巴管间隙浸润者，行筋膜外全子宫切除术；ⅠA2期和有淋巴管间隙浸润的ⅠA1期者，行改良广泛性子宫切除术及盆腔淋巴结切除术；ⅠB1、ⅠB2和ⅡA1期行广泛性子宫切除术及盆腔淋巴结切除术或考虑前哨淋巴结绘图活检，必要时行腹主动脉旁淋巴结取样；ⅠB3和ⅡA2期行广泛性子宫切除术及盆腔淋巴结切除术和选择性腹主动脉旁淋巴结取样，或同期放、化疗后行全子宫切除术。

（2）放射治疗 包括腔内照射及体外照射。早期病例以局部腔内照射为主，体外照射为辅；晚期以体外照射为主，腔内照射为辅。主要用于部分ⅠB2和ⅡA2期和ⅡB~ⅠVA期患者，或者全身情况不适宜手术的早期患者，宫颈癌大块病灶术前放疗，以及手术治疗后病理检查发现有高危因素的辅助治疗。

（3）化疗 主要用于晚期或复发转移患者和同期放化疗者。常用药物有顺铂、卡铂、紫杉醇等。

4.预防 可采取三级预防措施。

（1）一级预防 HPV疫苗，由于疫苗免疫的HPV型别有限等因素，疫苗免疫策略无法替代宫颈癌的早期筛查措施，因此，接种了HPV疫苗的女性，也应定期进行宫颈癌筛查。

（2）二级预防 普及、规范子宫颈癌筛查，可以早期发现、早期治疗，有效减少子宫浸润癌的发生。

（3）三级预防 及时治疗高级别病变，阻断子宫颈浸润癌的发生，改善预后。

（四）卵巢肿瘤

卵巢肿瘤是常见的妇科肿瘤，可发生于任何年龄。卵巢恶性肿瘤是女性生殖器常见的三大恶性肿瘤之一，其致死率居妇科恶性肿瘤首位，是严重威胁妇女生命和健康的主要肿瘤。至今缺乏有效的早期诊断方法，5年存活率较低。

卵巢肿瘤的种类繁多，2014年世界卫生组织（WHO）制定的女性生殖器肿瘤组织学分类，将肿瘤分为14大类，其中主要组织学类型为上皮性肿瘤、生殖细胞肿瘤、性索-间质肿瘤及转移性肿瘤。其中上皮性肿瘤最常见，占卵巢肿瘤的50%~70%，可分为浆液性、黏液性、子宫内膜样、透明细胞、移行细胞（Brenner瘤）和浆黏液性肿瘤5类，各类别依据生物学行为进一步分类，即良性肿瘤、交界性肿瘤（不典型增生肿瘤）和癌；其次为生殖细胞肿瘤，以年轻者为多，可分为畸胎瘤、无性细胞瘤、卵黄囊瘤、胚胎性癌、非妊娠性绒癌、混合型生殖细胞肿瘤等；性索-间质肿瘤，来源于原始性腺中的性索及间叶组织，可分为纯型间质肿瘤、纯型性索肿瘤和混合型性索-间质肿瘤；转移性肿瘤为继发于胃肠道、生殖道、乳腺等部位的原发性癌转移至卵巢形成的肿瘤。

1.病因与危险因素　病因尚不明确，可能有以下高危因素。

（1）遗传因素　绝大多数遗传性卵巢上皮癌和BRCA/BRCA2基因突变有关，并与遗传性非息肉性结直肠癌综合征相关联。

（2）持续性排卵假说　对卵巢上皮性肿瘤，有学者提出持续性排卵假说，持续排卵使卵巢表面上皮不断损伤与修复，修复过程中卵巢表面及其内陷的包涵囊肿上皮细胞可能发生基因突变，从而诱发卵巢癌。

（3）基因突变　目前癌基因的激活与抑癌基因的失活是目前研究卵巢癌发病机制的重点。

（4）种族差异　卵巢癌在不同种族之间发病存在差异。

2.诊断　根据病史和临床表现、妇科检查及全身检查的特点进行诊断。同时应进行必要的辅助检查，均可有助于诊断。

（1）症状与体征

1）良性肿瘤　肿瘤较小时多无明显症状。肿瘤增大时，可感腹胀或腹部可扪及肿块，甚至出现尿频、便秘、气急、心悸等压迫症状。双合诊和三合诊可发现子宫一侧或双侧触及圆形或类圆形肿块，多为囊性，表面光滑，活动，与子宫无粘连。

2）恶性肿瘤　早期多无症状。晚期可出现腹部不适感、腹胀、腹部肿块、腹腔积液，甚至消瘦、贫血等恶病质表现。妇科检查可触及质硬结节或肿块，肿块多为双侧，实性或囊实性，表面凹凸不平，不规则，活动度差，与子宫界限不清。

（2）辅助检查　包括超声检查、血清学肿瘤标记物检测、CT及磁共振（MRI）检查、腹水细胞学检查、腹腔镜检查等。

3.治疗　对于卵巢恶性肿瘤，一经发现，应行手术。手术目的：①明确诊断；②切除肿瘤；③恶性肿瘤进行手术病理分期；④解除并发症。术中应剖检肿瘤，必要时做冰冻切片组织学检查以明确诊断。恶性肿瘤一般经腹手术，部分经选择的早期患者也可在腹腔镜下完成分期手术。恶性肿瘤患者术后应根据其组织学类型、细胞分化程度、手术病理分期和残余灶大小决定是否接受辅助性治疗，化疗是主要的辅助治疗。

4.恶性肿瘤预后　最重要的预后影响因素是肿瘤期别、初次手术后残存灶的大小及病理类型等，期别越早、残存灶越小，预后越好，上皮性癌的预后最差。

5.预防

（1）筛查　血清CA125检测联合盆腔超声检查，但目前还缺乏有循证医学依据的适用普通人群的卵巢、输卵管及原发性腹膜癌筛查方案。

（2）遗传咨询和相关基因检测　对高风险人群的卵巢癌预防有一定意义。建议有卵巢癌、输卵管癌、腹膜癌或乳腺癌家族史的妇女，需遗传咨询、接受BRCA基因检测，对确定有基因突变者，建议在完成生育后实施降低卵巢癌风险的预防性双附件切除。对有非息肉结直肠癌、子宫内膜癌或卵巢癌家族史的妇女，行Lynch Ⅰ型综合征相关的错配修复基因检测，有突变的妇女进行严密监测。

（3）在实施保留卵巢的子宫切除术时，建议可同时切除双侧输卵管，以降低卵巢癌的风险。

第四节　异常子宫出血

岗位情景模拟

岗位情景：陈女士，34岁，月经4~5天/22~25天，连续流产4次，基础体温呈不典型双相型曲线，上升缓慢，幅度偏低，升高时间仅维持9~10天即下降。

请思考：1.黄体功能不足的定义及发病机制是什么？

2.针对陈女士的情况，应该使用哪种方案治疗？

一、概述

异常子宫出血（abnormal uterine bleeding，AUB）是妇科临床常见的症状和疾病，指与正常月经的周期频率、规律性、经期长度、经期出血量中任何一项不符合、源自子宫腔的异常出血。正常月经及AUB的术语及范围见表8-1。

表8-1　正常子宫出血（月经）与AUB的术语及范围

月经的临床评价指标	术语	范围
周期频率	闭经	≥6个月月经不来潮
	正常	（28±7）天
	月经频发	<21天
	月经稀发	>35天

续表

月经的临床评价指标	术语	范围
周期规律性	规律月经	<7天
	不规律月经	≥7天
经期长度	正常	≤7天
	经期延长	>7天
经期出血量	月经过多	自觉经量多，影响生活质量
	月经过少	自觉经量较以往减少，点滴状

注：周期规律性指近1年的周期之间月经的变化范围；AUB表示异常子宫出血

二、AUB病因及分类

AUB病因分为两大类9个类型，按英语首字母缩写为“PALM-COEIN”，“PALM”存在结构性改变，可采用影像学技术和（或）病理方法明确诊断，而“COEIN”无子宫结构性改变。“PALM-COEIN”具体指：AUB-P，Polyp子宫内膜息肉；AUB-A，Adenomyosis子宫腺肌病；AUB-L，Leomyoma子宫肌瘤；AUB-M，子宫内膜恶变性和不典型增生所致AUB；AUB-C，Coagulopathy凝血功能障碍；AUB-O，Ovulatory dysfunction排卵功能障碍；AUB-E，Endometrial内膜性；AUB-I，latrogenic医源性；AUB-N，Not yet classified未分类的。

既往所称的“功能失调性子宫出血（功血）”包括“无排卵功血”和“排卵性月经失调”两类，前者属于AUB-O；后者包括黄体功能不足和子宫内膜不规则脱落等，涉及AUB-O和AUB-E。根据中华医学会妇产分会内分泌学组2014年建议，不再使用“功能失调性子宫出血”。

三、无排卵性异常子宫出血

（一）发病机制

常见于青春期和绝经过渡期，生育期也可发生。在青春期，不排卵的原因主要是下丘脑-垂体-卵巢轴功能障碍，雌激素正反馈机制未建立或存在缺陷；围绝经期女性不排卵的原因主要是卵巢储备功能下降，雌激素正反馈可能正常；由于卵巢对促性腺激素不敏感，卵泡发育不良，卵泡分泌的雌激素达不到诱发正反馈的阈值水平。

在一个正常的排卵性周期中，卵巢内依次出现卵泡生长发育、排卵、黄体生长和黄体溶解，排卵前卵巢只分泌雌激素，排卵后卵巢同时分泌雌激素和孕激素。黄体晚期黄体溶解，女性体内的雌激素和孕激素撤退，水平下降。在卵巢雌、孕激素的序贯作用下，子宫内膜依次出现增殖变厚、分泌反应、脱落和修复。在排卵性月经周期中，月经周期、月经期和月经量相对稳定，可预测。

无排卵时卵巢只分泌雌激素，不分泌孕激素。在无孕激素对抗的雌激素长期作用下，子宫内膜增殖变厚。当雌激素水平急剧下降时，大量子宫内膜脱落，子宫出血较多，这种情况称为雌激素撤退性出血。在雌激素水平下降幅度小时，脱落的子宫内膜量少，子宫出血也少，这种出血称为雌激素突破性出血。另外，当增殖变厚的内膜需要更多的雌激素而卵巢分泌的雌激素却未增加时，也会出现子宫出血，这种出血也属于雌激素突破性出血。

由于没有孕激素的作用，无排卵时的子宫内膜脱落和修复变得不规律、不可预测，临床上表现为月经周期不固定、出血时间长度不等、出血量多少不定。雌激素水平升高时，子宫内膜增殖覆盖创面，出血停止。孕激素可以使增殖的内膜发生分泌反应，子宫内膜间质呈蜕膜样改变，这是孕激素止血的机制。

（二）临床表现

少数无排卵妇女可有规律的月经周期，临床上称“无排卵月经”，但多数不排卵女性表现为月经紊乱，即失去正常周期和出血自限性，出血间隔长短不一，短者几日，长者数月，常误诊为闭经；出血量多少不一，出血量少者只有点滴出血，多者大量出血，不能自止，可导致贫血或休克。出血的类型取决于血雌激素水平及其下降速度、雌激素对子宫内膜持续作用的时间及子宫内膜的厚度。

（三）诊断

诊断前必须首先排除生殖道或全身器质性病变的致病因素。

1.病史　应注意患者年龄、月经史、婚育史及避孕措施；排除妊娠；了解是否存在引起异常子宫出血的器质性疾病，包括生殖器肿瘤、感染、血液系统及肝、肾、甲状腺疾病等，并了解疾病经过和诊疗情况；了解近期有无服用干扰排卵的药物等。通过详细询问病史，确认其特异的出血模式。

2.体格检查　包括妇科检查和全身检查，及时发现相关体征。妇科检查应排除阴道、宫颈及子宫结构异常和器质性病变，确定出血来源。

3.辅助检查　主要目的是鉴别诊断和确定病情的严重程度及是否有合并症。

（1）尿妊娠试验或血hCG检测　除外妊娠相关疾病。

（2）全血细胞计数、凝血功能检查。

（3）超声检查　了解子宫内膜厚度及回声，以明确有无宫腔占位性病变及其他生殖道器质性病变等。

（4）基础体温测定（BBT）　是诊断无排卵性AUB最常用的手段，无排卵性基础体温呈单相型。

（5）生殖内分泌测定　通过测定下次月经前5~9日（相当于黄体中期）血孕酮水平估计有无排卵，孕酮浓度<3ng/ml提示无排卵。同时应在早卵泡期测定血LH、FSH、催乳素（PRL）、雌二醇（E_2）、睾酮（T）、促甲状腺素（TSH）水平，以了解无排卵的病因。

（6）刮宫或子宫内膜活组织检查　以明确子宫内膜病理诊断，而刮宫兼有诊断和止血双重作用。适用于年龄>35岁、药物治疗无效或存在子宫内膜癌高危因素的异常子宫出血患者。为确定有无排卵或黄体功能，应在月经来潮月经前1~2天或月经来潮6小时内刮宫；为尽快减少大量出血，除外器质性疾病，可随时刮宫；为确定是否为子宫内膜不规则脱落，需在月经第5~7天刮宫。

（7）宫腔镜检查　可直接观察宫颈管、子宫内膜的生理和病理情况，直视下活检的诊断准确率显著高于盲取。

（8）宫颈黏液结晶检查　根据羊齿植物叶状结晶的出现与否判断有无排卵，月经前仍可见羊齿状结晶表示无排卵。目前已较少应用。

（四）鉴别诊断

1.全身性疾病　如血液病、肝功能损害、甲状腺功能亢进或减退等。

2.异常妊娠或妊娠并发症　如流产、异位妊娠、葡萄胎、子宫复旧不良、胎盘残留等。

3.生殖器感染　如急性或慢性子宫内膜炎、子宫肌炎等。

4.生殖器肿瘤　如子宫内膜癌、子宫颈癌、子宫肌瘤、卵巢肿瘤、滋养细胞肿瘤等。

5.生殖道损伤　如阴道裂伤出血、阴道异物等。

6.性激素类药　物使用不当、宫内节育器或异物引起的异常子宫出血。

（五）治疗

治疗原则是出血期止血并纠正贫血，血止后调整周期，预防子宫内膜增生和AUB复发，有生育要求者促排卵治疗。青春期少女以止血、调整月经周期为主；生育期妇女以止血、调整月经周期和促排卵为主；绝经过渡期妇女则以止血、调整月经周期、减少经量、防止子宫内膜癌变为主。常用性激素止血和调整月经周期。出血期可辅以促进凝血和抗纤溶药物促进止血。必要时手术治疗。

1.止血　方法包括激素止血和手术止血。

（1）激素止血治疗　应根据具体情况，如患者年龄、诊断、既往治疗的效果、出血时间、出血量等，来决定激素的种类和剂量。在开始激素治疗前必须明确诊断，需要强调的是，除青春期患者外，其他患者尤其是绝经前妇女更是如此。诊刮术和分段诊刮术既可以刮净子宫内膜，刺激子宫收缩、迅速止血，又可进行病理检查以了解有无内膜病变。

1）孕激素　止血机制是使雌激素作用下持续增生的子宫内膜转化为分泌期，停药后内膜脱落较完全，故又称“子宫内膜脱落法”或“药物刮宫”。适用于体内已有一定水平雌激素的患者。适用于血红蛋白大于80g/L、生命体征稳定的患者。因停药后短期内必然会引起撤药性出血，故不适用于严重贫血者。具体用法：地屈孕酮片10mg，口服，每日2次，共10天；微粒化孕酮200~300mg，口服，每日1次，共10天；黄体酮20~40mg，肌内注射，每日1次，共3~5天；醋酸甲羟孕酮6~10mg，口服，每日1次，共10天。

2）雌激素　止血的机制是使子宫内膜继续增生，覆盖子宫内膜脱落后的创面，起到修复作用，也称“子宫内膜修复法”。另外，雌激素还可以升高纤维蛋白原水平，增加凝血因子，促进血小板凝集，使毛细血管通透性降低，从而起到止血作用。适用于血红蛋白低于80g/L的青春期患者。止血有效剂量与患者内源性雌激素水平有关，具体用量由出血量多少决定。首选口服药物，根据出血量和患者状态决定初治用药间隔和用药剂量。如戊酸雌二醇，2mg/次，口服，每6~8小时一次；结合雌激素，1.25~2.5mg/次，口服，每6~8小时一次。不能耐受口服药物者可用苯甲酸雌二醇3~4mg/d，分2~3次肌内注射，若出血量明显减少则维持剂量，若出血量未见减少则加量，每日最大量不超过12mg。对大量出血患者，应该在性激素治疗的6小时内见效，24~48小时内出血基本停止。若96小时仍不止血，应考虑有器质性病变存在的可能。经上述用药，患者血止后每3天递减1/3量，直至维持量，如戊酸雌二醇1~2mg/d，或结合雌激素0.625~1.25mg/次，维持至血止后第20天以上。在此期间，应给予补血药物，或适当输血，使患者血红蛋白水平尽快上升。所有雌激素疗法在患者血红蛋白增加至80~90g/L以上后均必须加用孕激素，使子宫内膜转化，并在雌孕激素同时撤退后同步脱落。

3）复方短效口服避孕药　适用于长期而严重的无排卵出血。目前应用的是第3代短效口服避孕药，如去氧孕烯炔雌醇、孕二烯酮炔雌醇或复方醋酸环丙孕酮，用法为1~2片/次，每6~8小时一次，血止后每3日逐渐减1/3量，至1片/日，维持至血止后第21日停药。严重持续无规律出血者建议连续用复方短效口服避孕药3个月等待贫血纠正。

4）孕激素内膜萎缩法　高效合成孕激素可使内膜萎缩，达到止血目的，此法不适用于青春期患者。炔诺酮治疗出血量较多时，首剂量为5mg，每8小时一次，血止后每隔3日递减1/3量，直至维持量为2.5~5.0mg/d；持续用至血止后第21天停药，停药后3~7天发生撤药性出血。也可用左炔诺孕酮1.5~2.25mg/d，血止后按同样原则减量。

5）雄激素　雄激素有拮抗雌激素的作用，能增强子宫平滑肌及子宫血管张力，减轻盆腔充血而减少出血量，可给丙酸睾酮25~50mg/d，肌内注射，用1~3天。但大出血时，雄激素不能立即改变内膜脱落过程，也不能使其立即修复，单独应用止血效果不佳。

6）GnRH-α　也可用于止血。但如应用GnRH-α治疗大于3个月，推荐应用雌激素反向添加治疗。

（2）刮宫术　刮宫可迅速止血，并具有诊断价值，适用于大量出血且药物治疗无效，需立即止血或需要子宫内膜组织学检查的患者。可了解内膜病理，除外恶性病变，对于绝经过渡期及病程长的生育期患者应首先考虑刮宫术，对无性生活史者及青少年，除非要排除子宫内膜癌，否则不行刮宫术。对于超声提示宫腔内异常者，可在宫腔镜下活检，以提高诊断率。

2.调节周期　对于AUB-O的患者，止血只是治疗的第一步，几乎所有患者都需要调整周期。调整月经周期是治疗的根本，也是巩固疗效、避免复发的关键。调整周期的方法根据患者的年龄、激素水平、生育要求等而有所不同。

（1）雌、孕激素序贯法　如孕激素治疗后不出现撤退性出血，考虑是否为内源性雌激素水平不足，可用雌孕激素序贯法，常用于青春期患者。月经周期（或撤退性出血）的第3~5天开始服用雌激素（戊酸雌二醇片1~2mg/d或炔雌醇片0.05mg/d），连用22天，在服药的最后7~10天加用孕激素（醋酸甲孕酮片10mg/d或黄体10mg/d或醋酸甲地孕酮片5mg/d）。停药3~7天会出现撤药性出血。

（2）口服避孕药　可很好控制周期，尤其适用于有避孕需求的患者。一般在止血用药撤退性出血后，周期性使用口服避孕药3个周期，病情反复者酌情延至6个周期。生育期、有长期避孕需求、无避孕药禁忌证者可长期应用。

（3）孕激素　适用于各个年龄段的妇女，但多用于围绝经期妇女。传统的孕激素疗法称为孕激素后半周期疗法，从月经周期的第15天起，口服地屈孕酮10~20mg/d，用药10天；或微粒化孕酮200~300mg/d，用药10天；或甲羟孕酮4~12mg/d，每日分2~3次口服，连用10~14天。酌情应用3~6个周期。

（4）左炔诺孕酮宫内缓释系统（levonorgestrel-releasing intrauterine system，LNG-IUS）　宫腔内局部释放左炔诺孕酮20μg/d，抑制子宫内膜生长。多种药物治疗失败且无生育要求者，选择LNG-IUS常有效。适用于生育期或围绝经期、无生育需求的患者。

3.促排卵　用于生育期、有生育需求者，尤其是不孕患者。青春期患者不应采用促排卵药物来控制月经周期。

（1）氯米芬　月经期第5天起，每晚服50mg，连续5天。一般在停药7~9天排卵。若排卵失败，可重复用药，氯米芬剂量逐渐增至100~150mg/d。若内源性雌激素不足，可配伍少量雌激素，一般连用3个月。

（2）人绒毛膜促性腺素（hCG）　有类似LH作用而诱发排卵，适用于体内FSH有一定水平、雌激素中等水平者。一般与其他促排卵药联用。超声监测卵泡发育接近成熟时，可大剂量肌内注射hCG 5000~10000U以诱发排卵。

（3）尿促性素（hMG）　每支含FSH及LH各75U。月经期第5天每日肌内注射hMG 1~2支，直至卵泡成熟，停用hMG，加用hCG 5000~10000U肌内注射，以提高排卵率，此法称

hMG-hCG促排卵法。应警惕用hMG时并发卵巢过度刺激综合征，故仅适用于对氯米芬效果不佳、要求生育，尤其是不孕患者。

4.手术治疗 适用于药物治疗无效、无生育要求的患者，尤其是不易随访的年龄较大者，应考虑手术治疗。若刮宫诊断为癌前病变或癌变者，按相关疾病处理。

（1）子宫内膜去除术 利用宫腔镜下电切割或激光切除子宫内膜、采用滚动球电凝或热疗等方法，直接破坏大部分或全部子宫内膜和浅肌层，使月经减少甚至闭经。术前需排除癌或癌前病变。术前1个月口服达那唑600mg，每日1次；或孕三烯酮2.5mg，2次/周，4~12周；或用GnRH-α 3.75mg，每28天1次，1~3次，可使子宫内膜萎缩、子宫体积缩小，减少血管再生，使手术时间缩短、出血减少，易于施术，增加手术安全性，且可在月经周期任何时期进行。治疗优点是微创、有效，可减少月经量的80%~90%，部分患者可达到闭经效果。但术前必须有明确的病理学诊断，以避免误诊和误切。

（2）子宫切除术 患者经各种治疗效果不佳，并了解所有药物治疗的可行方法后，由患者和家属知情选择后接受子宫切除。

四、排卵性异常子宫出血

排卵性异常子宫出血（排卵性月经失调）较无排卵性少见，多发生于生育期女性。患者有周期性排卵，因此临床上有可辨认的月经周期。主要包含黄体功能不足、子宫内膜不规则脱落和子宫内膜局部异常所致的AUB。

（一）黄体功能不足

月经周期中有卵泡发育及排卵，但黄体期孕激素分泌不足或黄体过早衰退，导致子宫内膜分泌反应不良和黄体期缩短。

1.发病机制

（1）卵泡发育不良 黄体是由卵泡排卵后演化而来的，卵泡的颗粒细胞演变成黄体颗粒细胞，卵泡膜细胞演变成黄体卵泡膜细胞。当促性腺激素分泌失调或卵泡对促性腺激素的敏感性下降时，卵泡发育不良，颗粒细胞的数量和质量下降。由发育不良的卵泡生成的黄体质量也较差，其分泌孕激素的能力下降。

（2）黄体功能不良 黄体的形成和维持与LH有关。当LH峰和黄体期LH分泌减少时，会发生黄体功能不足。另外，如前所述，即使LH峰和LH分泌正常，如果卵泡发育不良，也会出现黄体功能不足。黄体功能不足体现在两个方面：①黄体内分泌功能低下，分泌的孕激素减少；②黄体生存时间缩短，正常的黄体生存时间为12~16天，黄体功能不足时≤11天。

2.临床表现 常表现为月经周期缩短。有时月经周期虽在正常范围内，但卵泡期延长，黄体期缩短，以致患者不易受孕或在妊娠早期流产。

3.诊断 根据病史、妇科检查无引起异常子宫出血的生殖器器质性病变；基础体温双相型，但高温相小于11日；子宫内膜活检显示分泌反应至少落后2日，可做出诊断。

4.处理 目前的处理仅仅针对黄体功能不足。如果子宫内膜对孕激素的反应性下降，则没有有效的治疗方法。

（1）黄体支持治疗 因为hCG和LH的生物学作用相似，因此可用于黄体支持治疗。用法：黄体早期开始肌内注射hCG，1000IU/次，每天1次，连用5~7天；或hCG 2000IU/次，每2天1次，连用3~4次。

在诱发排卵时，如果有发生卵巢过度刺激综合征（OHSS）的风险，则应禁用hCG，因为hCG可以引起OHSS或使OHSS病情加重。

（2）补充孕酮治疗 不孕症时可选用黄体酮制剂，因为天然孕激素对胎儿最安全。

1）黄体酮针剂 在自然周期或诱发排卵时，每日肌内注射黄体酮10~20mg；在使用GnRH激动剂和拮抗剂的周期中，需要加大黄体酮剂量至40~80mg/d。

2）微粒化黄体酮胶囊 口服利用度低，因此所需剂量大，根据情况每天口服200~600mg。

3）醋酸甲羟孕酮片 下次月经来潮前7~10天开始用药，每天8~10mg，连用7~10天。

4）醋酸甲地孕酮片 下次月经来潮前7~10天开始用药，每天6~8mg，连用7~10天。

（3）促进卵泡发育 首选氯米芬，从月经的第3~5天开始，每天口服25~100mg，连用5天，停药后监测卵泡发育情况。氯米芬疗效不佳者，可联合使用hMG和hCG治疗。

（二）子宫内膜不规则脱落

月经周期有排卵，黄体发育良好，但萎缩过程延长，导致子宫内膜不规则脱落。

1.发病机制 由于下丘脑–垂体–卵巢轴调节功能紊乱，或溶黄体机制失常，引起黄体萎缩不全，内膜持续受孕激素影响，以致不能如期完整脱落。

2.治疗

（1）孕激素排卵后第1~2天或下次月经前10~14天开始，每日口服甲羟孕酮10mg，连服10天。有生育要求者肌内注射黄体酮注射液。无生育要求者可口服单相口服避孕药，自月经周期第5日始，每日1片，连续21天为一周期。

2.绒促性素用法同黄体功能不足，有促进黄体功能的作用。

3.复方短效口服避孕药可抑制排卵，控制周期。

（三）子宫内膜局部异常所致异常子宫出血（AUB–E）

当异常子宫出血发生在有规律且有排卵的周期，特别是经排查未发现其他原因可解释时，则可能是原发于子宫内膜局部异常所致的异常子宫出血。

1.临床表现 可表现为月经过多（>80ml）、经间期出血或经期延长，而周期、经期持续时间正常。其机制可能涉及子宫内膜局部凝血纤溶调节机制异常、子宫内膜修复机制异常。

2.诊断 目前尚无特异方法诊断子宫内膜局部异常，主要基于在有排卵月经的基础上排除其他明确异常后而确定。

3.治疗 建议先行药物治疗，推荐的治疗顺序为：①左炔诺孕酮宫内缓释系统（LNG-IUS），适合于近1年内无生育要求者；②氨甲环酸抗纤溶治疗或非甾体抗炎药，可用于不愿或不能使用性激素治疗或想尽快妊娠者；③短效口服避孕药；④孕激素子宫内膜萎缩治疗，如炔诺酮5mg每日3次，从周期第5天开始，连续服用21天。刮宫术仅用于紧急止血及病理检查。对于无生育要求者，可考虑保守性手术，如子宫内膜切除术。

第五节 乳腺保健及常见疾病的防治

岗位情景模拟

岗位情景： 李女士，38岁，已婚，右乳外上象限可触及一直径3cm包块，同侧腋窝触及肿大淋巴结，其他器官系统未见异常。

请思考： 1.乳腺癌的临床表现有哪些？如何防治？

2.根据李女士的情况，需进一步完善哪些病史及检查？如何诊治？

一、乳房的发育

乳房主要是由皮肤、乳腺腺体、支持腺体稳定的结缔组织以及脂肪构成。乳房一般为规则的半球形，两侧基本对称，成年人的乳房略有大小和高低的不同，不同人乳房大小和形状可有明显的差异。乳房的发育从8~12岁开始，至青春期末结束。

二、乳房的解剖

乳房位于第2~6肋水平的浅筋膜浅、深之间，呈半球形，外上突出尾状叶延伸至腋窝，由Cooper韧带将其固定于胸肌筋膜与皮肤之间，乳房中央偏下的位置分布有乳头，乳头周围一圈环行色素沉着区域为乳晕。乳腺腺体是乳房最重要的结构之一，主要由导管、腺小叶、腺泡组成。腺体组织被分成15~20个乳腺叶。乳房的生理功能主要由腺体完成，乳房疾病也多是因腺体而起。乳腺血液循环较为丰富，由锁骨下动脉、腋动脉、肋间动脉等多条途径供血，并且有很丰富淋巴回流系统（与乳腺癌手术方式极为相关）。

三、乳腺的保健

加强对乳腺的健康保护对妇女的一生有着不可估量的意义，不仅仅是使乳腺疾病的预防得到及时、有效的治疗，还对女性的心身健康、工作的顺利、家庭的幸福有着很大的影响。乳房是随着人体的生长发育、生理功能改变而改变的器官，女性的一生中乳房都在发生着变化。

（一）女性一生乳房的变化

1.新生儿期　胚胎期的乳房犹如一粒小小的种子埋在乳头底下。不论男性还是女性，在母亲子宫里的时候都会受到母亲激素的影响，在出生时有发生乳房肿大的可能，部分新生儿乳房还有可能出现少量乳汁的分泌。多在出生后2~3周逐渐消退，属正常生理现象。

2.幼儿期　这时候，人体所有的性腺和生殖器官处于静止状态，乳房的发育也处于静止状态，一般不会出现异常表现。

3.青春期　青春期开始后，随着卵巢功能的增强，女性性激素分泌逐渐增加，乳房受到性激素的刺激开始发育，变得丰满。在这个时期女性乳房会出现明显疼痛，乳头增大，乳晕色素增多。在10~12岁的女性中，两侧乳房不对称地增大并不少见，在生长发育过程中多能够自行矫正。但要警惕一些异常情况，如巨乳症及纤维瘤。

4.性成熟期　性成熟期从18岁开始，历时近30年。这个时期是乳腺随着性激素的周期性变化而变化的阶段。在性激素的刺激下，成熟的乳房会随着月经周期而产生周期性疼痛感，典型的病变就是乳腺增生。

5.妊娠期　妊娠期卵巢分泌的雌激素、孕激素以及胎盘分泌的催乳素等，这些激素的水平发生改变会导致乳腺发生重大的变化。从怀孕3个月起，乳房开始逐渐增大，随着怀孕周数的增加，乳房变得硬韧，乳头、乳晕着色加重，妊娠后期乳房有初乳形成。

6.哺乳期　乳房一般于分娩后第2天开始泌乳，初期乳房开始出现胀痛，哺乳后就会消失。乳汁分泌的量与妊娠期间乳腺发育的程度有关。随着哺乳的刺激，泌乳量也会增加。而乳房的大小与分泌乳汁的多少没有直接关系。

分娩后如未能哺乳，乳腺可迅速退化；如进行哺乳，乳腺则会持续分泌乳汁。断乳后，乳汁很快就不会分泌。但有个别情况，有些产妇因为其乳房内个别乳腺腺泡里还存在乳汁分泌的情况，会在几年后才逐渐停止泌乳。

妊娠和哺乳可使乳腺单纯性增生症状明显缓解或消退，但同时也会使乳房良恶性肿瘤生长加速。

7.中老年期 围绝经期是指妇女绝经前后的一段时期，也就是卵巢衰退的征兆。随着月经逐渐变得稀少或停止，乳腺全面萎缩，乳房的小叶和腺管也在减少，脂肪组织会侵占乳腺腺体部位，纤维结缔组织功能的衰退，无法支撑乳房的形态，使乳房出现下垂。

乳房随着人体各个阶段做出相应的变化，因此，定期进行乳房自我检查和专科医师就诊是早期发现乳腺疾病的最佳方法。

（二）乳腺疾病的预防

1.乳腺自我检查 是早期发现乳房疾病的有效手段之一，最好自青春期后每月自我检查一次，并每1~2年由乳腺专科的医师检查一次。乳腺检查应在月经干净后7~10天进行。乳房望诊的方法是在镜子前分别做两臂上举和叉腰动作，观察乳房和乳头大小及形状是否有改变，两侧是否对称，皮肤是否有皱褶或凹陷。乳房触诊是用食指和中指指腹与乳腺皮肤平行轻轻地触压，绝不能用手指挤捏，以免将乳腺组织误认为肿块，检查时要按顺时针的顺序进行。乳腺检查通常分为5个区域，沿内上象限－外上象限－外下象限－内下象限，然后触摸乳晕部，检查时注意有无乳头溢液。由于乳房外上方为乳腺癌的好发部位，故对此部位要反复触诊，如有副乳，要仔细触诊有无肿块。触诊过程中如发现有肿块、压痛、乳头溢液等，要及时就诊治疗。

2.乳腺癌筛查 妇女应定期进行乳腺癌筛查，40岁以下的妇女以临床触诊和乳腺超声为主，应每1~2年进行1次乳腺超声检查；40岁以上的妇女应以乳腺X线（钼靶）为主要检查手段，应每年进行1次乳腺超声检查，并每2年进行1次乳腺X线检查。40岁以上妇女高危人群及50岁以上妇女应每年进行1次乳腺X线检查。对可疑病变者可考虑行MRI检查。

四、乳腺常见疾病的诊治

乳腺疾病的常见症状为乳腺疼痛、乳头溢液及乳腺肿物，典型疾病为乳痛症、导管内乳头状瘤、乳腺纤维腺瘤、乳腺炎和乳腺癌。

1.乳头溢液 分为浆液性和血性，极少数为因感染而引起的脓性溢液。

（1）症状 ①血性溢液：多为乳管内乳头状瘤，少数可于乳晕旁触及肿块，极少数为导管内乳头状癌。②浆液性溢液：见于多种情况，如乳腺增生症。

（2）诊断 ①溢液涂片：有时可发现肿瘤细胞以鉴定其性质。②导管造影：可显示扩张的导管、充盈缺损或导管阻塞。③乳管镜：可发现病变并可同时切除。

（3）治疗 导管内乳头状瘤可行相应乳管切除。

2.乳腺纤维腺瘤 是年轻女性较常见疾病。

（1）多为单发，亦可多发，呈球形、卵状或分叶状。

（2）体检表现为质韧、无痛、活动度好的肿物。

（3）部分瘤体会自行缩小或消失。

（4）应注意与乳腺癌相鉴别。

（5）治疗　①诊断明确者，年轻者可观察，如果肿瘤生长缓慢，30岁以前不建议手术切除。②手术切除：>3cm、生长较快及大龄者，可考虑手术切除，以单纯腺瘤切除为宜，需与分叶状肿瘤鉴别。

3.乳痛症　目前病因未明，推测与内分泌紊乱有关。临床常将其诊断为乳腺增生。

（1）症状　多见中年妇女，以乳房胀痛为常见主诉，多为月经前出现，经后缓解。常伴有乳房结节，多发或单发，疼痛与结节可无绝对关系。可伴有乳头溢液，多为浆液性，单孔、多孔甚至双侧。

（2）诊断　①不建议以乳腺增生做临床诊断，乳腺囊性增生为病理学诊断。②应鉴别乳房外疼痛，如胸壁疼痛、心脏疾患等。③时有结节，易与乳腺癌相混淆，应设法以组织病理学证实。

（3）治疗　以自我调节为主，具有自限性，大多数在几个月内之内消退。乳痛每个月持续>7天、反复发作>6个月、影响生活者，则可给予药物治疗，可考虑雌激素受体拮抗剂治疗。

4.乳腺炎　分为急性乳腺炎和非哺乳期乳腺炎。

（1）急性乳腺炎　多发生在哺乳期，一般分为淤滞性乳腺炎和化脓性乳腺炎。

1）淤滞性乳腺炎　多发于年轻初产妇（产后1~2周），由于乳汁排泄不畅，造成乳汁潴留所致。其症状为乳腺弥漫性或局限性肿胀，轻度发热及乳腺疼痛。治疗原则是疏通乳管，如按摩乳房以及挤压乳房使乳汁排出，不必使用抗生素。必要时可考虑抑制泌乳。

2）急性化脓性乳腺炎　多由淤滞性乳腺炎发展而来，见于产后2~6周，以金黄色葡萄球菌为主。症状为局部红、肿、热、痛，全身表现为寒战、高热，初期表现为局部蜂窝织炎，继而形成脓肿。治疗原则为，初期以冷敷、排乳汁、全身应用抗生素为主，一旦脓肿形成，可行穿刺吸脓及脓肿切开引流术。

（2）非哺乳期乳腺炎　是发生在非哺乳期的一组非特异性炎症。主要包括乳腺导管扩张症、导管周围乳腺炎、肉芽肿性小叶乳腺炎等。临床上以乳腺肿块、乳头内陷、乳头溢液以及乳晕下脓肿为主要表现，甚至形成乳腺周围瘘管或窦道。

导管周围乳腺炎发病的高峰年龄在18~48岁，而具有导管扩张表现的患者主要在42~85岁。国内文献显示其发病的平均年龄为34~46岁。此外，该类疾病的发生也可能同吸烟、乳腺解剖学异常（乳头内陷）、激素水平、毒素以及精神心理等因素有关。

1）分型　①临床分型：隐匿型、肿块型（最常见）、脓肿型、瘘管型。②组织病理学：乳腺导管扩张症、导管周围乳腺炎及肉芽肿性小叶乳腺炎。

2）诊断　应详细询问病史，仔细查体，同时结合患者的临床表现、辅助检查、组织病理学等进行诊断。

辅助检查包括血常规、病原微生物检查、细胞学检查、乳管镜、乳腺超声、乳腺X线摄片、乳腺MRI、空心针穿刺。

3）处理原则

①手术治疗：为主要治疗方式，可选择肿块切除术、区段或象限切除术、皮下腺体切除术等，原则是必须完整充分切除病灶。脓肿形成者需切开引流，多房脓肿的患者引流要彻底。已经形成乳腺瘘管或窦道的患者可以行瘘管切除术，广泛多发病变或反复发生者可行单纯皮下腺体切除术。

②药物治疗：急性期经验治疗推荐使用广谱抗生素联合抗厌氧菌的药物，根据药敏结果调整用药方案。反复发作、窦道经久不愈或病变广泛不适合手术者，可给予三联抗分枝杆菌药物治疗，取得缓解后再行手术治疗。肉芽肿性乳腺小叶炎可口服激素类药物取得缓解。

5.乳腺癌　是威胁妇女健康及造成死亡的重要疾病，并且已占妇女恶性肿瘤发病第一位，恶性疾病死亡的第二位。

（1）病因　尚不明确，但已明确与雌激素有明显关系，绝大部分乳腺癌细胞存在雌、孕激素受体（ER、PR），故称之为激素依赖性肿瘤。

（2）临床表现

1）乳腺肿块　多为无痛性、单发性，少数可有两个或更多病灶，甚至可两侧发生。特点为质地硬，有浸润性，活动度差，可伴有酒窝征、乳腺皮肤水肿（橘皮样变）、卫星结节，甚至破溃。

2）淋巴结肿大　多为同侧腋窝、锁骨下甚至锁骨上淋巴结肿大，单发、多发或融合成团。

3）远隔转移　可转移至肺、骨、脑。

4）湿疹样癌　又称Paget病，乳头和乳晕破溃、瘙痒，有分泌物。

（3）诊断与鉴别诊断

1）诊断　重视每一例乳腺肿块患者，仔细行临床检查，双侧应同时检查。辅助检查包括：①乳腺X线检查。②彩色多普勒超声。③乳腺肿块细针穿刺细胞学检查或空心针穿刺组织学检查，后者尤为推荐。④手术活体组织学检查，建议尽量避免手术活检。⑤其他重要器官的转移灶检查，包括骨扫描、肺部X线，必要时行CT、磁共振检查。⑥肿瘤标记物，包括CA153、CEA。

2）鉴别诊断　乳腺纤维腺瘤、非哺乳期乳腺炎、乳腺结核、乳腺脂肪坏死。

（4）乳腺癌的分期　根据乳腺癌灶的大小、淋巴结转移情况、远隔转移有否将其分为四期。0期：$TisN_0M_0$；Ⅰ期：$T_1N_0M_0$；ⅡA期：$T_0N_1M_0$、$T_1T_1M_0$、$T_2N_0M_0$；ⅡB期：$T_2N_1M_0$、$T_3N_0M_0$；ⅢA期：$T_0N_2M_0$、$T_1N_2M_0$、$T_3N_1M_0$、$T_3N_2M_0$；ⅢB期：T_4任何N、M_0，任何T、N_3M_0；Ⅳ期：任何T、任何N、M_1。

（5）病理类型

1）非浸润型　根据肿瘤细胞发生部位分为小叶原位癌和导管原位癌，目前认为是癌前病变。

2）浸润型　有多种类型，多见为浸润性导管癌及浸润性小叶癌，根据雌激素受体（ER）、孕激素受体（PR）、表皮生长因子受体（HER2）细胞增殖指数（Ki67）的表达状态，将乳腺癌分成LuminalA、LuminalB、HER2过度表达及三阴四种临床类型。

（6）治疗　乳腺癌是一种全身性疾病，故应注意全身性治疗，根据病期及病理分型的情况，采用个体化治疗。主要治疗方法有手术治疗、化疗、放疗、内分泌治疗和靶向治疗。

1）手术治疗　包括乳腺癌根治术、改良根治术、乳腺象限切除术、肿物扩大切除术，后两者为保留乳房手术，远期疗效与前两者基本相同。腋窝淋巴结处理：临床检查阴性者，可进行前哨淋巴结活检，阴性者可避免行腋窝淋巴结清扫。

2）化疗　①辅助化疗：手术治疗后跟进的有效治疗。②新辅助化疗：手术前进行的化疗，可使疾病降期，增加可手术及保乳手术的可能性。

3）内分泌治疗　对ER、PR表达阳性患者，使用雌激素受体拮抗剂三苯氧氨，绝经后患者可服用芳香化酶抑制剂。

4）基因靶向治疗　针对瘤细胞跨膜表皮生长因子受体（HER2受体）的表达，选用其人源单克隆抗体进行靶向治疗，可抑制肿瘤生长、防止肿瘤复发和转移。已上市药物为曲妥珠单抗、帕妥珠单抗等多种制剂，预计乳腺癌治疗将进入靶向治疗时代。

（7）定期筛查，早期发现、及时治疗，是降低乳腺癌死亡率、提高生存质量的有效方法。推荐以下人群定期检查：①有乳腺癌家族史。②既往有乳腺良性肿瘤史。③未育。④第一胎足月妊娠>30岁。⑤月经初潮年龄<12岁或绝经在55以后。⑥进食过量的动物脂肪。⑦绝经后体重超重。⑧长期服用或注射雌激素。

1）自我检查　详见本章第五节。

2）乳腺临床检查　由乳腺专科医师进行检查，包括乳房的视诊和触诊。乳房视诊重点观察乳房和乳头大小及形状是否有改变，两侧是否对称，皮肤有无皱褶或凹陷。乳房触诊是用食指和中指指腹按顺时针方向触按乳房，依次沿乳房的内上象限-外上象限-外下象限-内下象限-乳晕部等5个区域进行检查，检查有无肿物，并检查乳头有无溢液。

3）乳腺X线检查　是最重要的早期发现方法。50岁以上妇女应每年进行一次乳腺X线检查，有乳腺癌高发风险者应在40岁以前进行X线检查。

4）乳腺彩色多普勒超声　可弥补X线检查未能发现的乳腺肿块及证实临床检查所触及肿块性质。

5）磁共振成像　较X线及超声检查有更高的敏感性和特意性。但由于检查费用较贵，尚不适用大规模人群普查。

（8）预防　①减少不良情绪，培养积极乐观的生活态度。②饮食结构健康，避免高热量、高脂肪的摄入，可适当增加蔬菜、水果、黄豆及其制品的摄入量，对乳腺癌有预防作用。③按照上述方案进行规律性的检查。④有家族史或其他高危因素者可进行化学性预防：绝经前人群可用他莫昔芬，绝经后人群可选择三代芳香化酶抑制剂，可明显降低高危人群的乳腺癌发病；对证实有基因突变者（BRCA1/BRCA2）甚至可进行预防性乳房切除术；基因治疗在不远的将来也会成为现实。

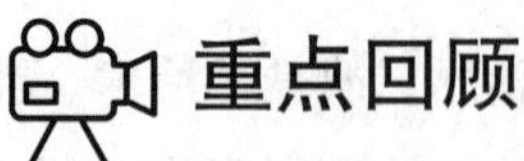

重点回顾

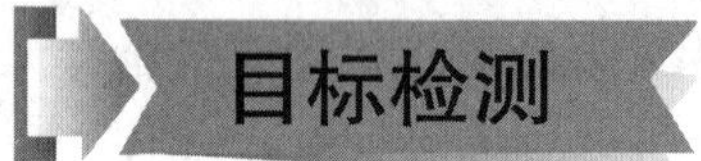

目标检测

一、选择题

1.外阴阴道瘙痒、阴道分泌物增多，分泌物呈凝乳或豆腐渣样，应为（　）

A.外阴白癜风　　B.阴道念珠菌（假丝酵母菌）病

C.细菌性阴道病　　D.尖锐湿疣

E.外阴硬化性苔藓

2.外阴瘙痒，灼痛或性交后疼痛，初为小乳头状疣，病灶增大后融合呈菜花状，应为（　）

A.外阴白癜风　　B.阴道念珠菌（假丝酵母菌）病

C.细菌性阴道病　　D.尖锐湿疣

E.外阴硬化性苔藓

3.患者，女，30岁，月经4~5天/22~25天，连续流产4次，基础体温呈不典型双相型曲线，上升缓慢，幅度偏低，升高时间仅维持9~10天即下降，应考虑诊断为（　）

A.正常　　B.无排卵性功血

C.黄体功能不全　　D.子宫内膜不规则脱落

E.子宫内膜炎

二、思考题

1. 子宫内膜癌患者初治结束后的随访注意事项有哪些？

2. 无排卵性异常子宫出血的治疗原则是什么？

三、思想提升

在诊疗过程中发现患者有滴虫性阴道炎，作为医学生，应如何向患者解释病情，有哪些处理原则？

第九章　环境与妇女健康

学习目标

1. 掌握环境保护的措施；熟悉各种环境下对妇女健康的影响；了解环境及环境因素的概念。

2. 学会各种环境因素下的预防保健要点。

3. 具有关爱妇女、耐心指导妇女哪些环境因素影响健康及如何避免的能力。

第一节　概　述

岗位情景模拟

岗位情景： 张女士，30岁，已婚未育，搬入新居，入住后发现小区所在地之前为农药厂，张女士准备怀孕，现在比较担忧。

请思考： 1. 环境因素改变对生殖健康是否有危害？

2. 对张女士有影响的为哪类环境因素？

一、环境和环境因素

（一）概念

环境是人类赖以生存和繁衍的基本条件，生殖健康是人类繁衍至今的重要保障。人类生存环境包括自然环境和生活环境。从更广义的理解，环境是指与人类生存有关的物理、化学、生物、行为、社会经济因素以及人类自身状况的总称，是一个非常复杂的体系。

人类赖以生存的外界环境中存在着各种物质，如空气、水、土壤、食品及其他生活物质，这些物质都属于环境因素。良好的自然环境为人类和其他生物提供了生存和发展的条件。但当环境因素的强度或浓度超过或低于一定限量，可对人体健康（包括生殖健康）产生不良影响时，则称之为环境有害因素。环境有害因素涵盖了自然环境、环境污染、生活接触、职业接触等所有的环境有害物质。

对于生活在母体内的胚胎和胎儿来说，其外环境主要指宫内环境。影响胎体宫内发育的环境因素包括外源性环境因素、母体因素和胎盘因素。宫内环境的质量将直接影响宫内胚胎和胎儿的生长发育。

（二）影响人体健康的外环境因素

1.按其属性分类　可分为物理因素、化学因素、生物因素。

（1）生物因素　包括各种病原微生物，如风疹病毒、巨细胞病毒、单纯疱疹病毒、肝炎病毒以及梅毒螺旋体、弓形虫等。

（2）物理因素　主要包括温度、湿度和气流等气象条件因素；X射线、γ射线、高频电磁场、微波、红外线、可见光及紫外线等电磁辐射；噪声、超声波、振动、高气压及低气压等。

（3）化学因素　包括空气的化学成分；各种工业毒物和生产中排出的废气；水体的成分及其中含有的污染水质的有机及无机化学成分；土壤的化学成分及其中含有的微量元素；其他，如药物、农药、食品的营养成分、食品添加剂、烟、酒、化妆品及洗涤用品等。

2.按其接触方式分类

（1）自然环境条件的影响　如居住地区地质性缺碘引起的碘缺乏病，高氟地区引起的先天氟中毒等。

（2）环境污染的影响　废气、废物、废水对周围地区的大气、土壤和水源等造成污染。如大气污染地区早产率、死产率及新生儿死亡率显著高于非污染区。甲基汞污染水体，经过食物链由母体进入胎体，可引起胎儿先天性甲基汞中毒。

（3）生活接触　如由于燃煤、吸烟、装修等造成的居室空气污染；食品受到农药、微生物污染，或营养素缺乏引起的营养不良，或营养过剩及维生素补充过量的不利影响；生活用品，如用于美容美发的化妆品、化学清洁剂、家用电器等。

（4）医源性接触　如医疗用药、医源性照射等。

（5）不良生活习惯　如吸烟、被动吸烟及酗酒等。

人们每天都受各种环境因素的影响。环境有害因素通过呼吸、饮水、食物摄入、皮肤吸收等不同途径进入体内，对人类健康包括生殖健康产生危害。

二、环境因素影响生殖健康的特点

环境因素对生殖健康的影响，表现在人与环境的动态联系过程中，良好的环境对人类健康包括生殖健康是有利的，不良的环境对人体健康包括生殖健康是有潜在危害的。研究表明，进入生活环境中的污染物一般作用于人体的浓度低、时间长，且有多种毒物同时存在联合作用的特点，往往近期看不见损伤，多为远期效应，如致突变、致畸胎、致癌瘤效应。具体表现如下。

1.环境因素可诱发生殖细胞突变，影响生殖过程和生殖结局。如发生不孕、早早孕丢失、自然流产、死胎、畸胎或其他先天缺陷。

2.环境因素可影响生殖过程的任何环节，造成生殖功能障碍或不良生殖结局。如月经失调、子宫内膜增生、流产、先天畸形、低出生体重、智力低下、弱视及聋哑等。

3.环境致发育异常因素可通过妊娠的母体干扰正常的胚胎发育过程，引起先天性缺陷。

4.孕期接触环境有害因素，可导致子代身体和智力损害或通过胎盘致癌等。

三、环境致发育毒性因子和致生殖危害的条件

环境致发育毒性因子是指能引起胚胎发育异常或先天缺陷的环境因素，它可以是物理的、化学的或生物的因素。这些有害因素可以通过妊娠的母体干扰正常的胚胎发育过程，这种作用称为致发育毒性作用。环境对胚胎的发育毒性作用可有四种表现：①胚胎死亡，即出现流产；②畸形，主要指形态上出现的永久性异常；③生长发育迟滞，如低体重儿；④功能发育不全，如神经系统功能或免疫功能低下等。

环境致生殖危害的发生及严重程度取决于环境因素的特性、强度（剂量）、作用持续时间以及生殖过程的阶段（如生殖细胞期、胚胎期、胎儿期）、母体基因型及生理病理特点等。例如，不同类型的致发育毒性因子可引起不同类型先天缺陷的发生，如药物反应停引起短肢畸形、甲基汞引起婴儿脑性麻痹及精神迟钝、X射线引起小头畸形及小眼球症等。按胚胎器官系统分化顺序，于妊娠的不同时期受致畸原影响，可出现不同类型的畸形。对胚胎危害最严重的阶段是妊娠8周内（器官形成期），此时期是细胞高度分化和各器官系统基本形成的时期，因此容易产生畸形。如人受精后第21~41天时，胚胎心脏最易受影响，随后为四肢及眼睛。神经系统的易感期最长，自受精后第20天直至胎儿娩出。妊娠第8周后至妊娠终末的胎儿期，器官分化已基本完成，各器官进入生长发育阶段。随着胎龄的增加，对致发育毒性因子的敏感性逐渐下降，但大脑和小脑及泌尿生殖系统仍在继续分化，此期受有害环境因素作用，主要发生生理功能缺陷及宫内发育迟滞，出生后行为异常，听力、视力障碍，智力低下等。因此，孕期的全过程都应注意避免接触环境中的有害因素，以保护母婴健康。

四、环境因素对遗传的影响

1927年穆勒（H.J.Muller）首次报道，用X射线照射果蝇可诱发基因突变。此后，越来越多的人报告电离辐射和化学品引起哺乳动物基因突变的实验证据。致突变作用，即引起染色体畸变或基因突变。能引起突变作用的环境因子称为致突变因子或称诱变剂。没有任何明确的突变原因或人为的干预，所出现的突变为自发突变，发生率很低。而诱发突变是由特定的环境因素引起的，包括高温、电离辐射、化学物质、药物等，诱发突变率远远高于自发突变率。研究已证明，化学致突变作用，在无其他毒性反应的低剂量下可以发生，而且可以形成一种不可逆的基因损伤。目前，已有的诱变剂在2000种以上。若突变发生在生殖细胞，可以对后代产生遗传影响；发生在体细胞，可以引发癌症等疾病；发生在胚胎细胞，可以对后代产生致畸或发育障碍的影响。

第二节　环境因素对生殖健康的影响

岗位情景模拟

岗位情景： 陈女士，生活在我国西北山区，很少进食海产品，结婚3年，未避孕未怀孕。

请思考： 1.环境因素对生殖健康是否有影响？

2.针对陈女士的情况，考虑其受哪种环境化学物质影响？

一、环境化学物质对妇女健康的影响

（一）碘缺乏

由于自然环境（地质性）缺碘，使长期居住在缺碘地区的人们摄碘不足，引起一系列碘缺乏病，是一个世界性的环境保健问题。全世界估计有16亿人生活在低碘地区。我国是碘缺乏病较严重的国家之一，全国大部分地区为碘缺乏地区。根据我国碘缺乏病病区划分标准，个体尿碘水平<100μg/L为碘缺乏。估计一年有近1000万新生儿出生在碘缺乏地区，有100万~200万的人口因缺碘而相对智力低下，严重地影响人口素质。

1.对妇女健康的影响

（1）育龄妇女碘缺乏，可引起月经异常、不排卵及不孕症。

（2）孕早期孕妇碘缺乏，可引起早产、流产、死产、先天畸形、克汀病、单纯聋哑、先天性甲状腺功能减退及甲状腺肿等。

（3）胎儿期或儿童期碘缺乏，可导致甲状腺功能减退、智力低下、运动发育落后、语言障碍、新生儿甲状腺功能减退、生长发育迟缓等。

目前，国内外学者研究碘缺乏对胎儿、新生儿、儿童脑发育和功能的影响以及垂体甲状腺轴的代谢与功能状态发现，孕妇缺碘可引起所述一系列亲代和子代的功能障碍，这些病不能简单地用地方性甲状腺肿和地方性克汀病来概括。它们实质上是环境和机体不同程度碘缺乏对人类不同发育时期造成的一系列损伤，称碘缺乏病。对人类最大的危害是使脑发育落后。地方性克汀病是碘缺乏病最严重的病症。其病因是孕早期母体严重缺碘，导致胎儿脑形态发生期缺碘，严重影响了胎儿脑形态和功能的发育，使患儿出生后在儿童期表现为呆小症。

2.预防保健要点

（1）保证妇女摄入足够量的碘　生理状态下育龄妇女推荐摄入碘量为150μg/d；孕妇及乳母为200μg/d。每日自饮食摄入合格碘盐中的含碘量，已足够生理需要。补碘不能过量，过量对人体有危害。使用碘油补碘的应用范围为：暂时未供应碘盐的地区；中、重度碘缺乏病流行区；人群尿碘中位数低于100μg/L；有地方性克汀病新发病例或新生儿甲低发生率较高的地区。使用碘油时应仔细阅读碘油说明书，按规范要求进行补碘油。

（2）合理膳食　可促进碘充分地吸收和利用，满足碘的需要。膳食中蛋白质、热量营养不足时可影响肠道对碘的吸收，以及甲状腺对碘的吸收和转化。因此应注意蛋白质和微量元素（如硒、锌等）的补充，多食含碘丰富的海产品。

（3）尿碘检测　在碘平衡条件下，尿碘量与摄入量近似。尿碘量是碘营养保健监测及观察补碘效果的重要指标。孕妇、乳母的最适宜尿碘浓度范围应在100~300μg/L。低于100μg/L，表明碘摄入不足；>300μg/L为大于适宜量。碘营养检测在整个妊娠期以及哺乳期，至少要各进行3~4次尿碘检测，发现缺碘时需及时补碘。

（二）高氟

氟在自然界中分布很广，由于地质性原因，常形成一些高氟区。高氟是指饮水中含氟量超过1.0mg/L。我国约有3亿人口生活在高氟地区。

氟是人体必需的微量元素之一，它具有多方面的生理作用：参与骨骼代谢，有防龋和促进机体生长发育作用等。流行病学观察指出，低氟区（饮水氟<0.04mg/L）居民骨密度降低，骨质疏松症发生率高。水氟含量在0.5mg/L以上有防龋作用。但过量氟可影响细胞酶的功能，破坏钙磷代谢平衡。高氟地区的居民，长期摄入过量氟则会出现氟中毒，也称地方性氟病。它是一种全身性、慢性中毒疾病，其临床表现复杂多样，主要表现为氟斑牙和

氟骨症。WHO提出，每人每日从环境中（如饮水、食物、空气等）摄入的总氟量，以不超过2mg为宜。

1.对妇女健康的影响　许多研究表明，高氟地区妇女月经异常、不排卵、不孕、流产和死产、死胎、先天缺陷发生率和围产期婴儿死亡率高于非高氟地区。

氟能通过胎盘屏障进入胎儿体内，影响胎儿的生长发育。如地方性氟中毒流行区出现乳牙氟斑牙，表明氟在胎儿和（或）新生儿体内蓄积，并可达到对牙齿有害的剂量。乳牙氟斑牙病因为高氟损伤于胚胎期，应认为是先天性氟中毒，是先天缺陷之一。

研究表明，地方性氟中毒流行区中胎儿大脑、海马及小脑皮质神经细胞发育较差，细胞体积小，分布密集，胎儿体内的氟可透过血-脑屏障蓄积脑组织中，脑内去甲肾上腺素、5-羟色胺和α_1受体含量明显降低，致使神经组织细胞发育迟缓。对地方性氟中毒地区的调查显示，病区的儿童生长发育和智力均受到影响。

2.预防保健要点

（1）饮用符合国家卫生标准的水，即水氟不超过1.0mg/L，适量浓度为0.5~1.0mg/L。

（2）加强妇女抗氟中毒能力据调查，贫困地区氟中毒患病率高，营养状况好的地区患病率较低。蛋白质、钙及维生素C、B_1、B_2、PP和D均有抗氟、保护机体的作用。少食量高脂肪的食品，因脂肪能使氟吸收增加。除加强营养外，可加服钙和维生素D与C，以调节钙磷代谢，钙在胃肠道与氟离子结合，形成难溶性氟化钙，由粪便排出，减少机体对氟的吸收。维生素C亦可促进氟排出，并有抗感染作用。少饮或不饮含氟高的茶。少用或不用含氟牙膏、含氟药物等。

（三）环境铅污染

铅是人体非必需的、具有神经毒性的微量元素，广泛存在于环境中，例如空气、土壤、水、食物、生活用具、建筑物油漆、汽车尾气、化妆品以及某些药物等，因而非职业接触人群的体内可以普遍检出铅。孕妇和儿童是铅污染的敏感人群。

目前，铅中毒的概念已经发生了根本性的变化，人们的注意力已转向亚临床型无症状性铅中毒。美国儿童铅中毒的标准已从20世纪70年代以前的600μg/L降为目前的100μg/L（0.483μmol/L）。而且发现，不存在铅安全阈值。生命早期的铅暴露不仅危害儿童期智能和行为发育，而且对成年后心血管异常、骨质疏松等也有影响。随着现代工业、科技和交通业的发展，环境铅污染日益严重。世界卫生组织呼吁发展中国家应采取紧急措施，对日益严重的环境铅污染进行治理，确保母婴健康。

1.对妇女健康的影响

（1）对月经及生育的影响　铅污染严重地区的妇女月经异常患病率显著增高。主要表现为月经周期延长或紊乱、月经量减少、痛经及不孕等。随着环境条件的改善，铅导致妇女不孕的报道已逐渐减少。

（2）对妊娠结局的影响　古罗马时代贵妇人中不断地出现流产、死胎和不孕，加速了罗马帝国的衰亡，究其原因与慢性铅中毒有关；国内报道，接触高浓度铅（如熔铅、铅焊、蓄电池生产）的女工，自然流产率可增高，但当空气中铅浓度接近最高容许浓度时，自然流产率并不高于一般人群。

（3）铅经胎盘转运和经乳汁传递　用同位素示踪方法，于动物实验早已证实，铅可经胎盘转运和经乳汁传递给子代。人群调查表明，脐血铅与母血铅相关密切，当母血铅升高时，脐血铅也随着增高；母乳中的铅含量与母血铅含量密切相关。故母亲孕期接触高浓度铅，可直接影响胎儿的发育。

（4）对胎儿、婴儿生长发育和脑的影响　许多研究证明，铅的毒作用存在剂量-效应关系。孕妇血铅或新生儿脐血铅超过0.483μmol/L时，即可能影响新生儿神经行为能力，包括视听能力。血铅在0.483~0.965μmol/L可产生脑损伤。随着孕妇体内铅水平的增加，对其胎儿及出生后婴儿的影响增大。可影响胎儿、婴儿脑发育，或使婴儿的听力减退、智力低下，或记忆、思维、判断功能产生不可恢复的损伤等。

2.预防保健要点

（1）控制铅对环境的污染　减少铅作业工厂铅烟、铅尘和含铅污水的排放；使用无铅汽油代替含铅汽油，杜绝汽车尾气中铅对周围空气环境的污染，确保大气和地面水中铅含量达到国家规定的卫生标准。

（2）减少铅的摄入　妇女和儿童特别是孕妇少去铅污染严重的地区；不食含铅食物；培养用食前洗手的卫生习惯等。

（3）纠正孕妇蛋白质、钙、铁、锌的缺乏，并增加维生素E和维生素C的摄入　孕妇钙、铁及蛋白质缺乏时，可增加孕母血铅水平及铅对胎儿的发育毒性；钙缺乏时，可增加肠道铅的吸收；富含锌的膳食能够减少组织中铅的蓄积和铅毒性作用；维生素E和维生素C有减少血铅水平的作用。

（4）在铅污染严重地区，如居住在冶炼厂、蓄电池厂和其他铅作业工厂附近的育龄妇女和孕妇应做血铅测定，根据血铅值采取相应措施。

（四）甲基汞污染

甲基汞是有机汞中的烷基汞类，进入人体后遍布全身各组织器官中，主要损害神经系统，最严重的是脑组织，其损伤是不可逆的。甲基汞是公认的“全球性环境污染物”。随着工农业的发展，汞的用途越来越广，氯碱工业、塑料工业、电子电池工业排放的废水是水体汞污染的主要来源，环境中任何形式的汞（金属汞、无机汞和有机汞等）均可在一定条件下转化为剧毒的甲基汞，如汞矿冶炼排放含汞废水，可污染土壤，最终转移到水体中沉降于底泥，水体和底泥中的无机汞在微生物的作用下可转化为甲基汞，水生生物摄入甲基汞并蓄积在体内，通过食物链逐级富集，鱼、贝体内甲基汞浓度高出水中甲基汞浓度数万倍，人们因食用污染的鱼、贝而中毒；有些工业（氯乙烯、乙醛）可直接排放甲基汞废水；有机汞农药的使用，也是污染大气、土壤、水体和粮食的重要来源。

1.对妇女健康的影响

（1）甲基汞中毒 又称水俣病，它是在日本九州湾发生的典型食源性甲基汞中毒，也是世界首次发现由于水体污染所致的一种公害病。甲基汞中毒症状与摄入量有关。急性中毒妇女可不孕；亚急性或慢性中毒孕妇可发生流产、死产；轻型或不典型中毒孕妇可分娩先天性水俣病患儿；摄入少量甲基汞的孕妇可分娩精神迟钝患儿。在日本甲基汞污染地区，除诊断为先天性水俣病外，还有大量精神迟钝、有感觉障碍或说话、动作笨拙的患儿，这类患儿症状轻，人数多，严重影响人口素质。

（2）先天性水俣病 是世界上第一个因水体污染甲基汞而发生的先天缺陷。由于母亲在妊娠时通过食物摄入了甲基汞，通过胎盘屏障及血–脑屏障，引起发育中的胎儿弥漫性脑损伤，导致中枢神经系统发育障碍。患儿主要临床表现为严重精神迟钝，协调障碍，共济失调，步行困难，语言、咀嚼、咽下困难，生长发育不良，肌肉萎缩，癫痫发作，斜视。多在出生3个月后发病。先天性水俣侯病儿在接受母乳喂养时，可加重甲基汞的危害。

2.预防保健要点

（1）控制汞对环境的污染，加强管理减少污染源，特别是对水源的污染。生活饮用水水质标准要求汞的含量不超过0.001mg/L。

（2）注意减少经口摄入甲基汞，如不吃被甲基汞污染水中的鱼、贝类，不吃用甲基汞处理过的谷物等；世界卫生组织和粮农组织提出，每人每周摄入总汞量以不超过0.3mg为宜，其中甲基汞不超过0.2mg。我国制定了食品中总汞和水产品中甲基汞的容许标准（mg/kg，以Hg计）：粮食（成品粮）≤0.02，薯类、蔬菜、水果、牛奶≤0.01，肉、蛋（去壳）、油≤0.05，鱼≤0.3（其中甲基汞≤0.2）。

（3）加强汞的生物监测，在汞污染区应注意孕妇血汞值、发汞值、乳汞值及新生儿脐血汞值、发汞值的检测，以期早发现异常，早防治。我国《水污染慢性甲基汞中毒诊断标准及处理原则GB6989–86》规定，甲基汞超过5μg/g为甲基汞吸收。目前尚缺乏先天性甲基汞中毒诊断标准。

（五）环境内分泌干扰物

环境内分泌干扰物也称环境激素，是一类存在于环境中能干扰生物体内正常内分功能的外源性化学物质。目前，已知的环境激素有70多种，其中40余种是农药的组分。环境激素主要以除草剂、杀虫剂、杀菌剂、防腐剂、塑料增塑剂和软化剂、洗涤剂、医用品、药物、食品添加剂、残留农药、化妆品、汽油排放物、日常生活用品等形式进入环境中，对人体可能产生有害作用。如邻苯二甲基酸酯类，已成为全球性的有机污染物，造成大气、土壤、水体的污染；二噁英不仅仅来源于杀虫剂，而更广泛来源于其他含氯的工业品、纸浆漂白以及聚氯乙烯塑料制成的一次性输液用品、儿童玩具、餐具等。这些含氯塑料垃圾不完全焚烧时，产生有强毒和致癌性的四氯二苯二噁英，严重污染空气、水体、土壤、动植物等。

环境激素可通过食物链或直接接触等途径进入人体，在脂肪中蓄积。胎儿经胎盘从母体获得，婴儿通过母乳可受到污染。单个环境激素具有很弱的激素样作用，但数种环境激素在体内的协同作用很强，可达数百至千倍以上。人类长期接触环境激素类物质，会渐渐引起内分泌系统、免疫系统、神经系统出现多种异常。出生前后和青春期是敏感期，环境激素对人类生殖健康的影响可能是21世纪人类健康所面临的最大挑战。

1.对妇女生殖健康的影响

（1）对月经、子宫内膜增生的影响　有报道，接触环境激素类物质，女性可出现性早熟、月经失调、子宫内膜增生、受孕力下降等。研究人员通过检查子宫内膜异位症的不育妇女发现，其体内二噁英检出率显著高于年龄相匹配的因输卵管异常不能生育的妇女。

（2）对生殖结局的影响及致畸作用　例如：①四氯二苯二噁英是生产除草剂（落叶剂）2，4，5-T过程中的副产品，有致畸作用。美国在越南战争中使用高浓度的落叶剂，自空中撒布，污染了大面积耕地和森林。有报道，受害地区的先天性畸形（如腭裂、脊柱裂、无脑儿、肢体畸形等）、流产、新生儿死亡发生率明显高于其他地区。②多氯联苯化合物（PCBs）是一组稳定的有机化合物，它能通过胎盘和乳汁对胎婴儿产生有害作用。妇女孕期接触PCBs有发生不良生殖结局的报道。在日本西部地区，由于食用混入PCBs的米糠油，发生了1000多人中毒的米糠油事件。事件中孕妇分娩出体重低、皮肤色素沉着及牙龈着色等症状的“油症儿”。

（3）致癌作用　己烯雌酚是已经证实的人类致癌物。孕妇服用己烯雌酚，其女儿在青春发育期易患阴道透明细胞腺癌。流行病学研究表明，环境激素可诱导与人类内分泌相关的肿瘤，如PCBs和DDT很可能与乳腺癌的发生有关。

2.预防保健要点

（1）控制环境激素污染的来源，制定切实可行的措施，控制环境激素产生和排放的源头，减少使用会产生二噁英的产品，治理环境激素的污染。《斯德哥尔摩公约》是1997年WHO确定的各国必须立即控制和治理以二噁英为代表的12种具有高残留、高生物富集性、高生物毒性的环境激素物质，包括多氯联苯、二噁英、呋喃、艾氏剂、狄氏剂、滴滴涕、异狄氏剂、氯丹、六六六、灭蚁灵、毒杀芬、七氯，2001年5月在斯德哥尔摩，各国全权代表会议上经投票通过此公约。

（2）加强对人工合成化学物质从生产到食用的管理，减少使用人工合成的激素类药物，防止破坏体内激素的平衡。

（3）正确使用某些日常用品，例如最好不用苯乙烯、聚氯乙烯、聚碳酸酯材料制作的食品容器；不用发泡塑料容器泡方便面；不用聚氯乙烯塑料容器在微波炉中加热，奶瓶用玻璃制品等。

（4）多食用绿色食品，少生食海鱼，防止通过食物链使积聚在海鱼体内的环境激素进入人体。

二、环境物理因素对妇女健康的影响

环境物理因素包括电磁辐射、噪声、超声波、高温、低温及低气压等。本节主要介绍电磁辐射和超声波。

（一）电磁辐射

电磁辐射包括电离辐射和非电离辐射。凡能引起物质电离的辐射称为电离辐射，它包括X、γ、宇宙射线和α、β射线以及中子、质子等辐射。根据电离作用的特点可分为直接电离和间接电离。带电粒子（α、β射线等）可直接引起物质电离的，属于直接电离粒子；不带电的光子（X、γ射线）和不带电粒子（中子等），它们与物质作用是通过产生次级带电粒子引起物质电离的，属于间接电离粒子。由直接或间接电离粒子或两者混合组成的任何射线所致的辐射，统称为电离辐射。

环境中人体接触电离辐射的机会很多，如工业上放射性矿物的开采、冶炼及核燃料的后处理，核反应堆、核动力装置、加速器的运行和维修，发光材料的使用，原子能的研究和利用等；医疗中，X线检查、放射治疗、放射性介入操作、放射性核素生产和应用，辐射事故等。医疗照射中以X线诊断的影响最大，如节育环透视、放射性介入、CT等，它是妇女所受电离辐射的最大外照射人工来源。外照射是指来自体外的放射线对机体的照射；内照射是指放射性核素进入体内，对机体的电离辐射作用。

大剂量电离辐射一次或短时间内多次作用于人体，能引起急性放射病。其主要表现为造血功能障碍、胃肠功能、中枢神经系统功能障碍，以及由于机体免疫功能低下而并发的局部或全身感染。小剂量、低剂量率、超当量剂量限值的电离辐射，长期多次作用（外照射、内照射或两者兼有）时，达到一定累积剂量后，可发生慢性放射病，其临床特点为以神经系统及造血系统功能障碍为主，并伴有其他系统改变的全身性疾病，病程长（数年至十余年），病情逐渐加重。

1.对妇女健康的影响

（1）对月经和生育力的影响　小剂量照射性腺时，往往出现性功能的改变，如妇女出现月经异常，月经周期延长而血量减少，停止接触后可以恢复且不影响受孕。大剂量照射，一般认为吸收剂量在3.0Gy以上，可造成性腺不可逆的损伤，甚至失去生殖能力而导致不孕。

（2）对生殖结局的影响　通过对我国25省、市、自治区医用X线工作者的调查，共分析了13056例，活产子女22089人，对照组16925例，活产子女24460人，发现其子女20种先天畸形和遗传性疾病总发生率分别为9.191‰和4.27‰，X线工作者明显高于对照组，但与孕前累积剂量、年平均剂量和工龄无关。

2.预防保健要点

（1）严格遵守国家标准　为了保护妇女及其子代的健康，我国在国家标准《放射卫生防护基本标准》（GB 4792–84）中规定，从事放射性工作的孕妇、哺乳妇女（指内照射而言），不应在甲种工作条件，即一年照射的有效当量剂量有可能超过15mSv（1.5rem）的工作条件下工作。同时规定，从事放射工作的育龄妇女所接受的照射，应严格按均匀的月剂量加以控制。

（2）避免或减少医疗照射　①对育龄妇女进行X线检查时，医师应询问患者，是否可能已怀孕，并在病历上注明，以避免早孕妇女受射线照射。②对有生育能力的妇女，下腹部及盆腔部的X线检查，如非必要，应尽量在没有妊娠可能时进行。③对孕妇进行X线检查时，应严格掌握适应证。原则上所有的孕妇在妊娠30周之前，一律应用超声检查代替产科X线检查，必要病例除外。④对孕妇进行检查时，放射科医师要采取技术措施，最大限度地减少对胎儿的全身照射。⑤孕期最好不做放射性核素的检查，以防用量不当发生超限量的内污染而引起内照射损伤。

（3）严格掌握终止妊娠的指征　做当胚胎或胎儿在妊娠的最初4个月中受照剂量超过10cGy（10rad）时，医师可考虑给孕妇行医疗性流产；当胎儿剂量为5~10cGy（5~10rad）时，没有其他原因，一般不考虑终止妊娠；胎儿剂量在5cGy（5rad）以下时，不需做医疗性流产。目前较一致的报道，医疗照射如胸透、牙科照相、胃肠系统透视及钡灌肠、脊柱照相、乳房X线摄片等，常规条件下，胎儿平均受照剂量<1.0rad，波动范围在5.0rad以下，致畸危险非常小。

（二）非电离辐射

工频、射频辐射、微波、红外线、可见光及紫外线，它们的波长较X射线及γ射线长，且频率低、能量低，没有电离作用（或紫外线只有弱的电离作用），统称为非电离辐射。在此主要介绍射频辐射和微波、工频电磁场。

射频辐射和微波是电磁辐射中波长较长、频率较低的辐射线。超低频磁场是指频率在0~300Hz之间的磁场，是与人们日常生活关系最为密切的电磁场之一。在电力或动力领域中，通常将50Hz（或60Hz）频率称之为“工业频率”，简称“工频”。

金属在高频电磁场内的热加工如金属的热处理、熔炼及焊接等，介质和半导体在高频电磁场内加热如木材、棉纱、塑料的加热，雷达导航，无线电通讯、电视及无线电广播，医学理疗，食品、药物、棉纱等的加热干燥及消毒，均可接触射频辐射和微波。接触工频电磁场的机会主要有发电机、高压输电线和变压配电站附近，以及接触多种家用电器、电焊等。

目前，电冰箱、电视、电脑、微波炉、空调及电热毯等家用电器已进入大多数家庭。已知各种家用电器、医疗保健仪器及移动通讯设备，只要处于使用状态，其周围就会产生电磁辐射。电磁波按照频率由低到高组成整个电磁波谱：音频（甚低频）、视频（低到高频）、射频（低到超高频）和微波（特高到超高频）。对人体的危害，高频以热效应为主，低频以非热效应为主。家用电器所发生的电磁辐射，多属于低频、低强度，长期慢性积累的损伤。当积累到一定程度时会出现神经衰弱综合征、心血管系统为主的自主神经系统功能紊乱，以及造血和免疫系统改变等。研究发现，人体对电磁辐射最敏感期是胚胎器官发生期，胎儿对电磁场的敏感性较成人高2~3倍，其中又以发育期的脑对电磁场最敏感。关于电磁辐射致癌的报道尚不一致。美国国家环境卫生研究所工作小组认为，极低频电磁场应被视为可疑的人类致癌物。

1.对妇女健康的影响

（1）对月经的影响　据国内高频电磁场及微波作业调查，约1/4女工呈现月经紊乱，并与对照组有明显差异。

（2）对妊娠结局的影响　国内外均有妇女暴露于微波引起自然流产的报道。微波照射并可使乳汁分泌功能下降。国内外均有报道，因微波炉质量不好或使用不当造成微波泄漏，对孕妇和胎儿可能有不良影响，有导致流产或致畸的个案报道。一般情况下，孕妇接触微波炉未见对胎儿有不良影响的报道。另有报道，电热毯有可能使流产概率增大，胎儿发育迟缓。孕早期使用电热毯最易使胎儿的心脏、神经、骨骼等重要器官组织受到影响。母体于整个孕期暴露于电热毯，可影响子代出生后早期脑内神经递质的代谢。电热毯温度越高，电磁场对胎儿的影响越大。

2.预防保健要点

（1）缩短接触时间，如孕妇使用电脑时间以每周不超过20小时、每天不超过4小时为宜。

（2）加大与辐射源的距离或采取屏蔽措施，不用电器时要拔掉电源插头。

（3）家用电器不宜集中摆放，特别是不宜在孕妇和儿童房间摆放过多的电器。

（4）购买家用电器时，尽量选电耗低的小型家电。

（5）减少用手机的时间和次数，尽量在接通1~2秒钟后再移至面部通话。

（6）孕妇不宜直接睡在通电的电热毯上，如使用电热毯取暖时，可在睡前预热，睡时关闭并拔掉电源插头。

（三）超声波

超声波是机械振动的传播，具有波束集中向某一方向传播的特性；强度比声波强。超声波生物学效应大小与其频率、强度、波的发射类型（连续或脉冲）物质密度及体积等因素有关。超声波在医疗上的应用极其广泛。超声波检查是最常见的产前检查手段。

1.对妇女健康的影响

（1）有研究认为，生殖器官对超声波特别敏感，可产生退化、坏死和萎缩。尽管生殖器官对超声波是否敏感的意见尚不一致，但高强度无疑是有害的。

（2）流行病学调查研究表明，孕妇受诊断剂量B超照射，未见有不安全的影响。孕期超声波照射也未增加儿童期患癌症的危险性。

（3）临床对孕妇超声扫描为行移动连续扫描检查，完成全方位扫查一般仅需5分钟，疑难病例一般也在10分钟左右。因此胎儿各脏器部位接受超声波辐照时间更短暂，所以产科诊断剂量超声扫描的安全度更高。

2.预防保健要点 孕妇接受诊断剂量超声波检查是安全的，还没有发现造成胎儿明显的损害。由于目前出现孕期，特别是早孕期超声波检查次数过多、每次检查时间不受约束等滥用超声波现象，因此应注意合理使用超声波检查。

（1）在超声波检查过程中，要严格掌握以最小剂量来获取必要的诊断信息的原则，尽量利用小频率和低强度，缩短照射时间。

（2）严格遵守超声波检查的指征，尽量避免孕早期不必要的超声波检查，控制检查次数。控制定点对胎儿心脏、眼、脑等重要器官的照射。

（3）加强超声波使用的管理，订出规章制度。

三、环境生物因素对妇女健康的影响

1941年澳大利亚眼科医师Gregg发现，孕妇感染风疹病毒所生婴儿有严重的先天性疾病。这一发现，揭示了环境微生物因素在生殖健康危害上的病因学作用。随着社会与科学的发展，经过多年来的研究，先后又发现多种病毒、寄生虫和细菌等，同样也可以通过孕妇感染胎儿，造成婴儿的先天缺陷，称先天性感染，亦称宫内感染。这种母婴垂直传播的病原体有弓形虫（Toxo）、风疹病毒（RV）、巨细胞病毒（CMV）、单纯疱疹病毒（HSV）及其他（Other）。Nahmias（1971年）首次采用这一组病原体的首个字母缩写词，提出TORCH感染，随后TORCH综合征被广泛应用。近年来，其范围不断扩大，还包括梅毒螺旋体、乙型肝炎病毒、水痘–带状疱疹病毒、肠道病毒、人免疫缺陷病毒、人微小病毒

B19及疟原虫等。这些感染的临床表现常有特色，用TORCH已不能完全概括了。

妇女妊娠期体内会发生一系列生理变化，尤其在妊娠的初期三个月，因孕妇的免疫功能下降、抵抗力降低，对微生物感染的易感性增加。孕妇体内的这些变化，可能引起本身潜伏在体内的病毒再活化，或者使普通的感染反应更严重，这不仅会对孕妇造成某些损害，而且可能对发育中的胎儿造成永久性损害。下面介绍几种常见的微生物感染。

（一）风疹病毒感染

感染引起的风疹是一种经呼吸道传播，临床症状轻微，预后良好，易被忽视的病毒传染病。孕妇感染风疹病毒，特别是在妊娠早期，对胎儿危害很大，因而受到国内外学者的重视。

1.病原体　风疹的病原体是风疹病毒，属披膜病毒科，外形为不规则球形，直径50~80nm，病毒核酸为单链RNA。风疹病毒能够在敏感细胞的胞浆中复制。风疹病毒不耐热，56℃ 30分钟可灭活；耐冷，在-60℃能长时间生存；易被紫外线、脂溶剂（如乙醚谜、氯仿及胆汁等）灭活。

2.传播途径

（1）获得性传播　风疹患者的口、鼻及眼部分泌物中的风疹病毒，可直接传播或经呼吸道飞沫传播给他人。风疹患者的上呼吸道分泌物于出疹前1周至出疹后5天均有传染性。

（2）母婴传播　孕妇感染风疹病毒后，孕妇血中的病原体可经胎盘传播和上行性羊膜炎性传播给胚胎或胎儿。

3.流行特点　传染源风疹病毒只对人致病，传染源为风疹患者。风疹本身是一种预后良好的病毒传染病，可不治自愈，感染后可获持久性免疫。育龄妇女风疹的发生率与其免疫状况和风疹大流行有关。

4.对母婴的影响　孕妇受感染时，全身症状轻，有时皮疹并不明显，常被误认为一般性质的上呼吸道感染，但病毒可于出疹前7~10天通过胎盘屏障感染胎儿，可引起胎儿流产、死胎、早产、胎儿先天多发性畸形、出生后持续性病毒感染和进行性组织损害等严重后果，在临床上称先天性风疹综合征。对胎儿的影响，并不取决于孕妇受风疹感染时症状的轻重，而与母体感染的孕周有关。在妊娠12周内，孕妇若感染风疹病毒，胎儿的感染率为81%，即孕初期三个月内风疹的垂直感染率相当高；妊娠13~15周，胎儿感染率为54%；妊娠第4个月为17%以下；妊娠第5个月及以后仅偶有发生。还发现感染的时间与畸形的程度及种类也有一定关系。在妊娠的前8周感染，胎儿表现为多器官异常，致畸率几乎高达100%。15~16周表现为神经性耳聋增多，占被感染胎儿的50%。还发现幼年听力正常者不能排除日后发生进行性耳聋的倾向。宫内风疹病毒感染引起的生长发育迟缓也与胎龄有关，妊娠早期感染者宫内发育及出生后发育都表现为迟缓；妊娠后期感染只表现宫内发育迟缓。先天性风疹综合征（CRS）患儿的主要临床表现如下。

（1）新生儿期一过性症状　有低体重、血小板减少性紫癜（出生即有紫红色大小不等的散在斑点）、肝脾肿大、黄疸、溶血性贫血、间质性肺炎、淋巴结炎、脑脊髓膜炎、骨障碍等先天感染的严重表现。上述各种症状通常在数天或数周后消失。

（2）持久性障碍　指出生时至出生后一年内未治愈的先天缺陷，包括心血管畸形、眼障碍（白内障等）、耳聋等。

（3）迟发性障碍　指出生一年之后才表现出的各种先天缺陷，包括幼儿期至青春期发生耳聋、高度近视、智力障碍、神经发育迟缓、糖尿病、中枢性语言障碍、性早熟、退行性脑疾病等。特别引人注意的是糖尿病，CRS患儿的糖尿病发生率可以达10%~20%，多发生在20~30岁，超过30岁的发生率仅为0.1%。

5.预防保健要点　至今尚无特殊治疗方法，关键在于预防。

（1）隔离患者，至少应隔离风疹患者至出疹后5天。

（2）孕妇于妊娠早期3个月，尽量避免与风疹患者接触。

（3）接种风疹减毒活疫苗，以控制先天性风疹病儿的发生。接种对象：①对儿童进行普遍接种，提高人群对风疹病毒的免疫力；②对妇女进行选择性接种，妇女于孕前检测血清风疹sIgG抗体阴性者，应予接种风疹减毒活疫苗。接种疫苗至少三个月后才能怀孕。

（4）必要时考虑终止妊娠。孕妇在妊娠早期感染风疹，原则上应终止妊娠，以减少胎儿感染所致CRS患儿的出生。在妊娠中、晚期患病应排除胎儿感染或畸形后方能继续妊娠。

（二）巨细胞病毒感染

巨细胞病毒感染是由巨细胞病毒（CMV）引起的人类感染性疾病。先天性CMV感染率，欧美资料为0.2%~2.3%，我国资料为0.9%~3.5%，估计每年出生先天性CMV感染儿达数十万。因此，积极开展先天性CMV感染的预防，是提高我国人口素质的一项重要措施。

1.病原体　巨细胞病毒属疱疹病毒科，为双链线状DNA病毒，具有典型的疱疹病毒形态结构，至今尚未发现有不同的血清型，但不同株之间的抗原结构有差异。CMV具有高度种属特异性，只能感染人类。

CMV在pH<5环境仅能生存1小时，既不耐酸，也不耐热。20%乙醚2小时、56℃ 30分钟或紫外线照射5分钟均可使CMV灭活。

2.传播途径

（1）接触传播　传染源主要是患者。无症状CMV隐性感染者和长期慢性携带CMV者，几乎所有体液，如唾液、泪液、血液、乳汁、尿液、精液及宫颈分泌物等，均含有CMV，可以长期或间歇地从这些体液排出。婴儿主要通过母亲唾液等方式受到感染。成人主要通过性接触传播。

（2）母婴传播

1）经胎盘感染　CMV通过胎盘感染胎儿，尤以妊娠早期3个月胎儿感染率最高，妊娠后期通常不引起胎儿感染。

2）上行性感染　CMV经上行性胎膜外感染，再经胎盘感染胎儿；以及胎儿吞噬感染CMV的羊水而引起的感染。

3）经软产道感染　CMV隐性感染的产妇，在妊娠后期，CMV可被激活，从宫颈管排出CMV，胎儿在分娩过程中经软产道时，接触或吞咽含有CMV的宫颈分泌物和血液而感染，感染率高达40%。

4）经母乳喂养感染。

3.流行特点

（1）流行状况　呈全球性分布。据报道，世界大多数地区育龄妇女血清CMV抗体阳性率超过60%。我国大城市孕妇CMV感染率达94.7%~96.3%。

（2）易感人群　人体对CMV的易感程度取决于年龄、免疫功能状态等因素。通常年龄越小，易感性越高，病情也越重。免疫功能正常者很少发病，多为CMV隐性感染，而免疫缺陷或免疫功能降低者则易发生重症或全身感染。

4.对母婴的影响

（1）对妊娠的影响　妇女孕前CMV感染，仅5%~15%的感染有临床表现，如发热、乏力、肌痛、咽痛及淋巴结肿大等。在孕早期感染CMV能产生病毒血症，急性期持续2周至2个月，这期间几乎所有体液均有CMV。排毒持续数周至数月后，病毒潜伏在肾及宫颈等组织中。当妇女怀孕或免疫功能低下时，潜伏的病毒被激活而引起复发感染。这是因为CMV与其他病毒不同，感染后产生的抗CMV抗体对人体再感染没有保护作用，也不能保护胎儿不受感染，因此，复发感染的孕妇仍有可能将CMV传播给婴儿。但是检测血清中CMV抗体有助于了解感染状态，也是判断孕妇是否是活动性感染和胎儿感染危险性的重要指标。

（2）对胎婴儿的影响　绝大多数妇女孕前已有感染，不过只有活动期的孕妇才可能将病毒传给胎儿。宫内CMV感染对胎儿的影响程度与孕妇感染类型和孕周有关。孕妇患原发性CMV感染，引起胎儿先天异常比再发性CMV感染的发生率高且病情严重。其临床表现可由隐性感染、轻症转为呈现明显症状和体征，直至流产、死胎、死产及新生儿死亡。尽管胎儿感染CMV多数是隐性感染，出生时外观正常并无明显症状及体征，但尿中可以查出CMV-DNA。在无症状者中，有5%~15%于出生后数年可出现发育异常。有10%新生儿出生时有明显症状，出现新生儿黄疸、肝脾肿大、小头畸形、瘀斑、耳聋、脉络视网膜炎及生长迟缓等，重者有呼吸困难、抽搐，数日内死亡，死亡率高达50%~80%。幸存者常有智力低下、听力丧失和迟发性中枢神经系统损害为主的远期后遗症。不同孕期感染后可有不同的结局，在孕早期（小于孕12周）感染可导致流产；孕20周感染，胎儿尚能生长，但成熟程度大受影响，可引起足月新生儿低体重，伴有脑部畸形；孕晚期感染，胎儿器官发育基本完成，感染后对胎儿影响不大。

5.预防保健要点 鉴于此病毒无特殊的治疗药物，接种疫苗以防感染尚在研究中，因此，必须重视先天性CMV感染的预防。①切断CMV的传播途径，应认真隔离患者，对已感染的婴幼儿群体、育龄及孕妇群体，对其排泄物应及时进行消毒处理。②加强孕前CMV血清学检查。③妊娠早期确诊孕妇CMV感染，应考虑终止妊娠，可防止或减少严重感染儿和畸形儿的出生。④孕妇于妊娠晚期感染CMV，通常无需特殊处理。⑤乳汁中检测出CMV的产妇，应停止哺乳，改用人工喂养为宜。

（三）弓形虫感染

弓形虫病（TOX）是一种人畜共患的寄生虫病。它侵犯人畜各种组织，在细胞内快速分裂繁殖，造成更为广泛的临床病变，对人类危害性最大的是先天性弓形虫病。

1.病原体 弓形虫病的病原体为刚地弓形虫，系原虫类寄生虫，属弓形虫科。弓形虫滋养体寄生在中间宿主的细胞质内，又称弓浆虫。弓形虫的生活史属于循环传播型。中间宿主非常广泛，从爬虫类、鱼类、昆虫类到哺乳动物，包括羊、牛、猪、鼠、鹅和人等，而猫是终末宿主；受感染的猫，每天从粪便中排出上千万只囊合子，经2~4天后分离出孢子囊，孢子囊被中间宿主吞食，猫再吞食受感染的中间宿主，如此循环不止。

2.传播途径

（1）获得性传播　以经口感染为主，主要通过吃含有弓形虫包囊的未熟肉或生肉、生乳、生蛋等，也可通过吃被猫、犬粪便污染的食物而患病。此外，猫、犬唾液中的弓形虫还可经伤口进入人体患病。

（2）胎盘传播　是指孕妇初次感染弓形虫，出现虫血症后，弓形虫通过胎盘传给胎儿，引起胎儿先天性弓形虫感染。

3.流行特点

（1）流行状况　弓形虫病呈世界性分布，据估计，全世界有5亿~10亿人受到弓形虫的感染。我国人群中的平均感染率为4%~9%，胎儿宫内感染率为0.5%~1.0%，已引起人们广泛的重视。

（2）传染源　受感染的猫及猫科动物为主要传染源，其他与人类关系密切的家畜，如犬、猪、羊、鸟类等动物均可为传染源。猫和猫科动物是唯一的终末宿主，也是中间宿主，当人直接或间接接触猫时即可被感染。急性弓形虫感染者的粪便、尿液、唾液、痰液中均有病原体，除孕妇经胎盘能感染胎儿外，因弓形虫不能在外界生存长久，故患者作为传染源的意义不大。

（3）易感人群　免疫功能降低的孕妇、免疫缺陷者以及胎儿等，都是易感人群。易感者感染弓形虫多呈显性感染。

4. 对母婴的影响

（1）弓形虫感染对的影响　人类对弓形虫有一定的先天免疫性，故弓形虫感染后不一定出现急性症状，只形成包囊而呈长期隐性感染，通常无症状或为亚临床型。妇女妊娠时免疫功能改变，易染上弓形虫病或使慢性弓形虫病活化。孕妇感染后可能无明显症状或有轻微症状，如低热、头痛、肌痛、乏力、皮疹和淋巴结肿大等。然而，孕妇感染形虫后，约有46%的概率传给胎儿。特别是初次感染，无论其有无症状，常可通过胎盘将弓形虫传给胎儿。孕期愈早，对胎儿的损害愈大，但在整个孕期都可传染并造成不良后果。轻者使胎儿带病，重者可导致畸形、流产、胎死宫内或死产。据报道，对有不良妊娠结局的妇女检查弓形虫抗体，其阳性率（10.3%）比妊娠正常者（1.3%）高7.8倍。对流产儿、死胎或畸形儿死后进行病理检查，体液做动物实验，证明弓形虫是胎儿致畸、致死的重要病原体。

（2）先天性弓形虫病　仅有10%~15%的先天性弓形虫病新生患儿表现出明显的损害，85%的先天弓形虫病患儿发病延迟至生后数周、数月以至数年才开始显露出来。妊娠早期感染者常发生流产、早产和死胎或畸胎。如婴儿出生时已有症状或为畸形者，说明病变范围广和程度严重，多数死亡。一般以脑和颜面部位损害明显，主要表现为脑积水、脑钙化、无脑儿及脉络膜视网膜炎等；或有发热、肝脾肿大、水肿、黄疸、淋巴结肿大、心肌炎及小眼症等。妊娠中晚期感染者可发生宫内发育迟缓、神经系统损害；或出生时为正常婴儿，生后4~12周时才出现感染症状，或新生儿期有疾病活动的体征等。出生后发病愈晚，病变愈轻。

5. 预防保健要点

（1）开展卫生宣传教育，提高人们对弓形虫病的认识。

1）搞好环境卫生，做好粪便、家畜管理，防止水源被污染。

2）肉类食品加工厂应建立严格的检测制度，以控制传播。

3）养成饮食卫生习惯，如食前洗手、食瓜果要洗净等。

4）孕妇应避免接触猫、狗等动物。

5）不吃生的和未煮熟的鱼片或肉片、奶类、蛋类，不喝生水，生熟菜板应分开等。

（2）加强孕前弓形虫抗体的检测，有弓形虫感染者，应痊愈后再怀孕。一般人感染弓形虫不需要特殊治疗即可自愈。

（3）妇女妊娠期弓形虫感染者应给予治疗，乙胺嘧啶是治疗弓形虫病的特效药，但因未排除对胎儿的影响，故孕妇多改用乙酰螺旋霉素。如发现怀孕初期感染本病者，除积极治疗外，应尽早行人工流产终止妊娠。治疗弓形虫感染越早，发生后遗症的机会越少。对患弓形虫病孕妇所生的新生儿，即使外观正常，也应口服乙酰螺旋霉素。

第三节　环境保健措施

岗位情景模拟

岗位情景： 王女士，已婚，孕7周，新居2个月前装修好，现刚搬至新居发现怀孕，至医院妇女保健科咨询。

请思考： 1.环境质量监测有哪些方面？

2.针对王女士的情况，给予哪些环境保健指导？

一、改善环境条件

改善环境条件是指通过工艺技术改革和加强卫生技术措施，降低生活环境中有害物质的强度（或浓度），使其达到国家规定的卫生标准，以提高环境质量。

环境条件的改善，包括大气污染、水污染和环境噪声的控制等，是一种系统工程，需要国家的大量投入和全社会的参与，同时还需要采取综合性措施，才能达到全面保护居民健康的目的。例如，如何预防居室内空气污染对妇女、儿童健康的影响，是一个重要的居室环境保健问题。室内空气污染的来源很多，有香烟烟雾，柴、煤、液化石油气燃烧过程产生的一氧化碳，居室装修引起的甲醛、苯、甲苯、二甲苯等的室内污染，此外，人群集聚、通风不良时，呼出气中的二氧化碳可使空气混浊，氧含量下降。因此，控制室内空气污染来源，如注意改造采暖设施，减少燃料燃烧时产生的有害气体污染室内空气，不在室内吸烟，选择符合卫生标准的装修材料等；加强居室内通风换气，使之达到国家规定的卫生标准，是提高居室内空气质量的最佳措施。

二、加强环境质量监测

（一）环境质量监测的概念

环境质量监测是对环境本身和污染情况进行定期或不定期、间断性或连续性的卫生调查及检测代表环境质量的各种数据，为保护和改善环境质量提供科学依据。环境质量可以通过物理、化学、生物的一系列性状指标的定量监测数据来表示。环境质量监测，按污染物存在的介质可分为大气、水质、土壤和生物监测等。

（二）生物监测

1. 生物监测的意义 生物材料监测是指人体生物材料的监测，指系统地、有计划地收集体液（血、脐带血）、分泌物（乳汁、唾液）、排泄物（尿、粪、呼出气）、组织和脏器（脂肪、肌肉、头发、指甲、胎盘、绒毛等），测定其中的污染物或者其代谢产物的含量。由于生物监测资料能反映人体实际接受污染的水平，因此可以预测环境污染水平和对人群的危害，特别是在没有临床体征和主诉的情况下，可以早期发现环境污染对人体健康的影响，起到健康监护的作用，同时也有助于病因学诊断。生物监测与其他环境（大气、水质、土壤）质量的卫生监测相结合进行分析，将会对环境污染情况做出更全面的评价，为改善环境条件提出科学依据。

2. 生物监测项目的选择 主要根据调查的目的、环境污染物的特性、在体内的代谢特点、靶器官和是否便于取材等来确定项目。如血液检测可反映化学污染物在体内吸收水平；尿可以反映污染物的排泄量；头发、指甲、牙齿可反映化学污染物在体内的蓄积状况；人乳检测可反映母体接触有害物质的水平，也可反映婴儿的摄入水平；新生儿脐血和头发检测可反映胎儿期接受有害物质的水平等。又如测定血中和尿中的铅、汞、镉等可反映这些金属对环境的污染水平；测定人血中碳氧血红蛋白含量可反映大气中一氧化碳的污染水平等。

三、开展环境保健指导工作

为保护妇女生殖健康和有效地进行妇产科疾病的预防，在妇产科临床和妇女保健工作中，急需开展环境保健指导工作。其具体内容如下。

（一）妇女生活环境条件现况的了解

进行环境保健指导时，首先须对受诊对象的生活环境条件的现况进行了解。生活环境条件调查的内容主要应包括居住环境条件、饮食营养状况、生活习惯及不良嗜好等。以居住环境条件为例，应了解住房条件，如住平房或楼房、人均居住面积、居室朝向、日照情况，采暖方式，住所周围的环境条件，如有否大气污染或噪声污染，以及本人或家人是否吸烟等。总之，医生在问诊时应认真细致，目的在于从中发现问题，以便进行保健指导。环境保健问题的解决有赖于受诊者的努力。

（二）孕前环境保健指导

孕前保健由一系列干预措施组成，目的是通过预防和管理，找出并矫正一些影响妇女健康或妊娠结局的生物医学、行为学和社会学方面的危险因素（特别是那些必须在孕前或孕早期得到矫正的危险因素）并实施干预措施。孕前保健包括初次妊娠之前或两次妊娠之间的保健服务，如对已确定的危险因素进行干预或对有不良妊娠结局的妇女提供特别的干预措施。虽然孕前保健服务主要针对女性，但也应包括男性、夫妇双方的家庭和整个社会。研究表明，妇女孕前健康状况和环境因素对胎儿及孕妇有着重要的影响。根据美国疾病控制中心提出的改善孕前健康状况和孕前保健的建议（2006年），结合我国国情，建议医生对已婚备孕的妇女在备孕期间，进行孕前环境保健指导。

（三）孕期环境保健指导

1.孕期尽量避免接触有毒有害物质，如孕期应避免进行家庭装修，避免食用含铅量高的食物如松花蛋（无铅的除外）及被农药污染过的食品，慎用含铅、汞或激素类的化妆品，限制饮酒，禁止吸烟及避免被动吸烟等。

2.孕期患病用药问题。由于有些药物能经过胎盘进入胎儿体内，因此，医生应仔细询问患者是否怀孕及孕周。对孕妇用药须慎重，首先要了解药物的药代动力学及药物对胎儿及新生儿的药理作用，选择安全有效的药物。对一些中成药及新药，应仔细阅读说明书中有关孕妇用药的注意事项后，再决定是否可用。同时应劝导孕妇按医嘱进行服药，不要因用药有顾虑，甚至不肯接受药物治疗，以致延误病情、耽误治疗。

3.关于电磁辐射，如家用电器以及医疗照射等对孕妇及胎儿的影响，是一个重要的环境保健问题。家用电器中，孕妇不宜使用电热毯；使用电脑应控制时间，操作过程中需要注意休息。应尽量避免对孕妇下腹部医疗照射。原则上，孕妇在妊娠30周以前，一律应用超声检查代替产科X线检查；同时应尽量避免放射性核素检查等。

4.孕期营养保健问题。孕期膳食应随妊娠期的生理变化和胎儿生长发育的状况而合理进行调配。如妊娠最初3个月，胎儿尚小，营养素的需要基本同孕前，饮食以清淡为宜，多食新鲜蔬菜、水果等；孕中期以后，胎儿生长速度快，对膳食中蛋白质、钙、铁等多种营养素的需要量增加，此时，应注意合理的营养和平衡膳食。

5.居室朝向不佳、日照不足时，建议孕妇适当多晒太阳；室内用煤炉采暖时，应注意预防一氧化碳中毒等；家中有人吸烟时，建议不要在孕妇的居室内吸烟，孕妇居室内应经常通风换气，保持空气清新，使之符合卫生标准。

6.孕期应避免去环境嘈杂并且有较强噪声污染的场所，同时也应尽量少去通风条件不够好的场所。

（四）开展环境保健指导应注意的问题

1.积极开展环境保健的咨询服务　开展有关环境因素对生殖健康和胎婴儿发育影响及其预防保健的咨询服务，是当前的社会需要。因此，在产前保健或优生咨询门诊中，除遗传咨询外，应充实并加强妇女环境保健方面的咨询服务。

2.加强环境保健的健康教育　普及环境保健知识教育，注意把妇女环境保健指导贯彻到婚前、孕前、孕期和哺乳期保健的各个环节中。

3.积极开展环境保健的科学研究　目前已肯定的具有生殖发育毒性的环境有害物质，仅有电离辐射、宫内感染、甲基汞、铅等少数物质。对众多环境因素，尚处在未知阶段。因此，唯有开展科学研究，识别和发现它们，才能设法加以控制。这对控制环境因素对女性生殖健康和胎儿发育不良影响，是不容忽视的一个重要方面。目前已知的人类生殖发育毒性物质，多数是由临床学家首先发现的。因此，将临床医学与预防医学的专业知识结合起来，积极开展妇女环境保健的研究是非常必要的。

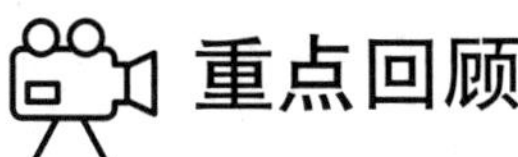

重点回顾

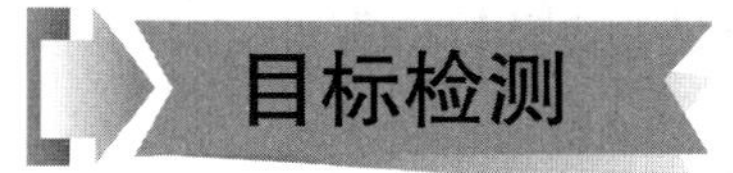

目标检测

一、选择题

1.利用超声技术和其他手段进行非医学需要的胎儿性别鉴定、选择性别的人工终止妊娠，是造成出生人口性别比升高的（　）

A.间接原因　　B.直接原因

C.根本原因　　D.本质原因

E.主要原因

2.世界上第一个因水体污染甲基汞而发生的先天缺陷是（　）

A.先天性水俣病　　B.先天性甲状腺功能低下症

C.苯丙酮尿症　　D.蚕豆病

E.地中海贫血

二、简答题

1.环境因素的概念是什么？

2.TORCH感染包括哪些？

三、思想提升

临床工作中应如何指导孕妇进行孕期环境保健？

第十章　职业与妇女健康

学习目标

1.掌握妇女劳动保健的概念、意义，妇女劳动保健在妇女保健及劳动保护中的重要性，妇女生殖健康的职业保健措施。

2.学会识别职业有害因素对女性生殖生理功能的影响，并运用护理程序对相关患者提供整体护理。

3.提供护理过程中，表现为良好的沟通能力，具有关心与体贴患者的能力；能够对妇女实施劳动保护，提供劳动保护服务。

第一节　概　述

岗位情景模拟

岗位情景：张女士，30岁，在一家工厂工作，平时工作强度较大，平时月经间期不规律，现停经42天，晨起恶心、呕吐1周。检查：尿妊娠试验阳性；B超提示：宫内早期妊娠。知道怀孕，张女士夫妇既开心又害怕，担心平时月经间期不规律，工作强度大，影响胎儿发育，前来咨询。

请思考：针对张女士情况，应怎样进行保健指导？

一、妇女劳动保健的概念

妇女劳动保健，是根据妇女劳动的特点，以及劳动的环境及劳动过程中存在的有害因素对妇女的生殖健康可能产生的影响，研究相应的保健对策，为劳动妇女提供保健服务。妇女劳动保健是妇女保健不可缺少的内容之一。

二、妇女劳动保健的意义

自1949年开始，我国陆续制定了相关法律法规，不断提高女性的地位，保障女性参加社会劳动的权利，使我国女性就业劳动取得了巨大成就。1978年以来，我国实行改革开放，推动了中国社会向现代化的转型，国家产业结构、就业结构等都发生了翻天覆地的变化，这也必然影响到了女性参与就业的状况。2021年国家统计局数据显示，女性就业人员比重保持在40%以上，目前女性从业人员已达3亿余人，已成为促进国家发展经济、提高生产力水平和科学技术水平中举足轻重的力量。女性劳动及其保健一直是社会关注的问题。

劳动是个体生命历程中至关重要的一个环节，既是自身发展的途径，也是衡量个体在社会中所处位置的重要标志，表现为获得社会角色的过程。女性的劳动是女性获得社会地位并保有财产权利的重要途径和保障，也是实现男女平等、提高妇女地位的先决条件，妇女的获得感、幸福感、安全感显著增强；同时，会影响到社会的稳定和发展。

保护女性劳动者的健康，就是保护生产力，与解放和发展生产力、促进社会进步有密切关系，有重要的社会意义。同时，保护妇女在劳动生产和一切职业活动中的安全和健康，是维护妇女合法权益的重要方面，是公共卫生事业的一个重要组成部分。一个国家，妇女职业保健和劳动保护工作的水平，是衡量其社会文明进步的尺度之一。

三、妇女劳动保健在妇女保健及劳动保护中的重要性

女性具有与男性不同的解剖生理特点，其体格体力与男性有差异。在职业劳动有害因素的影响下，除与男性同样有发生职业病与职业中毒的潜在危险外，女性有月经、妊娠、分娩、哺乳等孕育第二代的生理功能，因此，还存在特殊的劳动保护问题的重要性。

（一）农村妇女劳动保护

农村妇女历来从事多种农业劳动，尤其农村妇女在月经期、妊娠期和哺乳期（简称“三期”）等特殊时期应注意加强劳动保健保护。因为妇女在月经期的身体抵抗力相对下降；在妊娠和哺乳期，妇女的身体新陈代谢加快，呼吸与循环功能增加，心、肝、肾器官生理负荷加重。这些变化特点都使机体的防卫能力下降，易受有毒有害物质侵犯，各地对妇女常见病做过多次普查，为此制定了相关保健措施和管理条例。

（二）城镇妇女劳动保护

随着我国建设事业的发展，妇女劳动者所接触的工种越来越复杂。其中，接触职业性有毒有害物质的种类也越趋复杂。这些有毒有害物质对女职工本身健康可能有害，且更重要、更容易被忽视的是它们对胎儿、婴儿、乳儿的毒害，这是成长妇女劳动保健的重要内容。

（三）孕期保健

人的胚胎从一个单细胞的受精卵或孕卵，要经过38周才发育成一个身长约50cm、体重约3kg的新生儿。正常情况下，整个发育过程会有条不紊地进行，胚胎、胎儿在羊水、胎盘、胎膜、子宫和腹壁多层保护下，由母体给胎儿提供恒温条件及其所需要的营养、热量从母亲血液中经过胎盘吸收，代谢废料经过胎盘由母亲的相关器官排出母体外。为保证胎儿发育所需和减少毒害，必须加强有关营养、环境、感染等因素对胎儿发育影响的研究；也需要对孕妇及其家属进行必要的卫生教育，对孕妇进行监护和指导，这就是妇女保健工作的重要内容。

（四）产期保健

产期保健是孕产期保健的一个重点，也是引起社会关注的焦点。对家庭来说，一个新生婴儿的到来是件大喜事；对社会和国家来说，在一个新公民出生时，必须保证母婴健康安全。调查显示，绝大多数孕产妇及婴儿死亡是可避免或通过改善条件避免的。所以，产期保健是妇女保健工作日程上的紧迫任务。

（五）家庭主妇保健

在许多家庭中，家庭主妇在负责对家人生活照顾和安排上都是主角。国外有调查显示，如母亲在生产时死亡，家中男婴的死亡风险比有母亲的要增加一倍，而女婴的死亡风险要增加四倍半。保护妇女的生命和健康，无论从家庭主妇、母亲或劳动者的角度考虑，都是非常重要的。

不同职业的劳动对女性生殖健康可产生一定影响。不仅可影响妇女本身的健康，还可通过妊娠及哺乳而影响胎儿、婴儿的发育和健康，直接影响出生人口素质。人口素质是关系到国家民族发展前途的大问题。身体健康素质是人口素质的重要指标。因此，做好妇女职业保健，与优生优育关系十分密切。

第二节　职业因素对妇女生殖健康的影响

岗位情景模拟

岗位情景：现在，很多女性成为各行业的领头人，能胜任各种工作，但也有个别女性，由于职业因素对身体造成的伤害而不能生育。

请思考：1.针对该类妇女的情况，你认为职业因素是否会造成不孕？

2.针对该类妇女的情况，你怎样进行保健指导？

一、概述

妇女在整个生命过程中，大部分时间要参加各类职业劳动。从事农业劳动或家务劳动也是一种职业。不同的职业劳动，伴有不同的劳动（或工作）环境和劳动过程。由于职业特点，在工作环境及劳动过程中，存在着对劳动者机体的功能状态和健康可能产生一定影响的各种因素，如空气质量、工作强度和紧张程度等。所有这类因素，统称为职业因素。某些职业因素，当其强度（或浓度）达到一定界限，对劳动者的健康和劳动能力可能产生不良影响或危害时，则称之为职业（性）有害因素或职业危害。

二、职业有害因素的主要来源

（一）工作环境中的有害因素

影响职业女性生殖健康的主要原因是生产设备、原材料和工艺制作过程的特点，工作中技术条件的要求，以及可能产生某些有害物质污染工作环境。例如，各种化学物质（例如铅、汞、锰等金属毒物，苯、环氧乙烷和氯乙烯各类有机溶剂、高分子化合物等）、物理因素（如噪声、振动、电离辐射等），以及生物学因素（如各种病原微生物、抗肿瘤药物等）等职业有害因素。其毒性作用可分为以下几种。

1. 电离辐射、抗肿瘤药物、苯、环氧乙烷和氯乙烯等引起的基因毒性作用。

2. 铅、锰、二硫化碳、二溴氯丙烷、氯丁二烯、人造雌激素和孕激素等引起的生殖毒性作用。

3. 铅、汞、有机溶剂、麻醉性气体、细胞生长抑制剂、致突变剂、致畸剂和致癌剂的妊娠毒性作用。

（二）劳动过程中的有害因素

人在从事劳动的过程中，除可接触工作环境中有害因素外，劳动过程本身对人体健康也可产生某些职业危害，影响人体健康。例如：①劳动组织或劳动制度不合理，劳动时间过长而造成过度疲劳。②精神过度紧张。③劳动强度过大，劳动安排与劳动者身体的健康状况不相适应。④个别器官系统过度紧张，如视力紧张、听力紧张等。⑤因为工作需要，长时间被迫处于某种单一的工作体位，如立位、坐位、蹲位、弯腰等。

因此，职业有害因素不仅仅包括环境因素，还包括劳动过程中存在的各种有害因素。

三、职业有害因素对女性生殖生理功能的影响

职业有害因素在一定条件下可对人体健康产生不良影响，这主要取决于职业性有害因素的强度或浓度，以及接触职业性有害因素的程度，即暴露（接触）时间的长短。当其强度或浓度超过一定限度或接触时间较长时，则可对女性生殖健康产生不良影响。

女性生殖健康受到职业有害因素损害后，主要表现为月经紊乱、经血过多或过少、月经间歇期出血、妊娠高血压综合征、绝经期提前、生育力下降、自然流产、新生儿低体重、先天畸形甚至胎儿死亡。职业有害因素对女性生殖生理功能的影响有以下四方面。

（一）对妇女生殖健康的影响

1.生殖毒性 是指有害因素对生殖系统，主要是性腺的不利影响。表现为干扰卵泡的发育、成熟；生殖内分泌调节出现异常，影响配子（即卵子）的形成和排卵；性周期和性行为的改变；卵母细胞发生突变等。因而对生殖功能和子代发育可造成影响，以及出现生殖早衰等母体生殖系统和生殖功能的异常。

2.发育毒性 是指发育中的有机体（胚胎和胎儿），自受精前（即亲代的配子阶段）至受精卵、胚胎期、胎儿期，乃至出生后直至性成熟的各个发育阶段中，受职业有害因素的影响而产生的毒性效应。表现为受精卵不发育而死亡，胚胎或胎儿发育异常而出现胎儿畸形，胚胎或胎儿死亡而流产、死产，生长发育迟缓，以及出生后的功能发育障碍等。

（二）对性腺（即卵巢）的影响

职业有害因素对不同发育阶段的卵泡均可造成直接损伤，也可影响下丘脑－垂体－卵巢轴的内分泌功能，导致雌激素分泌不足，而影响卵泡的发育和成熟，抑制卵泡的形成及成熟排出。如：二硫化碳可影响卵泡的成熟或使卵泡出现病理改变；金属镉可影响受精卵的发育，甚至使卵母细胞的染色体发生畸变；电离辐射也可引起生殖细胞损伤，大剂量时可出现染色体畸变，小剂量可引起基因突变，卵母细胞突变可导致遗传损伤。

停止接触有害因素后身体可以恢复。由于卵细胞在出生时数目即已固定，若在青春期前卵巢中的原始卵泡大部分遭受损伤，可出现原发性闭经。成年后受损，可出现月经稀少，甚至可导致卵巢功能过早衰竭，表现为绝经年龄提前。因此，在临床工作中，对患有月经异常的妇女，应注意有无职业有害因素接触史，以免误诊。

性腺遭受损伤可出现以下结局。

1.月经异常和早发绝经 如月经周期缩短、延长或不规则，月经过多、过少或闭经。卵巢过早衰竭，则可出现绝经期提前。

接触不同职业有害因素所引起的月经异常表现不一。接触苯、二硫化碳易出现月经过多综合征，表现为月经周期缩短、经量增多、经期延长；接触铅、汞、放射线易出现月经过少综合征，表现为经量减少、经期缩短、周期延长；接触噪声主要表现为月经周期不规则；从事重体力劳动时痛经较为常见。

2.早早孕丢失或自然流产　即使卵细胞发育成熟可以排卵并正常受精，受职业有害因素影响，受精卵可能发育不良，不易着床而发生早早孕丢失，即临床上难于识别的未被觉察的流产。如果职业有害因素引起卵母细胞染色体畸变，一旦妊娠，也可出现受精卵发育不良或早期胚胎死亡而流产。如：接触较高浓度的铅、汞、砷、苯、三硝基甲苯、甲苯、二甲苯、二硫化碳、甲醛、四氯乙烯、抗癌药物、麻醉性气体等，有使自然流产率增高的危险；孕期接触铅、苯、抗癌药物、己内酰胺、强烈噪声，有使早产率增高的危险；公共汽车女司乘人员、飞机女乘务员自然流产率较高；从事石油化工生产的女工以及人造丝厂接触二硫化碳作业的女工，早早孕丢失率明显高于普通人群。

3.不孕或受孕力下降　性腺受损伤的直接结果是使配子形成受阻，卵泡不能发育成熟，不排卵，可造成不孕或受孕力下降。

4.卵母细胞染色体畸变的卵子　如受精，除可出现受精卵不发育而导致妊娠失败或胚胎发育不良而流产外，还有使胎儿发生先天缺陷的危险。

（三）对胚胎的影响

1.胚胎死亡　即胚胎未着床就死亡或着床后发育到一定阶段后死亡。胚胎死亡后可出现流产，并往往同时与胚胎畸形同时发生。

2.胎儿器官发育畸形　主要是一些有致畸作用的有害因素所致，各种先天畸形的发生有严密的规律性。于胚胎发育的不同时期受致畸因素影响，可出现不同类型的畸形，取决于受影响时器官系统的分化情况。

3.胚胎生长发育迟缓　随着妊娠月数的增加，对致畸的敏感性逐渐下降，一般不出现严重畸形，但胎儿期生殖器官的分化尚未完成，中枢神经系统的分化仍在继续，大脑皮层的组织形成正在进行，故受有害因素作用，少数器官仍有可能出现形态学上的异常。此时期受有害因素影响，主要可导致胎儿生长发育迟缓、出生低体重儿或影响出生后的神经行为发育。

4.胚胎发育功能不全　往往在出生后经过一定时间才能逐步发现，如听力异常、视力异常或精神发育迟缓等。如铅可以影响儿童的智力就是其影响之一。

（四）对胎盘的影响

主要是有些化学物质吸收到身体后对胎盘产生有毒作用，影响胎盘的功能，影响胎盘血流量或影响对营养物质和胎儿代谢产物的转运功能，使营养物质不能及时充足地转运给胎儿，引起胎儿缺氧或营养不足，可导致胎儿生长发育迟缓甚至引起胎儿死亡。同时，某些有害物质尚可影响胎盘的内分泌功能，影响胎盘合成维持妊娠所必需的各种激素。

由于胚胎、胎儿和婴儿对有害因素较成人敏感，故当有害因素的强度（或浓度）对母体尚未出现明显的毒害作用时，已可对胚胎、胎儿和婴儿产生不利影响。

（五）对妊娠母体健康的影响

妊娠期母体的健康状况对胎儿的正常发育关系极大。外界环境中的有害因素，无一不是经由母体对胎体发生影响的。它们既可以通过胎盘屏障直接作用于胚胎或胎儿，也可以通过对母体的毒性作用（母体毒性）影响胎儿的正常发育。

妊娠时母体对职业有害因素的敏感性增高，为适应妊娠的需要，孕妇机体的生理功能发生一系列的变化。例如，孕期能量消耗增加，对氧气的需要量加大，肺通气量增加，较未妊娠时易于吸入较多的有害物质；孕期血容量增加，循环加快，可增加机体对有毒物质的吸收；孕期新陈代谢加快，肝脏的负担加大，解毒功能受到影响；胎儿代谢的废物经由母体排泄，增加了母体肾脏的负担。由于肝、肾的负担加大，接触有毒物质后，肝、肾易受到损伤，对具有肝脏毒性或肾脏毒性的物质更为敏感。这说明孕妇往往对毒物的敏感性增高，较未妊娠时易发生职业中毒。

职业有害因素与妊娠及分娩并发症：妊娠并发症可影响胎儿发育，导致不良妊娠结局。我国的研究资料，孕期接触氯乙烯、己内酰胺、铅、苯系混合物，以及强烈噪声的女工，妊娠高血压综合征的发病率增高。孕期接触苯系混合物、抗癌药、丙烯腈者，贫血的发病率显著增高。抗癌药、丙烯腈、强烈噪声尚可使妊娠恶阻的发病率增高。孕期接触己内酰胺、甲醛、烟碱、有机氯的女工，胎儿出现宫内窘迫的比例较高；接触二硫化碳及己内酰胺的女工，分娩活动无力现象较多见。

（六）职业接触化学物质对哺乳的影响

许多化学物质可自乳汁排出，乳汁排毒成为乳儿暴露于毒物的重要来源，含毒母乳可引起乳儿中毒，如母源性乳儿铅中毒已屡有报道；同时尚可使乳儿抵抗力下降，易于感染疾病。化学物质尚可影响乳汁质量。例如，苯可影响乳汁中维生素C的含量；苯、氰可致乳汁分泌减少。调查资料表明，接触化学物质的女工，其乳儿中人工喂养的比例高于非接触人群。除乳汁不足外，还有乳儿拒乳的现象，这与母亲在工作中接触有特殊气味的化学物质有关。

第三节　妇女生殖健康的职业保健措施

岗位情景模拟

岗位情景：刘女士，25岁，已婚，在一家化工厂工作，平时工作强度较大，平时月经偶有不规律。刘女士与丈夫商量考虑备孕，担心工作环境和工作强度大，而影响怀孕及胎儿发育，前来咨询。

请思考：1.针对刘女士情况，如何进行职业有害因素的评估？

2.针对刘女士情况，如何指导其生殖健康相关的职业保健措施？

妇女生殖健康的职业保健是推动和改善妇女生殖健康的综合措施，更是维护职业女性生殖健康的重要保障。

一、职业有害因素的识别与评价

（一）职业有害因素的暴露评估

1.常用的暴露评估方法　有职业史评估法、职业暴露矩阵评估法、自我接触报告评估法、专家评估法、测定资料数据库评估法和物理模型评估法等。

2.暴露评估的主要内容

（1）暴露人群特征分析。

（2）暴露途径、方式等接触条件评估。

（3）暴露水平的评估，测定有害物质实际被机体组织吸收的量（内剂量或生物效应剂量）更能准确地反映接触水平。

（二）职业有害因素的危险度评价

在危险度评价的基础上进一步对危险因素进行利弊权衡，做出决策、制定标准和措施的过程，为危险度管理。危险度评价和危险度管理对于认识有害物质的作用、判断其危害程度、提出防护对策、制定卫生标准、为政府机构提供决策依据及保护劳动者的劳动安全和身体健康有重要作用。

二、妇女生殖健康的职业保健措施

（一）改善劳动条件，加强预防措施

职业有害因素对妇女生殖健康及其胎儿发育的影响，取决于有害因素的作用强度（或浓度）。因此，保护职业妇女的生殖健康，特别是工业企业中女工的健康，根本措施在于劳动条件的改善，降低作业环境中有害物质的强度（或浓度），使其达到国家规定的卫生标准。同时还应从劳动组织、劳动制度、个人防护及卫生保健等方面采取综合性的预防保健措施，以期达到全面地保护女职工健康。

1.改革生产工艺。

2.增加卫生防护措施。

3.改善个人防护。

4.重视生产环境监测企业及卫生监督部门应对生产环境中的职业有害因素进行定期检测和监督，建立预警和通报制度，提高监测结果的透明度。

5.提供综合的卫生保健。

（二）合理安排妇女职业劳动

单位选用工作人员时，需要根据妇女本身的体格体力和健康状况，合理选择或安排工作岗位，以避免由于工作安排不当而影响其健康。根据职业特点，安排工作时应注意解决合理安排妇女劳动应采取的妇女生殖保健措施。

1.加强就业前的体格检查。对拟就业的妇女，在招工时，除需进行一般的体格检查外，尚应进行妇科检查，对其月经史及妇科病史应进行了解及进行必要的妇科检查，根据受检者的妇科情况提出是否适合从事该项工作的建议。

2.定期妇科检查。对女性职工，应结合防癌普查每2~3年进行一次妇科检查。有条件的单位最好进行全面的体格检查。当发现患有某些疾病已不适合从事现工作时，应提出调整工作的建议。

3.妇科医师进行体检或诊疗时，应详细了解就诊对象的职业史，当发现妇女患有某些妇科疾患不适合从事现工作时，应提出改变工作的建议。

（三）加强女性特殊生理期劳动保健

职业女性保健是妇女保健的一个重要部分，其特点是在一般妇女保健工作的基础上，结合职业女性的工作特点开展妇女劳动保健。

1.月经期的劳动保健　在女职工中积极宣传普及月经期卫生知识，如禁止性生活、勤换卫生巾、保持外阴清洁、避免盆浴、注意保暖和休息等。

月经期保健的关键在于预防感染，随经血的逆行感染可导致急性子宫内膜炎和子宫肌炎、急性输卵管炎、急性盆腔腹膜炎等盆腔炎性疾病。

对患有重度痛经及月经过多的女职工，应给予1~2天休假。

女职工在经期禁忌从事的劳动范围包括：①冷水作业；②低温作业；③高强度体力劳动作业；④高处作业。

2.孕前期劳动保健　目的是预防有害因素对性腺的损伤，以保证配子健全。对女性职工的孕前保健工作包括以下内容。

（1）积极开展优生优育的宣传和咨询。

（2）对女职工进行妊娠知识的健康教育，鼓励女职工在月经超期时主动接受检查。

（3）已婚待孕女职工应脱离职业有害因素暴露3~6个月后再考虑怀孕。

（4）患有射线病慢性职业中毒或近期内曾有过急性中毒史的女职工，暂时不宜怀孕，须经治疗痊愈后再怀孕。

（5）目前或既往从事铅作业的女职工，即使没有铅中毒的表现，也应做驱铅试验或驱铅治疗后再决定可否受孕。

（6）对接触某些可能具有性腺毒性作用的物质后，曾有过两次自然流产史又有生育要求的女职工，应建议其暂时脱离有毒作业。

3.孕期劳动保健　包括孕早期、孕中期、孕晚期的劳动保健。

（1）孕早期的劳动保健

1）及早发现妊娠，尽快脱离职业有害物质暴露，若已经暴露在有害环境中，应对致畸风险进行认真评估。

2）予以营养指导，注意个人卫生。

3）对妊娠女职工进行系统的医学观察。对早孕反应比较严重的女职工给予适当照顾，如减少工作时间，必要时适当休假。

（2）孕中期的劳动保健

1）定期进行产前检查：除常规的产前检查、内科检查外，还应针对怀孕女职工所接触的有害因素进行职业病学检查。例如，对接触铅的女工进行血铅及尿铅检查，对接触苯的女工应重点进行血液系统检查。

2）进行孕期保健指导：加强孕期营养指导，特别是对接触有毒化学物质的孕妇，应注意补充蛋白质钙及多种维生素、纠正贫血等。

3）重点排除胎儿畸形，早期发现和诊断妊娠合并症和并发症。

（3）孕晚期的劳动保健

1）孕晚期应适当减轻劳动量，增加工间休息时间。对从事较重体力劳动、立位作业、工作中需频繁弯腰、攀高的女职工，应调换轻工种。从事立位作业的女职工，如售货员、理发员等可设休息座位。

2）对接触可疑具有发育毒性物质的妊娠女工，应按高危妊娠进行管理。

3）预防早产：某些职业有害因素可导致早产危险增高，如重体力劳动和负重作业，应及早采取预防保健措施。

4）避免加班，尽量不安排夜班工作。

（4）女职工在孕期禁忌从事的劳动范围　①作业场所空气中铅及其化合物、汞及其化合物、苯、镉、铍、砷、氰化物、氮氧化物、氧化碳、二硫化碳、氯、己内酰胺、氯丁二烯、氯乙烯、环氧乙烷、苯胺及甲醛等有毒物质浓度超过国家职业卫生标准的作业。②从事抗癌药物、已烯雌酚生产，接触麻醉性气体等的作业。③非密封源放射性物质的操作，核事故与放射事故的应急处置。④高处作业分级标准中规定的高处作业。⑤冷水作业分级标准中规定的冷水作业。⑥低温作业分级标准中规定的低温作业。⑦高温作业分级标准中规定的第三级、第四级的作业。⑧噪声作业分级标准中规定的第三级、第四级的作业。⑨体力劳动强度分级标准中规定的第三级、第四级体力劳动强度的作业。⑩在密闭空间、高压室作业或者潜水作业，伴有强烈振动的作业，或者需要频繁弯腰、攀高、下跑的作业。

4.哺乳期的劳动保健

（1）为保证乳汁不受有毒化学物质污染，必要时应为乳母提供乳汁中有毒有害物质浓度检测。

（2）不得延长劳动时间，一般不得安排其从事夜班劳动。

（3）合理安排不满1周岁婴幼儿的女职工哺乳时间，支持母乳喂养。

（4）女职工在哺乳期禁忌从事的劳动范围：①孕期禁忌从事的劳动范围的第一项、第三项及第九项；②作业场所空气中锰、氟、溴、甲醇、有机磷化合物、有机氯化合物等有毒物质浓度超过国家职业卫生标准的作业。

（5）为了保证充足的母乳，乳母还须注意自身的营养，禁忌吸烟和饮酒，同时应避免精神紧张，不宜过劳。

5.围绝经期的劳动保健

（1）注重劳逸结合，开展健康教育，使围绝经期妇女保持乐观的态度。

（2）对围绝经期综合征症状严重的女职工适当减轻工作。

（3）对接触有毒物质和噪声的女职工，如围绝经期综合征症状重而治疗无效时，可考虑暂时调离有毒有害作业。

6.定期开展妇女常见疾病查治工作　对职业女性应特别关注其生殖健康，要定期开展妇女常见的查治工作。对于危害女性健康的常见疾病，如生殖道感染、盆腔炎、子宫肌瘤、宫颈癌、乳腺癌等，展开筛查，早期发现、早期诊断、早期治疗。

对重点厂矿企业，除定期妇科常见疾病防治工作外，还应开展有毒有害物质暴露水平的监测，对于出现影响生殖健康的问题，应早发现、早诊断、早干预、早治疗。

此外，还应注意患有某些妇科疾病的妇女不宜从事的工作。例如，子宫位置不正、慢性附件炎患者不宜从事负重作业；月经异常者不宜从事接触铅、苯、汞以及其他干扰女性生殖内分泌功能的工作。

重点回顾

重点回顾

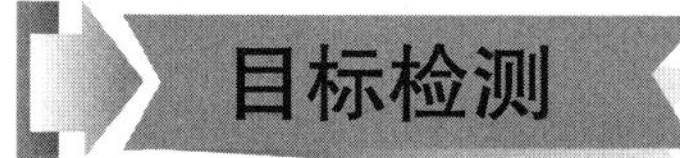

目标检测

一、选择题

1.妇女保健工作任务是做好妇女各期的保健，具体包括以下哪些时期（　）

A.经期、孕期、产期、哺乳期、围绝经期

B.幼年期、青春期、育龄期、围绝经期、老年期

C.儿童期、青春期、围婚期、孕期、哺乳期

D.青春期、生育期、围产期、绝经过渡期、老年期

E.胎儿期、新生儿期、儿童期、青春期、性成熟期、绝经期

2.关于孕前期保健，不正确的是（　）

A.选择最正确受孕时机　　B.协调夫妻感情

C.治疗对妊娠有影响的疾病　　D.防止接触有毒物和放射线

E.戒除烟酒嗜好

3.关于妇女劳动保护的有关规定，不正确的选项是（　）

A.女职工在月经期不得从事装修、搬运等重体力劳动及高处、低温、冷水、野外工作

B.妇女在怀孕后的劳动时间内行产前检查可按工时计算

C.妊娠满7个月后不得安排夜班及加班加点

D.享受平产产假为90天，必须在分娩后才能享受

E.定期进展以防癌为主的妇科病普查普治

二、思考题

1.职业有害因素对女性生殖生理功能的影响有哪些?

2.职业女性劳动保护的措施包括哪些?

三、思想提升

临床工作中发现，职业有害因素对女性生殖生理功能的影响问题哪些更为突出？作为当代医护人员，你认为如何指导职业女性在劳动时做好保护措施?

参考文献

［1］王临虹.实用妇女保健学［M］.北京：人民卫生出版社，2022.

［2］谢幸，孔北华，段涛.妇产科学［M］.9版.北京：人民卫生出版，2018.

［3］陈丽霞.优生优育与母婴保健［M］.2版.北京：人民卫生出版社，2018.

［4］王临虹.中华医学百科全书·妇幼保健学［M］.北京：中国协和医科大学出版社，2018.

［5］徐丛剑，华克勤.实用妇科学［M］.4版.北京：人民卫生出版社，2017.

［6］柳韦华，刘晓英，王爱华.妇产科护理学［M］.武汉：华中科技大学出版社，2017.

［7］熊庆，王临虹.妇女保健学［M］.2版.北京：人民卫生出版社，2014.